ヘルスヒューマニティーズ

相互回復の実践・教育・研究

木下康仁・井上麻未・糟谷知香江 編著

新曜社

はじめに

　ヘルスヒューマニティーズ（Health Humanities：健康人文学）はまだ耳慣れないことばであるが、健康とウェルビーイングの向上を目的とする新しい領域である。看護、医療、リハビリなどのコメディカル、福祉・介護、学校教育・生涯学習など広範なヒューマンサービス分野で、また、病いや障害と共に生きる人々、さらにはケアラー（家族介護者など）を含む多くの人々を対象に、日々の生活をより豊かなものにしていく実践と教育と研究から構成される。含まれる内容は非常に多岐にわたり、音楽や美術などのアートやセラピー、ナラティブや文学、スピリチュアリティ、歴史や文化、社会的公正など人文学や社会科学を横断し、図書館や美術館、博物館などの地域文化施設をフィールドとしても活用する。だれもが当事者であるとする立場から人と社会の在り方に方向性を与え、既存の学問分野の統合化を推進していくと期待されている。この統合化とは、部分の総和としての人間理解ではなく、社会の中で他者との関係性において生きる存在としての人間の全人性をゆるぎないものにすることであり、豊かな知的資源であるヒューマニティーズの力を動員する。そして、それによりアート、人文学、社会科学をも活性化するという相互性があり、ひいては文化 —— と表現するのが最も適切だと思うのであるが —— を私たちの日常生活に取り戻す。人間に本来的に備わっている可能性は、科学的分析知の集積とは別に社会的文化的コンテキストにおいて、それと実感できるものとなる。ヘルスヒューマニティーズは、常に別様の在り方があるという考え方に基づき、共有できる人間像を志向しつつ既存の境界を越えていく社会運動的性格を特徴とする。

　ヘルスヒューマニティーズは、ヘルス・アンド・ウェルビーイング（health and well-being）とアート・アンド・ヒューマニティーズ（art and humanities）の組み合わせから具体的に展開されているが、その内容は特別に新規なものではなく、むしろ、それぞれに学問的基盤、理論や方法をもちながら多種多様な形で個別にはすでに実践されているものである。しかし、人間の全人性、そしてそれをこんにちの時代と社会の状況におくことは特定の専門分野や個別性に収まらない問いとなり、その探求は今在るところから越境していくことを自然に促す。超えるべき境界は専門分野だけでなく私たちの意識の中にあり、社会的諸制度にあり、日々続く日常生活と望ましい社会の在り方へとつながっていく。したがって、ヘルスヒューマニティーズは個人のレベルだけで完結するのではなく、それを支える他者との関係性、生活基盤としてのコミュニティ、そして、公正な社会制度へ

と拡張していく視点が組み込まれている。具体的にはさまざまに行われているが、英国で始まった社会的処方 —— 健康やウェルビーイングのための非医療的プログラム —— などが横断的実践例である。

　本書が示しているように、ヘルスヒューマニティーズは英国と米国で始まった医学部での教育におけるメディカルヒューマニティーズ（Medical Humanities：医療人文学）の展開を受けて、対象者を医学生から他の医療従事者、患者、ケアラーなどに拡大して形成されてきた。メディカルヒューマニティーズは急速に専門化されてきた生物医学（bio-medicine）に対し、そこから零れ落ちていく人としての患者を理解する力を、人文学を取り入れることで涵養することから始まった。教育課程への導入で始まったメディカルヒューマニティーズは芸術鑑賞、表現療法などの実践プログラムへの参加を特徴とし、共感、内省、コミュニケーションなどでの成果が注目されていく。そして、対象者を大きく拡大しつつ医療を包摂するヘルスヒューマニティーズが提案された。

　ヘルスヒューマニティーズの中心概念は相互回復（mutual recovery）と呼ばれる。これは、患者などケアを受ける立場の人たちへの働きかけだけでなく、ケアに携わっている人たちも、立場や専門性にかかわらずバーンアウト（燃え尽き症候群）の危機やストレスを経験し転職につながることも多いので、そうした人々もまたアートや人文学系のプログラム（アート・アンド・ヒューマニティーズ）に参加することで回復できることを強調する。ヒューマンサービス領域の特性である人と人の直接的な関わり合いは優れて相互的な世界であり、学問としての専門性、訓練による専門的頑強さだけでは管理できないからである。彼らもまた消耗する存在だからであり、それは人として自然な状態とみる。エンパワーメントとは一方向ではなく相互的プロセスにおいて実現可能性が高くなる。したがって、ヘルスヒューマニティーズは量的な意味での対象者の拡大だけでなく人間理解の統合の視点を提示する。

　一方、医学を中心におくメディカルヒューマニティーズと比較したときのヘルスヒューマニティーズのこうした領域特性は、本書も含め書籍としてまとめる上では特有のむずかしさとなる。体系性を多様な内容の網羅によってあらわすことは困難であり、それぞれの試みが独自のヘルスヒューマニティーズ論となる。内容の選択による構想力が試されるのであるが、このことは否定的にみる必要はなく、アートと人文学の導入における自由度を最大化することで複雑で多様な問題群に対しての幅広い対応につながる。コアディシプリン（中心をなす学問領域）をもたないことにより個別の内容がそれまで認識されていなかった他の内容とつながりやすくなり、全体としてこの領域を浮上させていく。実際、私たちの生活

は医療を筆頭に臨床領域における高度な専門化だけでなく、自然環境の変化、AI などのデジタル化やグローバリゼーションなどの社会現象、社会保障制度など主要社会制度の閉塞化の中にある。そして、人間の経験自体がかつてない複雑さを持つようになった中で、統合化への波及力を特徴とするヘルスヒューマニティーズは時代の要請になってきていると考えられる。日常語にもなっている持続可能性は外的に問われる前に人間についての課題のはずであり、孤独の問題一つを考えても QOL（Quality of Life：生命の質、生活の質）は本来社会的概念であることが確認できる。

　ヘルスヒューマニティーズを紹介するにあたり、当初編者らは代表的著作の翻訳を考えたのであるが、英国や米国で出版されている関連著作はそれぞれが個性ある構成になっていた。代表作はあるもののこうした多様性自体がこの新領域の特性であると理解し、基本的部分を継承しながら独自の構成を試みることにした。その大きな理由として日本においてもヘルスヒューマニティーズの考え方を先駆的に実践してきた事実が確認できるのでその系譜を示し、合わせてヘルス・アンド・ウェルビーイングとアート・アンド・ヒューマニティーズの枠組みに基づき、この領域のフロンティアを示す論考と多様なプログラムの実践例のいくつかを紹介することとした。編者らは、看護系大学に看護師としてではなく、基盤領域の教員として勤務している。それ故にと敢えて強調させていただきたいのであるが、看護社会学、英文学、看護心理学の立場からではあるが、周縁からの方が広大な景色がみわたせるように、この新領域の可能性が新鮮に感じられた。そして、大学の支援を受けて国際会議の開催や公開講座のシリーズ開催を同僚らと一緒に行い、紹介活動を開始した。2023 年度からは大学院での科目提供が開始されたのであるが、その構成も本書と同様の考え方に立脚し、独自に試みている。こうした一連の活動から、実践と教育と研究を組み合わせることがヘルスヒューマニティーズの方法論であることを学んだ。

　本書の内容と構成方法を一つの例として参考にしていただき、今後、さまざまな形での独自色豊かなヘルスヒューマニティーズ論が続くことを期待している。

　なお表記についてであるが、ヘルスヒューマニティーズとメディカルヒューマニティーズを基本とし、それぞれ適時 HH、健康人文学、MH、医療人文学としている。

木下康仁

目　次

装幀＝新曜社デザイン室

第1部　ヘルスヒューマニティーズの可能性

第1章　ヘルスヒューマニティーズの領域形成

善は一つも失われない
かつて存在したものは、存在し続ける
悪は空であり、無である
善は善として存在し続ける
地にてはきれぎれの弧であっても
天にては完全な円

　英国ヴィクトリア朝詩壇を代表するロバート・ブラウニング（1812-1889）の詩を引用し、日野原重明医師の父、日野原善之輔牧師は「小さな円を描いて満足するより、大きな円の、その一部である弧になれ」と教会の信者に説教したという（日野原, 2008, p.228）。今から1世紀前のことである。当時、中学生であった日野原は「自分に向けて言われたことばのように」受け止め、そのことばを大切にしながら百余年の生涯を生きたと語っている。聖路加国際大学の建学の精神を示す「知と感性と愛のアート」という日野原が遺したことば通り、医療にはサイエンスとアートの双方が必要なことを説く日野原の教えは、時代に先んじてヘルスヒューマニティーズ（Health Humanities）の神髄に触れるものであったと言えよう。日野原は、「大きなビジョンというものは、その時点では先取りしているわけですから、なかなか人には理解されません。それでも果敢に挑戦すれば、自分が生きているあいだは未完に終わっても、誰かがそのビジョンを引き継いで、いつの日にか大きな円を完成してくれる」のですと言う（日野原, 2008, p.228）。しかし、21世紀に入っても日野原が希求した平和世界は訪れず、世界は混迷を極め、環境破壊は深刻化の一途をたどり、同時に国内には超高齢化、人びとの孤立と孤独などさまざまな課題が山積している。今日、我々はいかなるビジョンを描き、次世代に引き継ぐべきであろうか。

　このような今日的な課題に対して、ヘルスヒューマニティーズという新分野がひとつの明確なビジョンを提示している。ヘルスヒューマニティーズとは、米国の医学教育の中で主に価値教育の役割を果たしてきたメディカルヒューマニティーズ（Medical Humanities）から世界的な発展を遂げた新分野である。英国

では2011年にインターナショナル・ヘルスヒューマニティーズ・ネットワーク（International Health Humanities Network）が、米国では2015年にヘルスヒューマニティーズ・コンソーシアム（Health Humanities Consortium）が、そしてカナダでは2018年にカナダ・ヘルスヒューマニティーズ協会が設立され、今やヘルスヒューマニティーズはひとつのグローバルな運動となっている。

ヘルスヒューマニティーズとは「人間に本来的に存在する可能性を前提に、人びとのヘルス・アンド・ウェルビーイングを目的とし、アート・アンド・ヒューマニティーズによってそれを達成しようとする実践的学際領域」であり、特に、他者との協働によりそれらの達成を目指す「社会運動性」を特徴とする（木下, 2022, p.554）。

ヘルスヒューマニティーズの定義に関しては、2019年にジェフリー・ハフマンと井上麻未が初めて日本語で記した定義を参照されたい（Huffman & Inoue, 2019）。ハフマンと井上はまた、*The Routledge Companion to Health Humanities*の中で、わが国においても、それとは自覚されずに、すでに英国、米国のヘルスヒューマニティーズとほぼ重なる優れた研究、実践、教育が保健医療の領域を超えたさまざまな領域で行われていること、日本においてもこの領域横断的な新分野を推進する必要があることを明らかにした（Huffman & Inoue, 2020）。そして、その後わずか数年間で私たちは感染症、戦争をはじめ新たな国内外の課題に直面し、人類社会の脆弱性を目の当たりにしている。今やわが国においても、本書が示す通り、広大な領域に広がる学際的な研究を新たな領域ヘルスヒューマニティーズとして形成し、人びとがさまざまな境界や垣根を越えて対話し、協働して課題に向き合うべき時が来ていると言えるのではないか。

1　英国、米国、日本における
　　ヘルスヒューマニティーズの展開

世界初のヘルスヒューマニティーズ分野の教授である英国ノッティンガム大学のポール・クローフォド博士は、ヘルスヒューマニティーズのマニフェスト的な研究書の一冊 *Health Humanities*（Crawford et al., 2015）において、「本書は、社会的で文化的な、より良い未来の実現を目指すために、広範で相互的、かつ応用的な活動を明示的に呼びかけるものである」（p.19）と言っている。米国においてもヘルスヒューマニティーズは広く普及し、クレイグ・M・クラグマンとエリン・ジェントリー・ラムは *Research Methods in Health Humanities*（Klugman &

Lamb, 2019）の中で、「ヘルスヒューマニティーズに取り組む人びとは、自分たちのビジョンを他者に押し付けるのではなく、地域社会と関わって課題を特定し、より大きな社会正義への変化を実現できるよう地域社会をエンパワーするのだ」（p.4）と述べている。つまり、ヘルスヒューマニティーズとは単に医療者教育にとどまるものではなく、アートやヒューマニティーズを通して、社会、ひいては世界を変える（change the world）ことを目指す運動である。

　英国では2017年に全党議員連盟が2年間にわたる「医療社会福祉分野におけるアートの実践と研究に関する膨大な調査」をもとに、*Creative Health: The Arts for Health and Wellbeing*という報告書を発表した（Gordon-Nesbitt, 2017）。この報告書は「政策や実践の改善に向けた提言」であり、実際に芸術家だけでなく、医療や福祉分野で働く人びとの考え方や実践に大きな影響を与えてきた。芸術が健康とウェルビーイングにもたらす有益性を量的、質的調査の双方から明確に示すこのレポートも、ヘルスヒューマニティーズの発展の推進力となった。

　現在、ヘルスヒューマニティーズは、クローフォド（Crawford, 2020）が述べる通り、「より包括的、民主的、応用的なアプローチ」（p.1）を生み出すまでに確実に発展を遂げ、従来のさまざまな専門的知識・実践にまつわるヒエラルキーや縛りを越えて進化し、今や社会を変えるほどの大きな力を持つ分野となってきた。ヘルスヒューマニティーズは教育、研究、実践のいずれにおいても、革新的で文化的なケアを通じて人間の健康を向上させる方法について、医学的・非医学的なビジョンを開こうとしている。ヘルスヒューマニティーズはクリエイティブ・パブリックヘルスへの新しい可能性を開き続けている（Crawford, 2020, p.6）。

　米国では、クラグマンとラムが（Klugman & Lamb, 2019）、ヘルスヒューマニティーズの特徴を以下の通り端的にまとめている（pp.3-7）。

(1) ヘルスヒューマニティーズとは "medicine" より射程の広い "health" に焦点を当てるものである。私たちは皆誰しもが、将来的には患者であり、愛する人の介護者であり、医療政策の有権者である。健康、ウェルネス、病い、死についての探究とは誰にとっても不可欠な課題である。
(2) ヘルスヒューマニティーズとは "health" を、それぞれの文化に固有の歴史的な偏見を反映する「社会文化的な文脈」において研究するものである。
(3) ヘルスヒューマニティーズとは、地域社会と関わって課題を特定し、より大きな社会正義への変化を実現できるよう地域社会をエンパワーするもの、つまり世界を変えていくような "an applied enterprise" である。
(4) ヘルスヒューマニティーズとは強い使命感を持った分野であり、その研究

者たちは社会正義へのコミットメントによって団結している。つまり研究の"method"ではなく"values"、つまり価値観によって結ばれている。

（5）ヘルスヒューマニティーズとは学際的な分野である。ステークホルダーに広く開かれた、互いの学び合いという研究プロセスを目指すものである。

一方、英国の国民皆保険医療制度（NHS：National Health Service）においては、ヘルスヒューマニティーズの実践が社会処方として医療制度そのものを支えることから、クローフォドが述べるヘルスヒューマニティーズの特徴は実践に重きをおくものである。たとえば、「創造性、健康、ウェルビーイングのつながりの最大化」、「病院や地域、家庭におけるヘルスケア、健康、ウェルビーイングのための、より思いやりに満ちた環境の開発への貢献」、「専門家から一般の人びとへのアプローチではなく、協働のデザイン、協働での創造、学び合い」（Crawford et al., 2015, p.19）などが特にその特徴である。ヘルスヒューマニティーズはアートやヒューマニティーズの研究手法をヘルスケアの実践に広く応用し、「相互回復（mutual recovery）」を主要概念とする新たなケアの文化を作り上げている。誰しもが対等な関係にあり、ケアする側もされる側も相互にエンパワーされるというダイナミズムを特徴とする。

なお、ヘルスヒューマニティーズの研究法については、前述のクラグマンとラムの *Research Methods in Health Humanities*（2019）が教科書的な役割を果たしていると言えよう。当初、ヘルスヒューマニティーズの研究法の不明瞭さが米国におけるヘルスヒューマニティーズ関連のカリキュラムの提案を困難にしたことから、彼らはこの研究書において多様な研究方法を具体的に明示し、ヘルスヒューマニティーズという新分野の研究の意味を明らかにしている。宗教学、哲学、生命倫理など同書に含まれないものに関しては、すでにそれらの方法論を記した複数の書籍が紹介されている。つまり、現在ではヘルスヒューマニティーズの研究法が領域横断的にほぼ網羅された段階に至っており、ヘルスヒューマニティーズの独自性も明確となり[2]（Klugman & Lamb, 2019, p.7）、このことが米国やカナダでのヘルスヒューマニティーズ・コースの劇的な増加につながっていると考えられる[3]。

このように、現在、世界的な注目を集めるヘルスヒューマニティーズであるが、前述の通り、わが国では実際には欧米と同等の優れた研究や実践がありながらも（Huffman & Inoue, 2019, pp.1-7）、国内のヘルスヒューマニティーズの認知度が低いために体系的に研究される機会がほとんどなかった。しかし、後述の通り2020年に第9回国際ヘルスヒューマニティーズ学会が日本で開催された際には

10か国から137名の参加者があり、合計70件の発表が行われた（Huffman & Inoue, 2022, pp.42-46）。その発表の4割以上は日本人研究者によるものであり、日本におけるヘルスヒューマニティーズ研究、教育、実践の展開の可能性が明らかになった。

英文学研究者である筆者は看護大学で教鞭を執っていることから、日本の看護教育における教養教育のあり方を探るため2017年にクローフォドらが中心となり英国で開催されたヘルスヒューマニティーズの国際学会に参加し、その時に初めてヘルスヒューマニティーズの研究、教育、実践について知る機会を得た。この学会を通して、この新分野に大きな可能性を見いだしたハフマン博士と井上は、ヘルスヒューマニティーズの研究成果と実践の内容、日本への導入の可能性、およびその重要性をまとめ、大学に報告した。聖路加国際大学では「市民と保健医療専門職とのパートナーシップに基づいた市民主導型の健康生成をめざすケアモデル」、People Centered Care（PCC）を研究、教育、実践のさまざまな角度から推進してきた。市民（一般の人びとや患者）を中心に位置づける聖路加の取り組みは、ヘルスヒューマニティーズの言うところのEBM（Evidence Based Medicine）と両輪をなすNBM（Narrative Based Medicine）の実践を踏まえた全人的アプローチと理念的に合致することから、2020年に看護教育100周年の記念事業の一環として、英国のインターナショナル・ヘルスヒューマニティーズ・ネットワークと聖路加の共催で第9回国際ヘルスヒューマニティーズ学会がアジア初開催（オンライン）されることとなった。その後、日本でのヘルスヒューマニティーズの創設を目指し、2023年度に聖路加国際大学大学院看護学研究科において日本初のヘルスヒューマニティーズ関連3科目が新規開講されることとなり、現在に至る。

2 温故知新 ── 日本のヘルスヒューマニティーズの源流、日野原重明と神谷美恵子

ヘルスヒューマニティーズは新分野ではあるが、実は日本ではすでに日野原重明（1911-2017）が、メディカルヒューマニティーズ、さらにヘルスヒューマニティーズを先取りするかたちで、医学の領域でサイエンスとアートを融合する独自の試みを行っていたと言えよう。日本におけるヘルスヒューマニティーズの領域形成を考えるにあたり、まずは、先駆者としての日野原の取り組みを振り返る。さらに、日野原、ひいては戦後の日本人の心性に多大な影響を与えた神谷美恵子

医師 (1914-1979) の「生きがい」論と神谷の思想を軸に、日本のヘルスヒューマニティーズの支えとなりうる哲学とはどのようなものであるかを考えてみたい。

2-1 日野原重明とヘルスヒューマニティーズ

日野原は自身のロールモデルである米国医学の精神的礎を築いたと言われるウィリアム・オスラー博士 (1849-1919) の「医学はサイエンスにもとづいたアートである」ということばを生涯の教えとして、臨床医学、医療者教育、予防医学などの発展を先導した（日野原, 1991）。日野原は、人間とは「感性を持った生き物である」こと、全人医療を提供するためには医療者と患者、家族との間に「感性の豊かな心」が通っていることが大切であり、その仲立ちをするものとして、「詩や音楽や美術などが大切な役割を果たす」ことを説いた（日野原, 2003, pp.116-122）。

> 鎮痛剤やモルヒネだけが痛みをやわらげるのではなくて、あらゆる人間の営みや行動や人間の作った文化、そういうものも私たちの知覚に影響があるのではないかと思います。そう考えると医学はただ医学だけではダメなのです。医学以外の学際的なあらゆるものを、病をやわらげたり、癒したり、病む人に希望を持たせるために用いるべきだ、ということになります。（日野原, 2003, p.120）

日野原の座右の銘、オスラー博士の「医学はサイエンスにもとづいたアートである」の「アート」とは、「芸術、技」という多義的な意味を持つと理解できよう。つまり、アートとは「医術」を意味するが、その医術を用いるためには患者を一人の人間として理解し、全人的にケアできる高い感性が必要であること、そして、その感性を養うには、音楽や絵画、すぐれた文学作品などのアート、つまり「人の心を動かす美しい物」に接することが必要である。さらに、医術が素晴らしいかたちで行われれば、医術もまた、感動をうむ美しいアート（芸術）、「一つの作品」（日野原, 2003, p.121）になりうると述べている。

米国の医学教育の基礎を築いたオスラー博士を師としてわが国の医療者教育の発展に寄与した日野原が推進した教育は、医療者の価値教育という点からも、現在の米国のメディカルヒューマニティーズと重なる点が多い。さらに、2000年、日野原が88歳のときに全国の75歳以上の人びとに呼びかけて「新老人の会」を結成し、ヘルスヒューマニティーズと同様の実践を開始したことも、日野原の慧眼を示すものである。日野原は「新老人の会」の会長となり、日本各地で、芸術

を方法とし人びとの健康とウェルビーイングの向上を目指す参加型の実践活動を各地域で展開し、リーダーとしての役割を果たした。日野原がこの実践を通して各地域に残した人的ネットワーク[4]、および70年以上にわたりわが国の医療や予防医療に携わった経験をもとに日本人の健康とウェルビーイング向上のため、さらに「未来に生まれるいのちを守る」ために記した300冊以上の著書は、日本独自のヘルスヒューマニティーズ教育、研究、実践の発展のための非常に貴重なリソースであると考える。

2-2　神谷美恵子の哲学

日野原は「新老人の会」に関して、精神科医としてハンセン病患者に長く関わった神谷美恵子の「生きがい」論に刺激されて始めたこと、そして「生きがい」とは何かを考えるように教えてくれたのは神谷だと明らかにしている（日野原, 2017, p.198）。英文学から医学を志し、米国コロンビア大学では医学に転じるまでギリシャ古典を専攻し、生涯、医学、文学の双方への思いを貫いた神谷は、精神科医として、教育者として、作家として時代に先駆けてヘルスヒューマニティーズの精神を体現していた人物だったと言えよう。実際、日野原の膨大な著作の主題の中でも特に「生きがい」「いのち」「こころ」は、神谷に負うところが大きい（日野原, 2014, pp.117-119）。日野原は神谷が翻訳したストア哲学の徒、ローマ皇帝マルクス・アウレリウス（121-180）の『自省録』から多くを得たこと[5]、ソクラテスの「何よりも大切にすべきは、ただ生きることではなく、よりよく生きること」という座右の銘も神谷から学んだこと、自身は神谷の著書に「深く傾倒するようになっていった」と振り返っている（日野原, 2014, p.112）。

驚くべきことに、神谷のこの「生きがい」は、現在まで私たちの社会で大きな意味を持ち続けている。現在、厚生労働省が「地域共生社会」の実現に向け進めている改革のキーワードのひとつが「生きがい」である。その改革とは、「住民一人ひとりの暮らしと生きがい、地域をともに創っていく社会」を目指すものだという（下線は筆者）。しかしながら、そこに示されている「地域共生社会」への改革工程には、「生きがいとは何か」、また「人びとの生きがいをいかに創っていくか」という方策については言及がない。

日本語にしかない、この「生きがい」ということばには、日本人の心の生活の中の、生きる目的や意味や価値というものが反映されていると神谷は述べている。つまり、神谷は、人間存在を支える「生存の根底にあるもの」として「生きがい」を探究した。神谷の「生きがい」という概念は普遍的、哲学的概念であり、神谷

は結核の闘病やハンセン病を自らの思索の出発点として、人間という存在そのものの価値や生きることの意味を根底から問い続けた。このような経験知に根ざした思想、神谷自らが「体験からにじみ出た思想、生活と密着した思想」[6]（神谷, 2002, p.159）と呼ぶ思想が著書『生きがいについて』に結晶化している。

　未曽有の超高齢社会、孤立や孤独が人びとの健康に深刻な影響を及ぼしている状況、人工知能（AI）などの急速なテクノロジーの発展による私たち人間の世界認識の変化などの渦中にあって、私たちは「人が生きていくとはどういうことか」という根源的な問いに向き合わずにはいられない現状に置かれている。柳田邦男はかつて、「『生きがいについて』を新鮮な視点で読みこむならば、これからの時代を生きるうえで不可欠なメッセージをその中から汲み取ることができるに違いない」（神谷・柳田, 2004, p.353）と述べているが、まさに、いま改めて私たちは神谷の哲学や思想から「人間とは何か」について学ぶべき時が来ていると考える。

　神谷は日野原とほぼ同時代を生き、両者ともに若き日に結核を発病し、死を間近にみつめ、第二次世界大戦中には医師として戦火の中、身を挺して患者の治療にあたった。終生、病いや苦しみ、死や生の問題は日野原と同様に神谷にとっても切実なものであった[7]。

　神谷は長島愛生園に通い精神医学的調査を行い「らいの精神医学的研究」を書き上げたが、論文の中で使えなかった「量的でない質的なもの」（神谷, 2004, p.2）をまとめようと『生きがいについて』の執筆に取り組んだ。神谷は、ハンセン病で社会から隔離されたうえ精神病を併発するという「極度の逆境」、カール・ヤスパースの言う精神的存在としての人間の生がおびやかされる「限界状況」に直面した患者の「継時的な内面的生活史をくみたてる」ことにより、その人生を通して「人間存在の本質的様相について何かを知ろう」とした。そして、限界状況に置かれた人間がその危機的状況を克服する方法のひとつとして、ヤスパースの言うひとつの存在様式から他の存在様式へと「存在様式を変える」という道があり[8]、このことを示すひとつの症例を明らかにし、この患者はヤスパースの言う「人間の可能性の淵源」を示す一例と考えてよいのでないかと思われる、と結論づけている（神谷, 2013, p.161）。

　神谷は、自らの研究から「人間というものが、単なる生物的欲求の充足だけでなく、それとともに、時にはそれ以上に、生甲斐を必要とするもの」であり、この生甲斐が「人間の存在の基盤」であることを見いだした（神谷, 2013, p.157）。そして、人間のこころには「変幻自在なふしぎさ」というものがあり、人間のこころは、生きがいとなるもの、つまり「生きるよろこび」が与えられれば、「おどろくほどの可塑性と適応性」を持つのだと神谷は主張する（神谷, 1974, pp.220-

221）。さらに、人間とは弱く、ふつうの人間は、「どの側面からでもこころのよろこびを求めていくのが自然であり、素直でもある」こと、「人間のこころのよろこび」とは、たとえば「美しいものに接すること、学ぶこと、考えること、生み出すこと」（神谷, 1974, p.222）であると言う。美しいものの一例が、若き日の原稿、「バッハの音楽」に語られている。シュヴァイツァにとってバッハの音楽を毎夕にひくことが「一つの礼拝であった」ことが述べられる。

> シュヴァイツァの心をバッハの音楽は香り高い油のようにうるおし、癒し、つよめたのだ。彼がいかに驚くべき天才であろうと、医師としてのあのような勇敢な献身的な活動と、思索家・芸術家としてのあのように深く透徹した思索や研究や演奏を併せ成しとげるには、日々一度は目先のことを投げ棄てて心身を憩わせ「永遠の相の下に」現実の生活を眺め直し、自分の使命への洞察と力とを新たにする「礼拝」の静かなひとときがなければ、とうてい息がつづかなかったのであろうと思われる。礼拝とは何もお経を読んだり祈禱の言葉を捧げたりするに限ったことではない。（中略）<u>宗教であれ、学問であれ、芸術であれ、そこで、否、それを通して何かしらん自己を絶した真善美なる世界に触れることができれば、それがその人を謙らせ、同時に大きな生甲斐と精進の力とを与える礼拝ともなるのであろう</u>。そうしたひとときをバッハの澄んだ音楽は与えてくれるのである。[9]
> （神谷, 2005, 付録 (5), pp.10-11）（下線は筆者）

ギリシャ古典を原語で読み生涯の心の糧とした神谷は晩年は仏陀にも惹かれたが、宗教など人間を越えるものの存在として、「とくにある宗教にこることを考えていない」と述べ、「人間の精神には、どこの国のことばをもってしても覆いつくしえない深い次元があること」、そして「人間の限界を知ることによる謙虚さ、弱い人間同士としての他人への思いやり」などが人生観の基礎をつくるうえで大切であると考えていた（神谷, 2013, pp.82-83）。よって、神谷にとって「愛」とは宗教的なものというより、他人、つまり他者とのつながりへの希求や希望だと言えるのではないか。神谷は次のように語っている。

> 人間には時折「自己対自己」の世界の息ぐるしさから解放されて、野の花のようにそぼくに天を仰いで、ただ立っている、というよろこびと安らぎが必要らしい。それは植物や動物と同様に、人間もまた大自然の中に「生かされている」からなのだろう。（中略）生命の流れに浮かぶ「うたかた」にすぎなくても、ちょうど大海原を航海する船と船とがすれちがうとき、互いに挨拶のしらべを交わす

ように、人間も生きているあいだ、さまざまな人と出会い、互いに心のよろこび
をわかち合い、しかもあとから来る者にこれを伝えて行くように出来ているので
はなかろうか。じつはこのことこそ真の「愛」というもので、それがこころの旅
のゆたかさにとっていちばん大切な要素だと思う・・・。(神谷, 1974, p.223)

　ヘルスヒューマニティーズは、人間同士の関係において、誰しもが脆弱さを抱
え、特に助けを必要とする存在として互いがフラットな関係で向き合い、他者の
痛みや苦しみ、他者が感じていることに心を向け、それらを「公平な感覚」でと
らえることができる共感の力、さらには互いへの思いやりを育むことができる社
会を目指す。これはまさに時代を超え、神谷の哲学と響きあうものである。ヘル
スヒューマニティーズの土台にあるヒューマニティーズ、特に難解な西洋哲学を
理解することは容易なことではないが、神谷がその理解へと私たちを導いてくれ
ると同時に、神谷の思想は「日本という風土に深くしみこんでいる土俗的な慣習
や仏教的な考えかた」なども包摂し、「どこのだれにでも通じ、通用する思想[10]」(神
谷, 2013, p.6)として普遍的なものである。それは日本のヘルスヒューマニティー
ズを支えうる哲学であり、温故知新、私たちは先人のことばにも常に耳を傾ける
べきである。

3　ヘルスヒューマニティーズの可能性
──「ケアの倫理」をめぐる新たな議論

　2019年にハフマンと井上は日本のヘルスヒューマニティーズの可能性として、
研究においては看護学はじめ日本の保健医療福祉分野の優れた研究蓄積、さらに
社会学の木下康仁、文化人類学の中村かれん(中村, 2014)、英文学の迫桂はじめ[11]
世界レベルの人文学研究がさまざまな領域で進んでおり、ヘルスヒューマニ
ティーズの発展を可能とする十分なリソースがあることから、わが国で領域横断
的なヘルスヒューマニティーズ研究を推進することの重要性を示唆した。その後、
2020年以降の動向として、「ケアの倫理」をめぐりグローバルな研究が進展し、
ヘルスヒューマニティーズ研究の新たな可能性が明らかになってきたと筆者は考
える。「ケアの倫理」とは、この節で見てゆく海外の先行研究が示す通り、弱者
の物語も含むさまざまな"語り"を「解読する鍵」になりうるものである(小川,
2021, p.189)。以下、ヘルスヒューマニティーズ研究と重なるこの「ケアの倫理」
について見てみたい。

日本では、英文学研究者の小川公代が『ケアの倫理とエンパワメント』(2021)において、米国の心理学者、キャロル・ギリガン（1937- ）が1980年代に「正義の倫理（ethic of justice）」に対抗して提唱した「ケアの倫理（ethic of care）」という概念、それらに対して社会学、倫理学、経済学、心理学、文学、臨床医学などさまざまな立場から行われてきた幅広い議論を俯瞰し、新たに問い返し、それらの議論を国境を越えてつなぎ、社会状況を変える原動力としようとする画期的な研究を行った（小川, 2021, p.190）。小川は、「キャロル・ギリガンが初めて提唱し、それを受け継いで、政治学、社会学、倫理学、臨床医学の研究者たちが数十年にわたって擁護してきた「ケアの倫理」について文学研究者の立場から考察する試みである」と述べている。小川によれば、フランスではケアが「政治言説」として鍛え上げられているという。日本においては、小川の指摘の通り、岡野八代が政治思想と「ケアの倫理」の優れた研究を長年続けている。さらに、岡野らは米国の政治学者ジョアン・C・トロントの『ケアするのは誰か？ —— 新しい民主主義のかたちへ』(Tronto, 2015/2020) やロンドンに拠点をおく複数の女性研究者・活動家グループであるケア・コレクティブ（The Care Collective）による領域横断的な研究 *The Care Manifesto* (2020) を『ケア宣言 相互依存の政治へ』(岡野・冨岡・武田訳, 2021) として翻訳するなど、海外の「ケアの倫理」研究を精力的に紹介し、我が国における「ケアの倫理」の議論への道を拓き続けている。また、最近の動向としては、キャロル・ギリガンの著書の増補版が川本隆史らにより新訳『もうひとつの声で —— 心理学の理論とケアの倫理』(川本・山辺・米訳, 2022) として刊行された。[12]

「ケアの倫理」に関しては、哲学者の川本隆史が2005年に、「ロールズとギリガンから受けた衝撃をバネにして、正義とケアを兼ね備えた社会のあり方を構想する」として、十数名の日本人研究者による『ケアの社会倫理学 —— 医療・看護・介護・教育をつなぐ』(川本編, 2005) を編集している。興味深いのは、本書は「ケアを分かち合う『制度』を探究しようという問題意識」を出発点としており、この「ケアの正しい分かち合い」とはまさに現在のグローバルなケア論を代表する議論と重なるものである。執筆者のひとり清水哲郎は「ケアとしての医療とその倫理」で次のように主張する。

　　現にある二者間の共同作業として立ち現れているケア活動を、より広い人間の〈共に生きる〉共同体のネットワークのなかでなされていることの一角として把握するという理解がなお必要である ・・・ 職業的なケアの専門家、家族の状況によってケアする立場になった人、そしてケアを受ける人を含めて、〈する側〉・〈さ

れる側〉が共にそこに属しているネットワーク全体の中で自らを位置づけるとき
に、もはや自らが〈する側〉なのか〈される側〉なのかという差異は消え、人の
繋がりの中で〈共に生きている〉ということが、あるいはそのようなネットワー
クに、あなたも参与しているのだ、ということがみえてくる。そのようなネット
ワークの中でこそ完全な相互性が表れる。（川本編, 2005, pp.127-128）

　清水の「ある個人に集中して［ケアの］負担がかかるような体制から、共同体
が責任を負うような体制への移行は理論的には当然である」という言葉を受け、
川本は編者として、「（理論的には当然であるとしても）その移行を実践面で促進
するためには、医療の領域だけにとどまることはできない」（川本編, 2005, p.14）
と述べている。つまり、川本のこの提言は、政治を含むより幅広い学際的な言説
の必要性を暗示するものと言えよう。
　さてここで、ケア論を代表する研究者たちの現在の議論とそこに至るまでの流
れを概観したい。まずは、米国の心理学者キャロル・ギリガンは従来の発達心理
学とは男性の心理学者によって男性の価値基準に合わせて研究が行われてきたと
指摘し、『もうひとつの声 ── 心理学理論と女性の発達』において「長らく看過
されてきた〈ケア〉の復権を主張」（小川, 2021, p.10）した。川本隆史は当時を次
のように振り返っている ──「ジョン・ロールズの『正義論』（Rawls, 1971）に始
まる活発な論争を追いかけていた私にとって、〈何が正義にかなうのか〉という
問いに主導される『正義の倫理』と〈他者のニーズにどのように応答すべきか〉
にこだわる『ケアの倫理』の対比は、きわめて衝撃的だった。正義一辺倒の態度
を見直して、『ケアの倫理』の理想とする人間関係 ──『誰もが他人から応えら
れ仲間にいれてもらえ、一人ぼっちで置き去りにされ傷つけられるような人がい
ない』··· や『非暴力』への志向に深く共鳴するようになった」（川本編, 2005,
pp.1-2）。正義の倫理は「個」の自律と正義に、ケアの倫理は「共感」「思いやり」
「関係」「責任」等を重んじる。リベラル・フェミニズムは個人の自律を尊重した
ことから、ギリガンのケアの倫理はフェミニズム間の論争を巻き起こし、共感や
思いやりは「女らしさ」と結びつき男性に好都合の従来の性規範に追随するもの、
つまり本質主義に陥っているとして、反対派の厳しい批判や非難にさらされた。
　しかし、現在フェミニストたちはジョアン・C・トロントらのケア論の功績に
より、これらの論争を乗り越え、新たにケアを定義し、我々の社会に浸透する「新
自由主義」を自らが取り組むべき最大の課題としている。現在、ケアの倫理は
「ケアする民主主義」への転換を説き、「新しい社会構想」を提起するまでに議論
を進めているという[13]（The Care Collective：岡野・冨岡・武田訳, 2021, p.203）。つ

まり、トロントらのフェミニズム理論では人間の生がもつ原初の「脆弱性（ヴァルネラビリティー）」こそが「他者との交わりを生み」（岡野, 2012, p.351）、他者との関係性を紡ぎ、そのような関係性の網の目の中で、「人と人、人と環境とが相互依存しあうことで社会は構成される」と考える（The Care Collective, 2020/2021, p.200）。トロントとベレニス・フィッシャーは次のようにケアを定義している。

　　もっとも一般的な意味において、ケアは人類的な活動（a species activity）であり、わたしたちがこの世界でできるだけよく生きるために、この世界を維持し、継続させ、修復するためになす、すべての活動を含んでいる。世界とは、わたしたちの身体、そして環境のことであり、生命を維持するための複雑な網の目へと、わたしたちが編みこもうとする、あらゆることを含んでいる。（Tronto, 2015/2020, p.24）（下線は筆者）

　さらに、『ケアするのはだれか？── 新しい民主主義のかたちへ』においてトロントは、ケアについて以下のように述べる。

　　ケアを平等にするのに必要なことは、個々のケア活動を完全なものにすることではありません … 私たちが平等化しなければならないものは、ケア提供という行為そのものではなく、ケアに対する責任であり、その前提条件として、いかにその責任が［社会の中で］配分されるべきかについての議論なのです。こうして、わたしたちは、新たな民主主義の定義を定義することになります。民主主義は … あらゆるひとが、できるかぎり完全に、こうしたケアの配分に参加できることを保障する。（Tronto, 2015/2020, pp.38-39）（傍点は原文のまま）

　トロントの言う通り、ケアの水準とはその社会の価値に沿ったものであり、ジョン・ロールズの正義論が前提とするのは、彼自身が明言する通り健常者である。リベラリズムの背景にある正義論とは「他者の痛みを感受する力を看過している」という問題点が確かに指摘されよう[14]（小川, 2021, p.132）。
　以上、近年「ケアの倫理」は「ケアをめぐる世界的な危機に取り組む」ことを目的として、政治学者、メディア研究者、消費研究者、社会学者、北米研究者、心理学者、文学者などフェミニスト研究者により領域横断的に再考され、研究成果をあげている。小川も指摘する通り、「ケアの倫理」とは、倫理理論の中では未だ「異質」な価値を主張するものであるかもしれないが、それゆえにわが国が長らく抱えてきた各種不平等についての議論のための革新的かつ理論的な拠りど

ころとなり、まさにそれらを打開する「原動力」になるものではないか（小川，2021, p.190）。日本においても、多領域からの活発な議論がいっそう必要とされるテーマであり、ヘルスヒューマニティーズが目指す「社会的で文化的な、より良い未来」、「より大きな社会正義」の実現に向け、まさにヘルスヒューマニティーズ研究が今後大きく貢献しうるものと考える。

4　おわりに──「コンパッションコミュニティ」に向けて

　WHOの報告の通り、健康格差は社会的決定要因（Social determinants of health）と密接に関係している。実際に私たちの健康の30〜55％はこの健康の社会的健康要因が定めているということがわかってきている。特に、孤立・孤独は健康に深刻な影響をもたらすため、英国では2018年に世界で初めて孤独・孤立担当大臣が新設された。そして、NHS長期計画のもと、地域をより良い生活の場にすること、個人のニーズに合ったケアの実施、連携されたコミュニティとプライマリーケアサービスを通した高齢者サポートを目指し、アートやヒューマニティーズなどを活用した社会的処方のための「リンクワーカー」の設置などインフラが構築されていった。英国ではまさにヘルスヒューマニティーズがこの社会的処方の拡大を支えており、クローフォドが主張するような「創造的な公衆衛生の推進」を目指し多種多様な取り組みが地域社会で行われている。

　日本においても、内閣官房 孤独・孤立対策担当室が令和3年に実施した「人々のつながりに関する基礎調査」から、約4割の人が孤独を感じているという結果が明らかにされている。このようにわが国でも孤立・孤独についての現状が把握され、現在、厚生労働省を中心に「地域共生社会」の取り組みが進められている。この地域共生社会とは、「制度・分野ごとの『縦割り』や『支え手』『受け手』という関係を超えて、地域住民や地域の多様な主体が参画し、人と人、人と資源が世代や分野を超えてつながることで、住民一人ひとりの暮らしと生きがい、地域をともに創っていく社会」と定義づけられている。現在、この「地域共生社会」の実現のための全国各地での取り組みが厚生労働省のポータルサイトで紹介されており、実現のための支援体制整備事業が実際にスタートしていることがわかる。

　「地域共生社会」のコミュニティ形成にあたっては、人びとが重層的にさまざまなレベルでつながることができる仕掛けや資源が必要となるが、それが「一人ひとりの生きがい」を創ることができるものでなければ、そのコミュニティは持続、発展しないと言えよう。前述の通り、「生きがい」というテーマは「人が生

きるとはどういうことか」、私たち人間を「生きるかいがあるように感じさせるものは何なのだろうか」という哲学的な問いと密接に結びついており、特に「地域共生社会」のコミュニティ形成においてはアートとヒューマニティーズにより健康とウェルビーイングの向上を目指すヘルスヒューマニティーズの視点および社会的正義を目指すその取り組みが大きな貢献を果たしうることは明らかである。

　人間存在の「脆弱性」については、神谷が「自分もまた病みうる者だ」「自分もまた死にうる者だ」と絶えず念頭においておくことが必要だと語っているが、医療社会学者のアラン・ケレハー（Kellehear, 2005/2022）も、「死にゆくこと、死、喪失」は普遍的な人間の経験であると述べている。ケレハーは、それらの経験は絶えず私たちにつきまとうものだと述べ、人生の終わりにコミュニティにおいて互いにケアしあうという新たなパブリックヘルスへのアプローチ、「コンパッション都市・コミュニティ」を提唱した。ケレハーが提唱するパブリックヘルスアプローチにおいては、死や喪失という課題に、「科学とアート〔人文学・芸術〕の営み」を通して正面から向き合うべきであり、その意思があれば、わたしたちは「建設的な仕方で」死と向き合うことができると述べられている（Kellehear, 2005/2022, p.29）。本章ではケレハーの「コンパッション都市・コミュニティ」については論じないが、まさに、コンパッション都市の「科学とアート〔人文学・芸術〕の営み」を通して課題に向き合うというこの全人的ケアはヘルスヒューマニティーズのアプローチそのものであると言えるのではないか。

　クローフォドも *Health Humanities* において「コンパッションに満ちた（compassionate）」という語を用いている（Crawford et al., 2015）。クローフォドは「コンパッション（compassion）」とは非常に複雑な概念であること、具体的には「コンパッションとは、自分自身や他者の苦しみに敏感であること、そしてそれを和らげるために何かをしようとする姿勢をもつことだ」と述べている。アートとヒューマニティーズは患者や家族などインフォーマルな介護者、ストレスを抱える医療者、そしてすべてのコミュニティに「相互回復」をもたらしうる。そのためには同時に、政府や医療機関による、脅威の少ない、思いやりを生み出す空間とプロセスの創造の推進が求められ、そのことによって「思いやりのあるケア（compassionate care）」が達成されると説いている（Crawford et al., 2015, pp.148-152）。

　脆弱さを抱える私たち人間が、互いに助けを必要とする存在として対等な関係で向き合い、共に生きることができる社会、他者の痛みや苦しみを「公平な感覚」でとらえることができる共感の力、さらには他者への思いやりを育むことができる社会、このような社会の実現が私たちが今描くべきビジョンにほかならない。

その達成がいかに難しいかは人類の歴史が示す通りである。しかし、このように明確な目的のもと、細分化された専門知を領域を超えてさまざまに融合し、過去の知とも対話を重ねながら、新たな創造を目指すヘルスヒューマニティーズは、確かに「希望や連帯や思いやりに満ちたレジリエントな共同体を構築する可能性を持つもの」（Crawford et al., 2015, p.156）である。わが国でも教育、研究、実践面での分野横断的な多様な取り組みが全国各地で行われていることから、それら[15]全体を俯瞰して、より良い社会の実現というヘルスヒューマニティーズのビジョンを共有し、たとえ緩やかであれさまざまな知を縦横に豊かに結びつけ、新たな革新的なアプローチを共に生み出すヘルスヒューマニティーズ領域形成の取り組みは、今後大きな可能性を持つに違いない。

注

［１］ロバート・ブラウニングの「アプト・フォーグラー（Abt Vogler）」という詩の一節の抄訳である。帆足理一郎の『人生詩人ブラウニング』および大庭千尋の『ブラウニング詩集』にこの詩の全訳があるが、ここでは読みやすさを重視して、「徳島聖書キリスト集会」の抄訳（https://www.pistis.jp/textbox/tyosaku/ssc/01robart-a.html（2023年7月25日閲覧）を用いた。

［２］「健康と社会正義」「デジタル・ヘルスヒューマニティーズ」「コミュニティ・ダイアローグ」などはヘルスヒューマニティーズ分野独自の研究であると述べられている。

［３］米国とカナダの大学の学士課程において2000年には12だったヘルスヒューマニティーズのプログラムが2022年には140にまで増加し、今後さらに増える見通しだと報告されている（Lamb et al., 2022）。

［４］全国の「新老人の会」については、「日野原重明記念『新老人の会』東京」のホームページ（https://shinrojin.com/branch/）を参照のこと（2023年8月25日閲覧）。

［５］神谷は『本、そして人 —— 神谷美恵子コレクション』（みすず書房, 2005）において、結核療養所に入る前の心境を以下のように記している。「間もなく死ぬならば、死ぬ前に人類が生んだ最も深く美しい思想や文学に親しんでおきたい … と思ったわけである。… 聖書や仏教書も何度も読んだ。しかし、はっきり自分の"生存理由"を示してくれるものに出会うのに、いくらか時間がかかった。筆者にとっての生きがいの基礎の発見はローマ皇帝マルクス・アウレリウスの『自省録』を読んだ時であった … 心を支えてくれたマルクス・アウレリウスへの恩がえしとして、ずっと後に彼の『自省録』（岩波文庫）を訳した。（中略）何が筆者にそんなに深い印象を与えたかというと、何よりも宇宙的にものを考えることを教えてくれたこと」。（下線は筆者）

［６］1960年7月3日に「どこでも一寸切れば私の生血がほとばしり出すような文字、そんな文字で書きたい、私の本は。（中略）体験からにじみ出た思想、生活と密着した思想、しかもその思想を結晶の形でとり出すこと」、と神谷は記している。

［７］神谷は、『生きがいについて』において、「いったいなぜ私だけが癒されて、あの人たちは死んで行ったのであろうか、という思いが負い目のようになって、いつまでも心につきまとった」と述べている（p.287）。神谷の「らい者に」（『うつわの歌』）という詩に、「何故私たちではなくあなたが？あなたは代わって下さったのだ」という一節がある。神谷も日野原も第二次世界大戦中はそれぞれ東京大学病院と聖路加国際病院で懸命に罹災被害者の治療にあたった。神谷は「『存在』の重み —— わが思索　わが風土」（『神谷美恵子 島の診療記録から』所収）の中で、

「死は自分のまわりにも、頭の上にもじつは間近にあったのだが、たとえば一杯の水に合掌しつつ死んで行く被災者を前に『生かされていることの意味』を痛いほど感じ、考えさせられた」と述べている。日野原は、若者に向けて記した『戦争といのちと聖路加国際病院ものがたり』において、東京大空襲の夜に1,000人を超す負傷者が薬もない病院に次々と運ばれてきた惨状と連日の医師、看護師、看護学生らの不眠不休の処置を振り返り、「地獄があるとすれば、きっとこんな光景なのだろう」と述べている。

[8] 人間の3種類の反応としての3つめ「『統一への意志』と『形而上的なものへの志向』をたえず新たにすることによって状況を克服し、力を獲得する」という症例。『神谷美恵子 —— ケアへのまなざし』みすず書房, 2013, p.160 を参照。

[9] 「若い日の原稿より —— バッハの音楽」は28歳のときに、1942年の東京女子医専クラス会誌に掲載された評論である。神谷にとっても、「バッハを弾き、聴くことは、生涯を通してかけがえのない慰めであった」という。

[10] 神谷は「私はいつも考えるのだが、どこのだれにも通じ、通用する思想しかほんものではないのではないか」と述べている。

[11] 中村かれんの『クレイジー・イン・ジャパン —— べてるの家のエスノグラフィ』の「浦河べてるの家」で、日本独自の「当事者研究」が誕生した。

[12] ギリガンの*Joining the Resistance*(2011)は『抵抗への参加 —— フェミニストのケアの倫理』(小西・田中・小田切訳)として2023年に刊行されている。

[13] 岡野・冨岡・武田(2021)の訳者解説に詳しい。原題は *The Care Manifesto: The Politics of Interdependence*。

[14] オーキンが指摘するロールズの正義論の最大の問題点である。

[15] たとえば「コミュニティ&学び」を中心とする主な政策としては、厚生労働省：地域包括ケアシステム、総務省：地域運営組織・総合生活支援サービス、地域おこし協力隊、国土交通省：国土強靱化計画・防災訓練、内閣府：まち・ひと・しごと創生会議、小さな拠点づくり、経済産業省：未来の教室、半径50センチ革命、STEMライブラリー、農林水産省：農業地域づくり事業体、文部科学省：コミュニティスクール、地域学校協働活動等、とさまざまにあるが、それぞれが独立して行われている。これらの政策をヘルスヒューマニティーズを軸として互いにつないでゆくことで地域のリソースをより有効に活用し、より大きな成果が生み出されるのではないかと考える。

文献

Crawford, P., Brown, B., Baker, C., Tischler, V., & Abrams, B.：*Health Humanities*, Palgrave Macmillan, London, 2015.

Crawford, P.：Introduction: Global health humanities and the rise of creative public health. In *The Routledge Companion to Health Humanities*, Routledge, pp.1-8, 2020.

Gilligan, C.：*In a Different Voice: Psychological Theory and Women's Development*, Harvard University Press, 1982. 川本隆史・山辺恵理子・米典子(訳), もうひとつの声で —— 心理学の理論とケアの倫理, 風行社, 2022.

Gordon-Nesbitt, R.：*Creative Health: The Arts for Health and Wellbeing*, All-Party Parliamentary Group on Arts, Health and Wellbeing, 2017.

日野原重明：健康行動の提言 —— 新しい健康教育をめざして, 中央法規出版, 1991.

日野原重明：日野原重明のいのちと生きがい, 青春出版社, 2003.

日野原重明：生きかた上手, ユーリーグ株式会社, 2008.

日野原重明：講演 —— 人生の生き方の選択, 文藝別冊 神谷美恵子, pp.111-120, 2014.

帆足理一郎：人生詩人ブラウニング, 野口書店, 1951.

Huffman, J., Inoue, M.：A vision for health humanities in Japan: A proposed definition and potential avenues for application in nursing education and beyond, *Bulletin of SLIU*, 5, pp.1-7, 2019.

Huffman, J., Inoue, M.：Establishing, promoting, and growing the health humanities in Japan: A review and a vision for the future, *The Routledge Companion to Health Humanities*, p.11, 2020.

Huffman, J. & Inoue, M.：Report on the 9th International Health Humanities Conference, *Bulletin of SLIU*, 8, pp.42-46, 2022.

Klugman, C. M.：How health humanities will save the life of the humanities. *Journal of Medical Humanities*, 38, 419-430, 2017.

Klugman, C. M. & Lamb, E. G. (Eds.)：*Research Methods in Health Humanities*, Oxford University Press, 2019.

神谷美恵子：こころの旅, 日本評論社, 1974.

神谷美恵子：神谷美恵子日記, 角川文庫, 2002.

神谷美恵子：生きがいについて —— 神谷美恵子コレクション 付録 (1), みすず書房, 2004.

神谷美恵子, 柳田邦男：生きがいについて —— 神谷美恵子コレクション, みすず書房, pp.341-353, 2004.

神谷美恵子：本、そして人 —— 神谷美恵子コレクション 付録 (5), みすず書房, 2005.

神谷美恵子：ケアへのまなざし, みすず書房, 2013.

川本隆史編：ケアの社会倫理学 —— 医療・看護・介護・教育をつなぐ, 有斐閣選書, 2005.

Kellehear, A：*Compassionate Cities: Public Health and End-of-life Care*, Routledge, 2005. 竹之内裕文・堀田聰子（監訳）, コンパッション都市 —— 公衆衛生と終末期ケアの融合, 慶応義塾大学出版会, 2022.

Lamb, E. G., Berry, S. L., & Jones, T.：*Health Humanities Baccalaureate Programs in the United States and Canada.* Case Western Reserve University School of Medicine, 2022.

大庭千尋：ブラウニング詩集, 国文社, 1977.

岡野八代：フェミニズムの政治学 —— ケアの倫理をグローバル社会へ, みすず書房, 2012.

小川公代：ケアの倫理とエンパワメント, 講談社, 2021.

澤憲明・堀田聰子：英国における社会的処方, ジェネラリスト教育コンソーシアム, 10, pp.138-144, 2018.

昭和人物研究会：人生は生きがいを探す旅 —— 神谷美恵子の言葉, 三笠書房, 2017.

The Care Collective (Andreas Chatzidakis, Jamie Hakim, Jo Littler, Catherine Rottenberg and Lynne Segal)：*The Care Manifesto: The Politics of Interdependence*, London and New York: Verso, 2020, 岡野八代・冨岡薫・武田宏子（訳）, ケア・コレクティブ：ケア宣言 —— 相互依存の政治へ, 大月書店, 2021.

Tronto, J. C.：*Who Cares?: How to Reshape a Democratic Politics*, Cornell University Press, 2015. 岡野八代（訳）, ケアするのは誰か？ —— 新しい民主主義のかたちへ, 現代書館, 2020.

第2章　ヘルスヒューマニティーズとメディカル ヒューマニティーズの教育に関する世界的動向

　ヘルスヒューマニティーズは、先行して分野確立されつつあるメディカルヒューマニティーズの展開を受け、教育、研究、実践を柱に構成される比較的新しい学際的分野である。どちらの分野も、従来の生物医学的アプローチでは解決が困難なさまざまな社会医学的問題や課題への対応として提唱され、発展、普及してきた。このような課題には主要なものに限っても、健康の社会的決定要因に対する意識の向上、ヘルスケア専門職がより高いレベルの倫理的かつ重要な意思決定能力を培う必要性、患者と人びとを中心としたアプローチのいっそうの必要性、さまざまな背景をもつ患者や特定集団の人びとをケアする際のコミュニケーション力と文化的背景の理解力の必要性の高まり、さらにはウェルビーイングを支えるための創造的表現と社会参加がもつ価値についての認識の高まりが挙げられる。

　ハフマンと井上（2019）は、日本語でのヘルスヒューマニティーズの最初の定義と分野特性を提示しているので、ここで紹介する。

> 　ヘルスヒューマニティーズとは、保健・医療とアート・人文学・社会科学を融合した新分野です。目的はこれらの分野の知識と実践がどのように医療者の教育と研究を進め変革していくか、そして患者・医療職者・その間にいるすべての人の健康とウェルビーイングにどのように貢献しうるかについて探求することです。ヘルスヒューマニティーズはアカデミックな一領域にとどまらず、持続可能な医療システムの確立とより健康的な社会の構築という共通目標に向かって、さまざまな人々を結びつける学際的な運動です。（p.11）

　この定義とそれに付随する枠組みと説明では、ヘルスケアの民主化、ヘルスケアへの複数の利害関係者の参加、そして、個人、地域社会、国家、世界規模でのより良い健康の維持と促進という壮大な目的の実現に向けて、専門性の先鋭化ではなく多様な視座と才能を動員した広範囲での社会的協働の必要性を強調している（Huffman & Inoue, 2019）。

　ヘルスヒューマニティーズは、(1) 将来のヘルスケア従事者の教育と訓練、(2)

幅広い分野での学問と科学研究、表現療法、また、（3）ヘルスプロモーション、ヘルスリテラシー、病院や地域社会でのアートを取り込んだ活動やプログラムなどヘルスケア分野での応用を含む、いわば「大きなテント」のような学際的な分野であり運動である（Huffman & Inoue, 2020）。これら3つのタイプに明確に分類することが常に可能なわけではなく（また、それが望ましいわけでもない）が、この章では主にヘルスケア従事者の教育におけるメディカルヒューマニティーズとヘルスヒューマニティーズに焦点を当てる。学際性について簡単に概説した後、メディカルヒューマニティーズの教育の歴史を述べ、その後メディカルヒューマニティーズからヘルスヒューマニティーズへのシフトおよび米国と英国におけるヘルスヒューマニティーズ教育の変遷について説明する。次に、「創造的な公衆衛生」と「相互回復（mutual recovery）」の概念について説明する。これらは、教育と実践指向を統合するヘルスヒューマニティーズの中核原則である。続いて、看護領域において「ナーシングヒューマニティーズ（看護人文科学）」を標榜する動きが見られないことに触れるが、実際にはアート・アンド・ヒューマニティーズの教育が内容面では看護教育の中で行われてきたことについて述べる。最後に、ヘルスケアの専門職と公衆衛生の専門職の教育に社会正義の要素を加えることで、肯定的な社会変化をもたらすヘルスヒューマニティーズの可能性について簡単に議論する。

1　学問分野と学際性について

　学問そのものの起源以来、専門分野の形成と学際的な動きは共存し、相互に影響しあってきた。こうした展開は自然なことであるとともに不可欠なものでもあり、相互に連携して発展し続けることは間違いない。学問とは、世界についての理解とその中での人間の経験を認知的に管理可能な枠組みに従って組織する必要性から生み出され、先行世代の学者や研究者によって蓄積されてきた知識、証拠（エビデンス）、さまざまな方法に立脚しつつ、より優れた専門知識、より深い知識、より強力な証拠を目指し継続的に発展させていく営為である（Chettiparamb, 2007）。しかし、研究者たちがそれぞれの専門分野の山を登るにつれて、他の分野の専門家たちからは遠ざかっていることに気づくかもしれない。これは、お互いに対話するための時間と動機が少ないためであったり、または認識論的パラダイム、方法論、専門用語や、各分野に根付くバイアスのためでもあろう。しかし、複雑かつ差し迫った社会問題には革新的な解決策が求められ、そのためには複数

の専門分野の専門知識を動員する連携的探究が必要である。こうした諸課題（たとえば、科学技術の発展、グローバリゼーション、人種差別、経済的不平等、環境悪化、人口の高齢化など）に対応するために、社会は当然のことながら、学者（科学者、研究者）たちに対してそれぞれの山の間に橋を架け蓄積された知識と方法論を結集して、より良い社会に向けて協働することを要請する。

メディカルヒューマニティーズとヘルスヒューマニティーズはどちらも、ヘルスケアおよびヘルスケア分野の内と外において認識された諸課題への対応から生まれ、研究、教育、実践を柱とする学際的な分野である。内部では、ヘルスケアの教育者、研究者、専門家たちは、ヘルスケア専門職の教育と訓練（トレーニング）を改善し専門職としても自身のウェルビーイングを高めるために、メディカルヒューマニティーズを発展させてきた。他方、外部から見ると、社会運動や学術運動により、社会におけるヘルスケアとその専門職の役割への期待が変化している。次のセクションでは、これら2つの学際的な分野の発展の推進力と背景を詳しく掘り下げていく。

2　メディカルヒューマニティーズの教育の歴史

メディカルヒューマニティーズは、自然科学と人文科学の両方が、健康、病い、障害、苦しみといった人間の経験を理解し、それらに対応するために不可欠なリソースを提供するという考えを具体化している（Evans & Finlay, 2001）。コールら（Cole et al., 2015）は「専門的アイデンティティの形成をサポートしながら、医学とヘルスケアにおける背景、経験、重要かつ概念的な問題を探求する学際的（inter-）かつ複数学問統合（multi-）の分野」（p.ix）と定義している。そうすることで、健康とヘルスケアの解釈学的、現象学的、主観的な側面を重視する。

メディカルヒューマニティーズは、19世紀、ヨーロッパで医学教育と訓練が始まった頃からある程度は存在していた。実際、コールら（2015）は、当時の医学教育が「人文学教育の古典的な伝統を重視する傾向を強めていた」（p.4）と特徴づけている。しかし、この時点から人文学教育と医学教育は大きく乖離し始めた。人文科学の教育は専門化の方向に向かい、厳密ではあるが数量的ではない記述、分析、解釈、説明、議論、そして、テキスト（教科書）や抽象的な概念や理論により、人間の経験的世界の複雑さを理解するために専門分化していくことになる。一方、医学教育は、臨床研修と治療結果を向上させるため経験的探究の重要性を受け入れ、生物医学的知識とそこから導き出される治療の急速な進歩とい

う歴史的な動きに加わっていく。

　しかし、専門分化と科学的根拠に基づいた医学が台頭し、救命や健康増進の治療法や医薬品が生み出され始めたにもかかわらず、一部の医学者や教育者は、還元主義的な考え方、過剰な専門化、人間性の軽視、商業化が医学から「人間の『魂』を奪いつつある」と警告し始めた（Cole et al., 2015, p.4）。ウィリアム・オスラーは、アートとしての医学を強調しただけでなく、「頭だけでなく心の教育」（p.4）を含む医学教育の提唱者としてもよく知られている。したがって、メディカルヒューマニティーズの教育のルーツは、医学教育そのもののルーツにまで遡ることができる。

　この緊張は20世紀を通してくすぶっていたものの、生物医学の進歩による公衆衛生上の利益は歴然としたものであったので後景に退き、米国の医学部でメディカルヒューマニティーズが学術分野として発展する準備が整ったのは1970年代になってからであった。メディカルヒューマニティーズと生命倫理教育の両方を革新的に強化するため、エドマンド・ペルグリーノが医学部への人文学教育の再導入を提唱したのは1970年代のことであった。ペルグリーノ教授は、倫理的な臨床上の意思決定を改善し、批判的な自己吟味を奨励し、臨床研修と臨床実践を支えるためのより広範かつ高レベルの教育基盤を提供するという目標を掲げ、人文科学者の強みを医学教育に取り入れる必要性を認識していた（Cole et al., 2015）。ペルグリーノの提案は注目を集め、米国の医学部は徐々にメディカルヒューマニティーズ・プログラムを設立し始めた。医学部内に最初の人文科学学科が設立されたのは1967年のペンシルバニア州立大学であり、1973年にはテキサス大学にメディカルヒューマニティーズ研究所が設立され、1979年に学術誌 *Journal of Medical Humanities* が、1982年には *Literature and Medicine* が相次いで米国で創刊された。メディカルヒューマニティーズの最初の修士号と博士号が1988年にテキサス大学で授与され、1990年にハイラム大学に文学・医学センター（Center for Literature and Medicine）が設立された。さらに、生命倫理・人文科学全米協会（American Society for Bioethics and Humanities）が1998年に設立され、1999年に英国でメディカルヒューマニティーズ研究所（Institute of Medical Humanities）が設立され、2000年に英国で学術誌 *Medical Humanities* が創刊され、同年に米国のコロンビア大学でナラティブ・メディスン・プログラム（Program in Narrative Medicine）が設置された。詳細は、ヘルスヒューマニティーズ・コンソーシアムのWebサイトで閲覧できる（Health Humanities Consortium, 2023）。米国の医学部の60％以上がメディカルヒューマニティーズのコースの履修を義務付けており（Jones et al., 2017）、テキサス大学によると現在、米国で27のヘルス

／メディカルヒューマニティーズの大学院プログラムが存在する（呼称は「メディカルヒューマニティーズ」が6件、「生命倫理」が7件、「メディカル／ヘルスヒューマニティーズおよび生命倫理」と「ナラティブ・メディスン」が各4件、その他6件となっている）（テキサス大学, 2023）。

　米国で最も長く続いており、最も有名なヘルスケア／ヘルスヒューマニティーズの大学院プログラムのひとつは、ドリュー大学のカスパーセン大学院にある。プログラム全体の名前は「メディカルヒューマニティーズ、健康と社会」であり、履修単位数で見るとメディカルヒューマニティーズの履修証明書（15単位）、メディカルヒューマニティーズ、健康と社会の修士号（30単位）、ヘルスケアおよびヘルスヒューマニティーズの博士号（45単位）となっている。修士課程の必修コースには、ナラティブ・メディスン、ヘルスケア演習、生物医学倫理、および臨床観察を含む実習が含まれる。選択科目には、健康と社会的公正、医療社会学、医療人類学などがある。修士課程では、研究デザインと方法論を含む修士論文コースか、非論文コースのいずれかを選択することができ、後者では2つの選択科目の追加履修が必要となる（ドリュー大学, 2023）。

　メディカルヒューマニティーズのカリキュラムに取り入れられている主要な人文科学の分野は、哲学、歴史、文学、アート、宗教、法律である。哲学は認識論だけでなく道徳や価値観を重視した教育にも貢献し、生命倫理やヘルスケアにおける社会正義の問題へのより深い理解につながると考えられている。医学の歴史は、医師が何をどのように行うのかを歴史的観点から位置づけることにより、医師の職業的アイデンティティを発達させる方法として教えられてきた。文学は、さまざまな方法でメディカルヒューマニティーズの教育に大きく貢献してきた。主要な点を列挙すると、（1）文学作品を読むことは、学生が病気や苦しみという人間の経験をより総合的に理解し、ヘルスケアに対するより共感的で個人中心のアプローチの修得に役立つ。（2）文学作品について読み書きすることは、内省（reflection）の習慣を生涯にわたり身につけるのに役立ち、専門家としてのアイデンティティの構築だけでなく個人としてのウェルビーイングの維持にも不可欠である。（3）文学的分析のスキルをヘルスケア行為に応用することは、「ナラティブ・コンピテンス（物語能力）、つまり他人の物語や苦境を認識し、吸収し、解釈し、それに基づいて行動する能力」を開発するのに役立つ（Charon, 2001, p.1897）。メディカルヒューマニティーズの文脈において、アートは主に、医師を創造的で表現的な活動に参加させることによって医師の燃え尽き症候群と闘う方法と見なされてきた（Gordon, 2008）。宗教は生命倫理の概念に情報を与え、共感（スピリチュアルケア）の育成に貢献し、世界の宗教の研究も異文化理解と能

力を高めるために取り入れられてきた。ヘルスケアに関する法律や政策がヘルスケア従事者やヘルスケア機関にどのような影響を与えるかについての認識が高まっているため、ヘルスケアの法律に関する分野の教育者もメディカルヒューマニティーズのプログラムに参加している場合がある。

　最後に、メディカルヒューマニティーズにおける比較的最近の展開は、この分野の「商業サービス的または功利主義モデル」に対する批判であり（Viney et al., 2015, p.3）、そこでは、メディカルヒューマニティーズは補助的（ときに既成概念に異議を唱え挑戦的）だが比較的限定的で停滞した役割を求められている。ブレークリー（Bleakley, 2020）は、メディカルヒューマニティーズの「第一波」について議論する際にこのことに言及している。この分野では、よく知られている2つの対立文化（科学 対 人文科学）論争が継続的に焼き直され、メディカルヒューマニティーズは生物医学と対立する立場に置かれる。「批判的メディカルヒューマニティーズ」を推進する研究者らは、メディカルヒューマニティーズと医学教育は別々の分野であるという立場を疑問視し、大胆で創造的、かつ、協調的な方法によるこの分野の進化と拡大の必要性を主張している（Whitehead & Woods, 2016）。しかしながら、これらの懸念は、この分野で起こっているはるかに大きな変化、つまり「メディカルヒューマニティーズ」を包含する「ヘルスヒューマニティーズ」への動きの中で、少なくとも部分的にはすでに対処されている。

3　ヘルスヒューマニティーズの始まりと発展

　メディカルヒューマニティーズが進化し拡大し始めているにもかかわらず、この分野の関心は、最近復活し独自の方向性を示す概念となったヘルスヒューマニティーズに向けられてきた。ヘルスヒューマニティーズへの関心の移行は、一見表現方法上のことのように見えるかもしれないが、これは2つの重要な面での分野の拡大を表している。まず、焦点を「医療」ではなく「ヘルスケア一般」に向け直す。第二に、この分野の重点を、基礎教育と研究指向の双方において、個人（患者と介護ケア者の両方を含む）と地域社会の健康とウェルビーイングへと移行させることを示す。メディカルヒューマニティーズの一部の研究者、特に上記の批判的メディカルヒューマニティーズを支持する研究者たちは、ヘルスヒューマニティーズをメディカルヒューマニティーズとは区別された、それをしのぐ可能性のある独立した分野であると見なしている（Atkinson et al., 2015）。しかしながら、明確にしておきたいが、ヘルスヒューマニティーズはメディカルヒューマニ

ティーズを否定したり軽視したり、分離しようとするものではない。むしろ、メディカルヒューマニティーズを、より包括的で、より民主的で、より応用的なものにすることを試みるからである（Crawford, 2020）。したがって、この方向性は、メディカルヒューマニティーズの中核的要素をより広範な概念枠組みの中に包含することで、メディカルヒューマニティーズの発展形をも示すものである。

　ヘルスヒューマニティーズの最初の定義と分野特性は、2007年のセミナーでポール・クローフォドによって提示され、その後2010年にクローフォドらによる論文で発表された。同年には国際ヘルスヒューマニティーズ学会（International Health Humanities Conference）がノッティンガム大学で開催され、2015年にはこの分野における最初の基本書籍、*Health Humanities*がクローフォドらによって出版された（Crawford, 2020）。米国でも同時期にヘルスヒューマニティーズへの移行が始まり、ジョーンズらは2014年に*Health Humanities Reader*を出版し、2015年にはヘルスヒューマニティーズ・コンソーシアム（Health Humanities Consortium）が発足した。ただし、次の2つのセクションで概説するように、この分野の発展の傾向は英国と米国では多少異なる。

　クローフォドらは、2010年の論文と2015年の書籍の両方で、ヘルスヒューマニティーズの定義を簡潔に済ますことを慎重に避けている。彼らはそれを「（メディカルヒューマニティーズよりも）より包括的で、外部に開かれた、応用的な学問」と呼び、「学際性を受け入れ、メディカルヒューマニティーズから疎外されている人びとの貢献（contribution）と連携する」分野であると指摘している（Crawford et al., 2010, p.4）。彼らは、ヘルスケア従事者が批判的内省（critical reflection）を促進するうえでアートと人文科学の有用性を指摘するとともに、「ヘルスケアに対する人文科学の多様な貢献」と「患者や困難に直面している専門職自身の状況を改善する上で人文科学が果たせる創造的役割」に注意を喚起する（2010, p.5）。さらに、世界中でさまざまなレベルのプロフェッショナリズムと専門知識が、すでに実践されている膨大な数の表現療法に学問の基盤と基礎理論を提供するという、ヘルスヒューマニティーズ分野のもつ潜在的な役割の大きさについても言及している。そして彼らは、この新しい分野をヘルスケアの民主化と患者と専門職の両方に力を与えるという目的に向けて明確に方向づけており、「実際に行われているヘルスケアの大部分は非ヘルスケア的であり、慈善的でインフォーマルなケアの形で自主的に行われている」と述べている（2010, p.8）。

4 米国におけるヘルスヒューマニティーズの教育

　米国におけるヘルスヒューマニティーズの教育は、医学教育の学部教養／リベラルアーツ課程への拡大を受けるかたちで、メディカルヒューマニティーズから名称を変更していった点に大きな特徴がある。前項で述べたように、メディカルヒューマニティーズおよび／またはヘルスヒューマニティーズは、生命倫理およびナラティブ・メディスンとともに、医学教育の分野で影響力を実証してきた。しかし、米国とカナダにおけるヘルスヒューマニティーズ教育における最近の注目すべき傾向は、一般の学部教育における教養プログラムの急増である。ラムら（Lamb et al., 2022）の報告によると、米国とカナダにおけるヘルスヒューマニティーズの学部課程のプログラム数は、2000年のわずか12から2022年には140に増加し、さらに多くのプログラムが準備されている。これらのプログラムを専攻または副専攻する学生の多くは、学士課程修了後に医学部への進学を計画または検討しているか、あるいは他のヘルスケア専門分野でさらなる訓練や教育を受けることを検討している。コスタら（Costa et al., 2020）による質的研究によると、学部でヘルスヒューマニティーズの教育を受けることで、学生は「健康と病いについての複雑さを理解できる繊細な知識を身に着けるには複数の専門分野の活用」、つまり彼らが「認識論的マルチコンピテンス」と呼んでいる概念（p.1219）を理解できるようになっていた。この能力には、さまざまな分野の知識、価値観、またはパラダイムを「切り替える」能力が含まれている。これは、2つの言語を楽に切り替えるバイリンガルを指す応用言語学の用語「コードスイッチング」に似ている。健康と病いに関する学際的な視座と豊富な基礎知識を学ぶことで、医学部進学前（または他のヘルスケア専門分野への進学前）の学生にとってそのための準備になっている（Lamb et al., 2022）。医学部におけるメディカルヒューマニティーズの教育と同様に、学部のヘルスヒューマニティーズ・プログラムでは、共感、コミュニケーションおよび対人スキル、患者中心の態度、批判的思考および意思決定スキルの習得を促進することが期待されている。実際、全米医科大学協会（Association of American Medical College）は医学教育のガイドラインを発行し、その中で医学教育に不可欠の構成要素としてアートと人文科学を挙げながら、科学的知識と、心の知性、批判的思考スキル、社会的背景の理解との統合性を強調している（Howley et al., 2020, p.6）。

　しかし、学部でのヘルスヒューマニティーズの教育は、ヘルスケア専門職を目

指す学生だけを対象としたものではない。将来 ヘルスケアに関連する活動に従事する可能性のある、政治、経済、ソーシャルワーク、建築、ビジネス、経営など多様な分野で学ぶ学生も対象となる。進路がまだ決まっていない学生であっても、リベラルアーツ教育の一環として健康や病いに関する概念や問題について学ぶことの重要性を多くの学生が認識している。なかには、人類学、文学、歴史などの分野で健康関連のテーマの研究を検討している人もいるかもしれない。クラグマン（Klugman, 2017）は、「健康は、医療、看護、および関連するヘルスケア専門分野で働く人びとだけのものではない」（p.420）と述べている。むしろ、私たち全員がヘルスケア分野の利害関係者であって、健康と病いに関する問題を理解することは民主的な社会において情報と知識を備えた市民であるために不可欠なのである。

　メディカルヒューマニティーズとヘルスヒューマニティーズにおける議論と活動の多くは、アートと人文科学がヘルスケア専門職の教育と実践にどのように貢献できるかに焦点を当ててきた。しかし、一部の研究者は逆の方向に目を向けている。ヘルスヒューマニティーズは分野としての人文科学にどのような利益をもたらすのか。クラグマン（2017）は、高等教育の役割に対して功利主義的な見方が益々強くなる中で人文科学系の学部への関心（および入学者）が減少していることを考慮すると、ヘルスヒューマニティーズは、それがどのように応用できるのか、そこで培われてきた種々のスキルがなぜ不可欠であるのかを強調することで人文科学自体の価値を再認識、再活性化できると主張している。彼は、人文科学で養われる幅広い学習、批判的思考、書くこと、内省のスキルは概念的に「スローラーニング（slow learning）」（「スローフード」運動に似たもの）として分類できると提案している（p.424）。STEM（science-technology-engineering-mathematics）分野の専門職は、自身の分野に特化したかたちで提供される人文科学の教育を受けることで、こうしたスキルの価値に気づくことができるとも述べている。

5　英国におけるヘルスヒューマニティーズの教育と実践

　メディカルヒューマニティーズの教育は米国で早くに発展したが、英国でも大学院教育においてメディカルヒューマニティーズおよびヘルスヒューマニティーズが顕著になってきており、少なくとも13の大学がこの分野の教育プログラムを提供している。これらの約半分はヘルスヒューマニティーズを学位名とする修士号を授与しており、残りの半分は研究テーマとして他の広範な大学院課程の中

で提供されている。これらのプログラムの名称には、米国の場合に比べると「ヘルスヒューマニティーズ」が多いが、「メディカルヒューマニティーズおよびヘルスヒューマニティーズ」と呼んでいる例も多い。ただ、米国の傾向との明確な違いのひとつは、米国のプログラムのほとんどが通常医学部内に設置されているのに対し、英国のプログラムのほとんどは学際的なプログラムとして人文科学、社会科学、または他の大学院分野に設置されている点である。米国と同様に、これらのプログラムの具体的な教育内容は、担当する研究者の専門分野によって構成が大きく異なる傾向がみられる。

このようなプログラムの一例は、ユニバーシティ・カレッジ・ロンドンのヘルスヒューマニティーズの修士課程で、同大の高等研究所内にあるヘルスヒューマニティーズ・センター（Health Humanities Centre）に設置されている。これは学際的学位プログラムで、学生が人文科学の手法を生物医学、臨床実践、ヘルスケア関連行政などに適用できることを目的に設計されている。必修科目は「狂気（Madness）」と「病い（Illness）」であり、いずれもナラティブ・メディスンを中心とした内容であり、修士論文の提出が課せられる。選択コースには医療人類学、健康とウェルビーイング、グローバルな文脈におけるヘルスケアシステム、映画の中の医療、子どもと公衆衛生、エスニシティ（民族文化的背景）、移住と健康、都市生活と健康問題などがあり、コース内容は年ごとに変わる（ユニバーシティ・カレッジ・ロンドン, 2023）。

6 創造的な公衆衛生と相互回復

しかし、英国におけるヘルスヒューマニティーズの顕著な傾向は、この分野を教育と研究の枠を超えてヘルスケア実践の領域に拡大していることである。これはそれまでのメディカルヒューマニティーズの大幅な拡張を意味しており、クローフォドはこの傾向を「創造的な公衆衛生」（2020, p.4）と呼んでいるが、これには表現療法（音楽、アート、演劇など従来メンタルヘルスケアで補完的アプローチとされてきたもの）や社会的処方が含まれるだけでなく、個人ケアのパラダイムを超えて、地域社会や伝統的なヘルスケア施設外での健康とウェルビーイングの向上のためにコミュニティ・アートや非ヘルスケア的プログラムが含まれている。また、グラフィック・メディスンを含むヘルスリテラシーの取り組みに創造的メディア（creative media）の使用を含めるなど拡大化が進んでいる。

ヘルスヒューマニティーズは医薬的および物理的侵襲を伴う伝統的な生物医学

への挑戦の側面をもちながらも、やや常識をくつがえす方向へと向かってきた。科学的根拠に基づいた医療よりも主観的な経験を重視しているにもかかわらず、同時に、ヘルスヒューマニティーズのこの分野には現在、ヘルスケアにおけるアートの有効性に関する実証的研究が期待されてきている。たとえば、メンタルヘルスサービス利用者とその介護者を対象とした6週間のグループドラムセラピープログラムの効果に関する研究では、唾液サンプルとウェルビーイングの質問票データの分析により、利用者と介護者双方のグループに生物学的、感情／情緒的、心理的状態の改善が見られた（Fancourt et al., 2016）。この研究は、ヘルスヒューマニティーズにおける実証的探究の可能性を示唆しているだけでなく、クローフォドの言うところの「相互回復としての創造的実践」(2020, p.5) の強調にもなっている。この概念は、患者はヘルスケア専門職による一方的な治療やケアの受動的な受け手として見られるべきではなく、患者を含め家族介護者、アートの専門家、そして、ヘルスケア専門職自身を含む創造的活動への参加者全員が健康とウェルビーイングを高められることを意味する。

　批判的な内省／考察と創造的な表現の両方を生み出すナラティブ／物語の力は、ヘルスヒューマニティーズの中心にあり、この分野の教育と実践を架橋する。実際のところ、ヘルスヒューマニティーズは、学問分野としてであれ、専門職であれ、介護者と要介護者であれ、それらを分かつ境界を曖昧にし、そうした境界自体の存在に挑戦することを奨励している。上述のクローフォドの「相互回復」の概念に呼応し、ポストとロエス（Post & Roess, 2017）は「患者中心のケア」(PCC) の概念を「患者と専門職中心のケア」(PPCC) に拡張すべきであると述べている。彼らは、ヘルスケアシステムと制度の再構築を強く主張する。その理由は、セルフケアを含む専門職の健康とウェルビーイングの保持であり、それによりヘルスケア専門職としてのアイデンティティ、意味、統合性／誠実さ、内省力を発展させることができるからである。これは燃え尽き症候群と戦うためだけでなく、間接的には患者ケアの質の向上に寄与する基本的な考え方である。

　ヘルスケア専門職や従事者のセルフケアを奨励し、PPCCモデルに沿って彼らのウェルビーイングをサポートするヘルスヒューマニティーズの教育と実践の例は、読書クラブから文章創作ワークショップ、さらには舞台芸術指向の活動まで多岐にわたる。特に米国の医学部では医師向けの文章創作グループやワークショップが盛んで、医師が自らの臨床経験を振り返り、創造的なアイデアを表現し、さらには将来のヘルスケア従事者の教育にも貢献することができる。たとえば、イェール大学の内科部門で行われた研究では、2日間の医師向け文章執筆ワークショップに参加した研修医は、ワークショップが観察スキルや細部への注

意力、患者や同僚への理解と共感、自身の記述力にプラスの影響を与えたと感じていることが報告されている（Lemay et al., 2017）。

7 ナーシングヒューマニティーズに関する教育をめぐる現状

　ヘルスケアの進歩と科学的根拠に基づいたケアの時代に、看護も医療に続いているのであるが、一部の研究者は、看護教育において「ナーシングヒューマニティーズ」という考え方が重視されていないことに注目している。たとえば、ディヴィス（Davis, 2003）は、看護カリキュラムにナラティブ・メディスンなどの人文科学的アプローチが欠けていることについて同僚の看護師に問うたところ、「看護学生はすでに共感的である」という反応であった（p.13）。デッラセーガら（Dellasega et al., 2007）とマキャフリー（McCaffrey, 2020）らは共に、看護には人文科学に基づく教育、哲学、そして、研究のすでに豊かな歴史があり、「ナーシングヒューマニティーズ」という名称を掲げて新たな分野を提案する必要はないのではないかと指摘している。一方で、看護教育におけるアートと人文科学の存在感を高めることを主張する人びとは、次のような指摘をしている。（1）看護カリキュラムにおける人文科学の内容の憂慮すべき減少（Dellasega et al., 2007）、（2）看護における急速な専門分化とテクノロジーの利用（Valiga & Bruderle, 1997）、（3）看護師の燃え尽き症候群と離職に対処する創造的な解決策の必要性の高まり（Davis, 2003）などである。看護教育における人文科学、リベラルアーツ、および学際的な内容の重要性は、全米看護大学協会（American Association of Colleges of Nursing：AACN）が発行した「専門看護教育のコアコンピテンシー」（2021）で明確に示されている。この文書によると、そのような教育の利点には、「自分自身と他者の理解」と「市民としての素養と関わり」が含まれており、これらは「臨床的推論とその後の臨床的判断」の基礎を形成する（pp.3-4）。リベラルアーツの教育は、さらに、「状況に関係なく倫理的に行動する能力を含む個人の価値観の発達」を促進し、「誠実さ、公平性、社会正義を踏まえた個人的および職業上の目標設定」を自覚的に促す（p.4）。看護教育の最初の領域である「看護実践のための知識」には、看護知識だけでなく、他の分野や一般教養の知識との統合と応用が含まれている（AACN, 2021）。
　人文科学指向の教育はすでに看護のカリキュラムとその中の個々の看護科目に組み込まれているので、「人文科学」という名称を使う必要性はないかもしれない。しかし、人文科学教育の何が看護教育において望ましい成果につながるのだろう

か。リムとマルサリーア（Lim & Marsaglia, 2018）は、アートと人文科学の教育は、看護学生の目的意識と知的好奇心を明確にし、発展させるだけでなく、複雑な文章を分析して解釈する能力、内容について明確かつ説得力を持って話したり書いたりする能力、複雑な問題に対処し、熟議的なコミュニケーションに効果的に参加する能力を養うのにも役立つと主張している。彼らは、人文科学を生涯にわたって学習し「人間の経験についての熟考」（p.121）は、個人的な好みでも贅沢でもなく、むしろ看護研究と教育における次世代のリーダーを育成するための不可欠な要件であると主張している。

　バリガとブルーデルレ（Valiga & Bruderle, 1997）は、看護教育における人文科学の必要性について、批判的思考スキルと反省的思考スキルの習得に焦点を当てている。看護教育者は感情（emotional）領域を排除し、認知（知識獲得）領域と精神運動（臨床スキル）領域に焦点を当てていると主張し、関連するすべての内容を漏れなく網羅し、知識を学習させ試験によって理解度を確かめるのを重視する傾向にあるが、その結果、残念ながら「理解するよりは記憶する」ことや、「深く考えることよりもまず答えようとする」ことが多いと指摘している（p.4）。感情の領域は主に信念、価値観、態度を扱うが、これらは具体的ではなく、抽象的で評価が難しく、看護教育者にとって扱いにくさがある。アートと人文科学を看護教育に統合することで、学生が知識を獲得しながら同時に批判的に熟考できるように導くことで、認知領域と感情領域の両方を促進できると述べている。

　デッラセーガ（Dellasega et al., 2007）は、看護学生と医学生の両方がヘルスヒューマニティーズの教育体験に一緒に参加するよう呼びかけている。両者が人文科学指向の教育に専門外の学生として参加し、健康とヘルスケアの複雑な諸問題に対して新鮮な視座からアプローチし、それぞれの専門分野に特有のものの見方や考え方に頼るのではなく自身の創造性と批判的思考スキルを活用することで看護とヘルスケアの壁は溶け始めるであろうと述べ、これによって共通の価値観と相互性により明確に焦点を当てることができ、医学中心に偏らない方法で患者と地域社会の双方を尊重しエンパワーするアプローチをとることができると考えている。

　看護教育から看護実践の領域に目を移すと、ヘルスヒューマニティーズは、ヘルスケアの現場における「思いやりのあるデザイン」の重要性を強調できる（Crawford et al., 2014）。「温かいクリニック」を作り、患者に思いやりを示すのは、主に看護師の肩にかかることが多いが、患者とヘルスケア従事者の両方に対する「双方向の思いやり」（p.3596）を促進する環境（人、場所、プロセスを含む）を整え維持することを通じて「温かいクリニックを生み出す」ため、より包括的なアプローチをとることは、じつは、ヘルスケアの組織や制度が担うべき役割である。

これは、クローフォドの「相互回復」の概念（2015）と一致するものであり、「専門職 対 一般人」という伝統的なヘルスケアの在り方を補完し、患者と介護者が創造的にアート活動を共有経験することを促進する。それにはアートやその他気持ちを高めるデザインの要素を含む物理的なヘルスケア空間の創造が重要となるであろう。

8　公衆衛生の人文科学と社会正義

これまでのメディカルヒューマニティーズおよびヘルスヒューマニティーズの教育は、思いやり、共感、コミュニケーションスキル、倫理的ケア（ヘルスケア提供者と患者の関係に限定されることが多いが）、内省などヘルスケア専門職の資質の育成に焦点を当ててきたが、現在では、ヘルスケアサービスに従事する人びとの社会的、政治的、文化的意識と理解力の向上のために活動するヘルスヒューマニティーズの研究者による動きが拡大している（Banner, 2019; Garden, 2008）。

メディカルヒューマニティーズが医師－患者関係の文脈で医師による共感を育むことに重点を置くのと比較して、ヘルスヒューマニティーズの教育者は、健康と病いのより広範な社会的および構造的背景についての認識を高める点を重視している（Garden, 2019）。一例として彼女は、障害と慢性疾患の医学モデルは、それらを取り巻く社会的現実と実践が健康と病いの線引きに挑戦しようとするよりも、むしろそれを再生産することになっているのではないかと主張する。ヘルスケア専門職は、患者が自身の健康問題をどのようにとらえているかを理解し、患者自身が培ってきた知識の専門性を認識し、患者を自身のケアと治療への参加者として見ることができるよう、文化的な謙虚さを身につけることが求められるべきだと言う。

ベリー（Berry, 2019）は、「健康と社会正義の研究（HSJS）」と呼ばれるヘルスヒューマニティーズ内の新たな研究手法を提唱している。この方法論は批判理論に基づいており、健康格差を縮減しようとする政治的、社会的運動を分析および評価するという課題に、歴史的、政治的、文化的、そして物語的アプローチを導入しようとするものである。これには通常、「エンパワーメント、公平、解放、完全参加、そして、持続可能な社会変革に向けた市民の行動様式を設計し評価するために、抑圧システムに関連した特権と不利益の力学構造」の検討が含まれる（Berry, 2019, p.133）。

サフラン（Saffran, 印刷中）は、『パルグレイヴ・ヘルスヒューマニティーズ事

典』への最近のエントリーで、「公衆衛生人文科学」の定義と説明を提供し、創造的で物語的な表現が、個人や地域社会がヘルスケアシステムやヘルスケア専門職とどのように相互作用するかを理解するための鍵であることを強調している。すなわち「疫学データと個人の物語を並置することで、構造的不平等や公衆衛生実践の介入主義的な性質によってもたらされる倫理的課題への認識が高まる可能性がある」からである。彼女は、疫学者は特定の集団の健康維持のためにどのような介入や行動修正が必要かについて重要なデータに基づいた証拠を持っているが、最悪の場合、少数派の「ライフスタイル」についての有害な固定観念を強化する可能性もあると指摘する。つまり、個人、コミュニティ、文化的経験がどのように私たちの健康を形成するかについて十分な理解を欠くことも起きやすいのである。

　真の共感には、思いやりのあるケアだけでなく、弱者や「他者（the other）、つまり、誰であっても」が、健康を維持するために必要な知識やリソースを得るのを妨げている社会構造、法律、制度を変える取り組みが必要である。これは、国家レベルでの健康、経済成長、民主主義、不平等削減のサイクルを維持することの重要性にも関係している。機会の相対的な平等を認識する健全な国民は、熱心に働き、持続的な経済成長を支えることができる。そして、強力な民主主義により、不平等は低く抑えられ、十分に予算化されたヘルスケア制度に平等なアクセスが保証されるべきである。したがって、社会的および地球規模の問題に対する意識を高めたヘルスケア専門職は個々の患者だけでなく、十分なサービスを受けられていない地域社会や少数派のグループに対しても、また自分が選んだ職業の中だけでなく、民主的社会において知識ある参加者として、真の共感を示すことができるようになる。

9　おわりに

　患者、家族、ヘルスケア従事者にとって、病い、障害、死に直面する日々の中で最も困難かつ最も重要な闘いは、生物医学や疫学では答えられない疑問への対処であろう。この病気に罹り今の状態で、私の人生はどうなるのか。自分のキャリアに対する情熱を失った場合、どうすればキャリアに意味を見いだすことができるのか。自分（または他者）の障害の原因となった間違った選択をしたときに、自分を善良な人間として受け入れることができるだろうか。一部の患者だけが良い治療を容易に受けられるのはなぜなのか。・・・これらの複雑さ、曖昧さ、個人

的および社会的葛藤などは、ヘルスケアの領域を超えた問題であると主張する人
もいるかもしれない。しかし、患者と介護者にとっては、これらの問題や疑問は
まさに日常生活の不可欠かつ継続的な部分であるため、切り離して扱うことはで
きない。アイデンティティ、道徳、個人的および共有された人間の経験、希望、
孤独、苦しみ。これらは、参加、パフォーマンス、創造的な表現を奨励する活動
によって大きな影響を受け、サポートされる可能性のある領域である。これらは、
アートや人文科学の専門家、教育者、研究者が健康関連分野に関与できる、いや、
関与しなければならない分野であり、さらにはその分野のリーダーになれる分野
である。そして同時に、健康関連の専門的サービスに従事する人びとは、自分の
実践分野や専門分野に最も関連し必要とされているアートや人文科学のアイデア
や専門家を探し出し、彼らと協働する必要がある。

文献

American Association of Colleges of Nursing：*The essentials: Core competencies for professional nursing education*, 2021. https://www.aacnnursing.org/Portals/42/AcademicNursing/pdf/Essentials-2021.pdf

Atkinson, S., Evans, B., Woods, A., & Kearns, R.：'The medical' and 'health' in a critical medical humanities. *Journal of Medical Humanities*, 36, 71-81, 2015.

Banner, O.：Introduction. In O. Banner, N. Carlin, & T. R. Cole (Eds.), *Teaching Health Humanities* (pp.1-15). Oxford, 2019.

Berry, S. L.：Health and social justice studies. In C. M. Klugman, & E. G. Lamb (Eds.), *Research Methods in Health Humanities* (pp.133-147). Oxford, 2019.

Bleakley, A. (Ed.)：*Routledge Handbook of the Medical Humanities*. Routledge, 2020.

Charon, R.：Narrative medicine: A model for empathy, reflection, profession, and trust. *Journal of the American Medical Association*, 286(15), 1897-1902, 2001.

Chettiparamb, A.：Interdisciplinarity: A literature review. The Interdisciplinary Teaching and Learning Group, Subject Centre for Languages, Linguistics and Area Studies, School of Humanities, University of Southampton, 2007.

Cole, T. R., Carlin, N. S., & Carson, R. A.：*Medical Humanities: An introduction*. Cambridge University Press, 2015.

Costa, M., Kangasjarvi, E., & Charise, A.：Beyond empathy: A qualitative exploration of arts and humanities in pre-professional（baccalaureate）health education. *Advances in Health Science Education*, 25, 1203-1226, 2020.

Crawford, P.：Introduction: Global health humanities and the rise of creative public health. In P. Crawford, B. Brown, & A. Charise (Eds.), *The Routledge Companion to Health Humanities* (pp.1-7), Routledge, 2020.

Crawford, P., Brown, B., Baker, C., Tischler, V., & Abrams, B.：*Health Humanities*. Palgrave Macmillan, 2015.

Crawford, P., Brown, B., Kvangarsnes, M., & Gilbert, P.：The design of compassionate care. *Journal of Clinical Nursing*, 23, 3589-3599, 2014.

Crawford, P., Brown, B., Tischler, V., & Baker, C.：Health humanities: The future of medical humanities? *Mental Health Review Journal*, 15(3), 4-10, 2010.

Davis, C.：Nursing humanities：The time has come. *American Journal of Nursing*, 103, 13, 2003.

Dellasega, C., Milone-Nuzzo, P., Curci, K., Ballard, J. O., & Kirch, D. G.：The humanities interface of nursing and medicine. *Journal of Professional Nursing*, 23(3), 174-179, 2007.

Drew University.：Medical humanities, health & society (MA/DMH), 2023. https://drew.edu/academics/medical-humanities-health-and-society-ma-dmh/

Evans, M., & Finlay, I. G. (Eds.).：*Medical Humanities*. BMJ, 2001.

Fancourt, D., Perkins, R., Ascenso, S., Atkins, L., Kilfeather, S., Carvalho, L., Steptoe, A., & Williamon, A.：Group drumming modulates cytokine response in mental health service users: A preliminary study. *Psychotherapy and Psychomatics*, 85, 53-55, 2016.

Garden, R.：E xpanding clinical empathy: An activist perspective. *Journal of General Internal Medicine*, 24(1), 122-125, 2008.

Garden, R.：Who's teaching whom? Disability and deaf studies approaches to the health humanities. In O. Banner, N. Carlin, & T. R. Cole (Eds.), *Teaching Health Humanities* (pp.207-229), Oxford, 2019.

Gordon, J. J.：Medical humanities: State of the heart. *Medical Education*, 42, 333-337, 2008.

Health Humanities Consortium：2023. About. https://healthhumanitiesconsortium.com/about/

Howley, L., Gaufberg, E., & King, B.：*The Fundamental Role of the Arts and Humanities in Medical Education*. Association of American Medical Colleges, 2020.

Huffman, J., & Inoue, M.：A vision for health humanities in Japan: A proposed definition and potential avenues for application in nursing education and beyond. *Bulletin of St. Luke's International University*, 5, 8-13, 2019.

Huffman, J., & Inoue, M.：Establishing, promoting, and growing the health humanities in Japan: A review and a vision for the future. In P. Crawford, B. Brown, & A. Charise (Eds.), *The Routledge Companion to Health Humanities* (pp.204-214), Routledge, 2020.

Jones, T., Wear, D., & Friedman, L. D.：*Health Humanities Reader*. Rutgers University Press, 2014.

Jones, T., Blackie, M., Garden, R., & Wear, D.：The almost right word: The move from medical to health humanities. *Academic Medicine*, 92(7), 932-935, 2017.

Klugman, C. M.：How health humanities will save the life of the humanities. *Journal of Medical Humanities*, 38, 419-430, 2017.

Lamb, E. G., Berry, S. L., & Jones, T.：*Health Humanities Baccalaureate Programs in the United States and Canada*. Case Western Reserve University School of Medicine, 2022.

Lemay, M., Encandela, J., Sanders, L., & Reisman, A.：Writing well: The long-term effect on empathy, observation, and physician writing through a residency writers' workshop. *Journal of Graduate Medical Education*, 357-360, 2017.

Lim, F., & Marsaglia, M. J.：Nursing humanities：Teaching for a sense of salience. *Nursing Education Perspectives*, 39(2), 121-122, 2018.

McCaffrey, G. (2020). *Nursing and Humanities*. Routledge, 2018.

Post, S. G., & Roess, M.：Expanding the rubric of "patient-centered care"（PCC）to "patient and professional centered care"（PPCC）to enhance provider well-being. *HEC Forum*, 29, 293-302, 2017.

Saffran, L.：Public health humanities. In P. Crawford, & P. Kadetz (Eds.), *Palgrave Encyclopedia of the Health Humanities*. Palgrave Macmillan, in press.

The University of Texas.：US health humanities graduate programs, 2023. https://liberalarts.utexas.edu/humanitiesinstitute/humanities-health-medicine/hhm-resources/us-health-humanitiesgraduate-programs.html

University College London. : Health Humanities MA, 2023. https://www.ucl.ac.uk/prospective-students/graduate/taught-degrees/health-humanities-ma

Valiga, T. M., & Bruderle, E. R. : *Using the Arts and Humanities to Teach Nursing: A creative approach.* Springer, 1997.

Viney, W., Callard, F., & Woods, A. : Critical medical humanities: Embracing entanglement, taking risks. *Medical Humanities,* 41, 2-7, 2015.

Whitehead, A., & Woods, A. (Eds.) : *The Edinburgh Companion to the Critical Medical Humanities.* Edinburgh University Press, 2016.

第3章 ヘルスヒューマニティーズの大学院教育
──聖路加国際大学看護学研究科の試み

本章では、まず、聖路加国際大学におけるヘルスヒューマニティーズに関連する教育活動について概観する。続く2節では、実際の講義内容の一例として、ナラティブ・メディスンの応用的実践 "Creative Writing with Visual Imagery" を紹介する。さらに3節では、この実践で制作された学生による作品の一部を取り上げ、実践を通して学生が何を感じどのような学びを得たか、その一端を示したい。

1 ヘルスヒューマニティーズ関連科目と講座の概要と意義

聖路加国際大学では2023年度から大学院看護学研究科において、ヘルスヒューマニティーズ（以下、HH）概論Ⅰ、同概論Ⅱ、健康と病いの語りの3科目（半期2単位、選択科目）が開講された。医師の人間性の涵養をめざして誕生した米国の医療者教育、メディカルヒューマニティーズを前身とするヘルスヒューマニティーズであるが、医学科ではなく、看護学研究科で本邦初の関連科目がスタートしたということに看護学研究が進む日本の独自性があり、我が国独自のヘルスヒューマニティーズ発展の大きな可能性があると考える。

木下が指摘する通り、「ヘルスヒューマニティーズは看護学の専門領域ではないが両者は密接な関係にあり、宗教、文学、歴史、文化、芸術など人間の存在について深く探求する人文学と社会科学の豊富な知的資源によって看護学の理論と実践を下支えする役割を期待されるものである」（木下ほか, 2022）。伝統的に看護の専門領域はさまざまなかたちでアートとヒューマニティーズを内包してきたが、専門領域の中に散りばめられることでそれらの重要性は看過されてきた。そこで同学での新規開講においては、上記3科目は教養的な科目として看護学研究科の基盤分野に位置付けられている。

聖路加国際大学は「キリスト教精神に基づき、看護保健・公衆衛生の領域において、その教育・学術・実践活動を通じて、国内外のすべての人の健康と福祉に貢献することを目的とする」という建学の精神を持つ。その実現のため、看護教

育のパイオニアとして一世紀以上の間たゆまず、人々の健康とウェルビーイング向上への貢献を果たしてきた。これらの貢献はまさにヘルスヒューマニティーズが目指すところと合致する。さらに、同法人の聖路加国際病院において日野原重明医師が、患者も家族も医療者も皆がより良く生きるためにはアートの力を必要とすることを長年説き続けたその言葉は、数多くの著書の中に今も生きている。患者中心の医療と看護を実践する同院は時代に先立ち、音楽療法などさまざまな活動実績を積み重ねてきた。

　次に、HH関連3科目の位置づけと役割を述べる。「HH概論Ⅰ」（多様性と複雑さへの探求）はHH理論、文学、スピリチュアルケア、教育学、社会学など、「同概論Ⅱ」（創造力と表現力の育成）は芸術療法、"Creative Writing with Visual Imagery" などセラピーやアクティビティ系の体験重視の実践的な内容、そして「健康と病いの語り概論」はこの分野で先駆的存在であるDIPEx（Database of Individual Patient Experiences）の活動をベースにさまざまな実践可能性を提示するという発展的内容となっている。各科目はオムニバス方式での実施、各回ともに受講者によるディスカッションという共通の形態をとり、専任教員で各科目のコアを形成すると共に外部講師の参加を得るなど、単科系大学という組織の特質や人的資源に合わせ、全体のコーディネートを工夫している（井上, 2023）。

　新科目の準備は大学が設置した検討会で3年間をかけて進めた。また、2023年度は聖路加国際大学教育改革推進事業に採択された「聖路加ヘルスヒューマニティーズ創設への教育プログラム」として、HHの学習会、アート療法、公開講演会、音楽療法、地域活動実践例など、計7回のプログラムを実施した（井上ほか, 2024 に詳しい）。これらの講座は、2019年から聖路加国際大学による公開講座としてスタートしたHHリレー講座を引き継いだものである。また2020年には聖路加国際大学においてアジア初の第9回国際ヘルスヒューマニティーズ学会がInternational Health Humanities Network と聖路加国際大学との共催でオンライン開催された。さらに、大学院看護学研究科での科目開講に先立ち、2022年度より立教大学および立教セカンドステージ大学の学部合同開講科目として「いのちを健康で彩る智慧（Health Humanities への招待）」がスタートした（菊田, 2022）。この領域横断的な科目は、健康教育、感染症、看護学、全人医療、環境生理学、精神神経科学、自然人類学、天文学、公共哲学、ゲノム人類学、スピリチュアルケア、社会学、文学、心理学、宗教（禅、キリスト教）などをテーマに含み、年度ごとにその講義内容を組み替えている。大学院科目と同じくオムニバスの形態を取る科目であり、ヘルスヒューマニティーズが射程に収めることができるその広大な領域を垣間見て、その学びを実際に経験することができる授業内容である。

本章では、日本の看護系大学の大学院における科目開講として看護学研究科の私たちがいかに広大な新分野であるヘルスヒューマニティーズを焦点化し、どのように独自のヘルスヒューマニティーズ実践の可能性を探究したかという点について、初年度の新たな試み、ナラティブ・メディスンの応用的実践としての"Creative Writing with Visual Imagery"を一例として紹介する。

2　ナラティブ・メディスンの応用的実践
——"Creative Writing with Visual Imagery"

聖路加国際大学ではヘルスヒューマニティーズ科目の大学院での開講に合わせ、看護教育における独自のナラティブ・メディスン教育の開発と実施を目指し、新たな試みに着手した。いわば、ナラティブ・メディスンの応用的実践である。

聖路加国際大学では聖路加看護大学時代から、英語必修科目において、英語の小説の精読および英語による文章創作に取り組み、それらを題材にしたグループワークなどを行い、読むこと、書くこと、読み解いたものや書いたものを共有するという、「物語訓練」を行ってきた。「生・老・病・死」を描く英語の小説の精読を通して、終末期にある患者や家族の物語、障害者とその家族の生活を描く物語などから、それぞれの小説のテーマを複数の登場人物のさまざまな異なる視点から考えるというリーディングの授業である。グループワークにより、自身の思いをまとめた文章を他者と共有するなどの「書く」ことも含むアクティビティを通して、人間の複雑さや多様な価値を知り、患者や家族の経験を理解し、自己理解を促すというナラティブ・メディスン教育の試みである。

このような看護学部での教育実践の経験をもとに、2023年より開講となったヘルスヒューマニティーズ3科目の中のHH概論Ⅱ（創造力と表現力の育成）において、ナラティブ・メディスンを応用した独自の教育プログラムをスタートした。本科目の開講にあたり、心理学分野の糟谷が取り組んできた「人生紙芝居」を用いた研究（糟谷, 2022）およびこれまで英語科目で注力してきたライティング教育の両者を活かした聖路加独自の新たな教育プログラム、"Creative Writing with Visual Imagery"の開発を行った。本教育プログラムの目的は「学際的な学びを通して、医療・ケアのあり方を問い、人々の健康とウェルビーイングに貢献する方法を理論的、実践的に身につけてゆくこと」（井上・糟谷, 2023）である。ここでは新たな試み、"Creative Writing with Visual Imagery"について概観したい。

大学院での科目開講に先立ち、聖路加国際大学看護学部で試行授業を重ね実践

のための準備を行った。具体的には試行授業として、2022年にナラティブ・メディスンの実践に倣い、"Creative Writing with Visual Imagery"と名づけた文章創作プログラムを看護学部生を対象にスタートした（井上・糟谷, 2023）。"Creative Writing with Visual Imagery"とは糟谷と井上による、他に例を見ない取り組みである。ナラティブ・メディスンの3つの活動、注目／配慮（attention）、表現（representation）、連携／参入（affiliation）を中心に、「読み、書き、お互いが書いたものを共有する」（Charon, 2006/2011, p.v）というナラティブ・メディスンの教育法をもとに、視覚イメージを新たな方法で用いた以下のような教育プログラムとなっている。

　受講生には"Creative Writing with Visual Imagery"の創作の約束事として、新たに日本語で書く「自分史」は自分を主人公とする「物語」であること、つまり、フィクションを書くのであり、必ずしも事実に沿う必要がないことを伝えた。受講生は英語の必修科目においてすでに文章創作の訓練を受けている。英語でのナラティブ・エッセイの書き方を学ぶ過程で、本学ではそのエッセイのテーマを「自分史」としてきたが、その際もひとつのフィクションとして人生を語り直してよいことにしている。

　具体的な進め方としては、まず日本語で書かれた小説やエッセイを読みあい、感想を共有することで、優れた文学作品がもたらす解釈の多様性に触れ、人間の経験の複雑さを知るという体験をする。同時に、それらの作品の文章から物語を書くために必要となる重要スキルとして、時間を表す表現や、品詞の使い方、語り手の視点などについて学ぶ。特に、小説の言葉の創造性や想像性について、それらの言葉がいかに作品のテーマの実現を可能にするかについて、多和田葉子の『献灯使』等、実際の小説からの具体例を通して考えた。

　次に、自分史の実際の創作に入った。創作のプロセスは、聖路加の必修科目「英語表現法」の中で確立してきたものであり、そのプロセスをすべて日本語に置き換えて実施した。まずはブレーンストーミングを行い、各自が記憶の中にあるエピソードを時系列に箇条書きにする。その中から自分自身のアイデンティティを特に映していると思うエピソードを複数選び出し、その中からテーマを抽出する。[1]聖路加の学部生のテーマとして特に多いものは、「冒険」「芸術」「けがや病気の経験」などである。次に、自身の人生を2つの時期に区切り、テーマが「芸術」であれば、人生前半と後半でのそのテーマにまつわるそれぞれのエピソードを1つずつ選ぶ。語り手をどのような人物として設定するか、いかに前半部と後半部をつなぎ合わせ1つの物語として完成させるかについて熟考のうえでアウトラインを作成する。教員が次の授業までにアウトラインにコメントを入れ、その

コメントの入ったアウトラインをもとに、授業時間内に受講生と一対一で対話を行い、本人が表現したい物語となるようにアウトラインの修正について提案を行う。この対話は、受講生が自分を見つめ、自ら語るべきことを自身の中から探し出す機会でもある。受講生はこのアウトラインの修正版をもとに1,500字ほどでエッセイを書く。このエッセイの添削を行い、受講生はフィードバックをもとに自分史を完成させる[2]。

　次の段階として、完成した物語の表現をより豊かなものにするために、視覚イメージを伴う物語に創り上げる。具体的には物語の内容にふさわしい視覚イメージを受講生が自分で選び、物語につけていく。現在、ナラティブ・メディスンでは文学作品に限らず、絵画や写真、映像などのビジュアルアートも広く読み解くが、特に「ナラティブ・メディスンにおける視覚イメージは、同じ対象に対する各々の自由な連想を共有することを通して多様な見方があることを実感し視野を広げるための素材、と位置づけることができる」(井上・糟谷, 2023)。

　視覚イメージのつけ方は以下の通りである。完成した文章を短いまとまり(50〜150字程度)に区切り、それをパワーポイントのスライド1枚にそれぞれ割り振っていく。そして、各スライドの文章の内容に合うイメージを、自分が撮影した写真、あるいはインターネット上の画像(クリエイティブ・コモンズ・ライセンスを付与されたもの)等から入手して、それらのイメージを各スライドに貼り付ける。試行授業では、文章創作の文字数は1,500字ほどに設定したが、完成した"Creative Writing with Visual Imagery"のスライドの枚数は最小が6枚、最大が34枚となり(中央値11枚)、スライド1枚あたりの文字数によって完成した作品の枚数が大きく異なった。つまり、文章、イメージのいずれに力点を置くかによって作品の形態がダイナミックに変化するという、"Creative Writing with Visual Imagery"特有の変幻自在のおもしろさ、つまり独自の創造性がある。なお、"Creative Writing with Visual Imagery"における視覚的イメージの用い方については、「ナラティブ・メディスンの使用法とは異なるものの、多様な物語を共有し視野を広げるという観点ではナラティブ・メディスンの目指すところと合致しているといえる」(井上・糟谷, 2023)。

　これらの一連のプロセスの最後の段階として、完成した作品は授業内で発表会を行い、お互いの物語を鑑賞した。このような発表会を通してお互いの物語を分かち合うことにより、人間の経験の多様性や複雑さ、そしてさまざまな価値を知ることになり、物事を多層的に見ることができるようになる。

　この新たな"Creative Writing with Visual Imagery"の取り組みは、糟谷の「人生紙芝居」を用いた研究成果から生まれたものである。本パイロット授業の「自

分史」の創作とは、「人生紙芝居」と同様に、過去の体験の語り直しであり、人生のさまざまな経験の中からどの経験を取りあげ、どのような語り手を設定し、その語り手がどのように語るのかということを自ら決めていくプロセスを伴う。糟谷は、「人生紙芝居」の特徴について、「脚本と図版から構成される人生紙芝居は10～20枚程度の枚数で完結した作品となる。一枚の図版に割り振られる文章は短く、全体としても簡潔な物語となる。また、図版は視覚的な注意を引きやすいという長所を備えている。このように、人生紙芝居はライフストーリーを他者と共有しやすいメディアである」（糟谷, 2022）と指摘している。この「人生紙芝居」の基本はそのままに、紙の代わりにスライドを使用し、文章と視覚イメージから構成される "Creative Writing with Visual Imagery" は、「人生紙芝居」と同様に、文章のみで構成される作品とは異なる働きかけの力を有し、その視覚性と簡潔性から他者と共有されやすいメディアである。ここに学部生が作成した "Creative Writing with Visual Imagery" の一例を示す〔図3-1〕。これは「自分探し＆磨き～自分にあったかみ合わせを探して～」と題する全34枚の作品のうちの2枚である。

　次に、"Creative Writing with Visual Imagery" の発展の可能性として、「自分史」に加え、本学における「看護学」という学びの特徴を活かした文章創作として、闘病記を再構成し自分の言葉で語り直すという新たな物語創作の可能性を探った。まずは、2023年の前期の学部生を対象とした看護心理ゼミナールにおいて試行授業を行い、その上で、後期の看護学研究科の「ヘルスヒューマニティーズ概論Ⅱ」において本邦初の大学院教育における "Creative Writing with Visual Imagery" を実施した。本科目は「想像力と表現力の育成」を目的とし、オムニバス形式でヘルスヒューマニティーズの具体的な実践を学ぶ、体験プログラムを中心とする実践型授業である。第3回と第4回の「ヘルスケアにおける文学とCreative Writing」、そして第5回の「ヘルスヒューマニティーズと文化・心

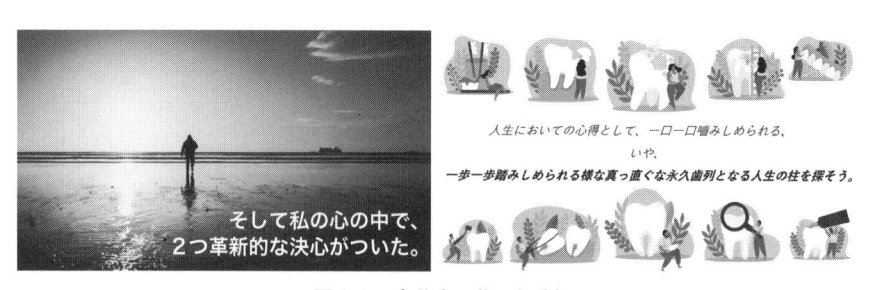

図3-1　自分史の作品例 [3]

理——ビジュアル・ナラティブ」の計3回の授業を通して、ナラティブ・メディスンの3つの活動、注目／配慮（attention）、表現（representation）、連携／参入（affiliation）を中心に、「読み、書き、お互いが書いたものを共有する」に取り組むという授業内容である。

　この新たな文章創作の試みは、他者によって記された闘病記を別の語り手の視点から語り直すという物語創作である。そもそも、闘病記とは「患者による病気の物語」である。わが国では闘病記という文学ジャンルが「情報」をキーワードに独自のかたちで社会的に確立してきた。つまり、今や日本中の図書館に設立されている「闘病記文庫」の目的は、「医学と文学」の学問領域のアカデミックな研究の推進ではなく、一般の人びとにある病気に関して本人が必要とする情報を提供することである（鈴木, 2006）。このようにごく身近にある闘病記から自身で一冊を選び、その物語を再構成し、自らの言葉で語り直すという創作の意義としては以下が挙げられる。（1）他者の闘病記を読み、その物語を語り直すことにより自分自身の人生経験を俯瞰し、複数の視点から自己表現をすることができる、（2）他者の経験を実際に自分がどう感じ、自分はそれらの経験をどのように語り直し表現したかということを読み手に伝え、他者と共有することができる、（3）他者と共有することによって、自分自身について未知であった事柄も自ら知ることができるようになり、自己理解が深まる、（4）さらに他者が語る物語にも耳を傾けることができるようになり、多角的な観点から語られた語りを他者と共有することで多様な価値を知り視野が拡大されるなどである。

　学部、大学院における"Creative Writing with Visual Imagery"の授業のいずれにおいても、学生自身が闘病記を選び、まずそれらの闘病記を読んだ。次に、闘病記のどの部分に焦点を当て、何をテーマとし、どのように語り直すか、つまり「創作により何を伝えたいのか」を決めた後にアウトラインを練っていった。そのプロセスの中で、闘病記の実際の筆者とは異なる新たな語り手を各自が自由に設定し、その語り手の名前や年齢、そしてその語り手を中心とした家族や友人など周囲の人物を登場人物として特定し、それぞれの登場人物の関係性をフィクションとして想定した。そして、起承転結を意識し物語のプロットを作成した。アウトラインに関しては、教員と受講生の対話を通して、テーマに沿った物語となるよう修正したうえで、実際の執筆に入った。一冊の闘病記の語り直しとなるが、各自の物語は約1,500字ほどの長さになるように文字数の制約を設けた。次の段階として、書き上がった物語に視覚イメージをつけていった。視覚イメージの使用については、上述の「自分史」を視覚イメージを伴う作品として創作した"Creative Writing with Visual Imagery"と同様の方法を用いた。なお、完成した

視覚イメージをつけた物語を鑑賞しあう機会を授業内の発表会で設け、お互いの物語を共有した。

このような創造的な執筆とは容易なものではないが、「なぜ書くのか」というナラティブ・メディスンの学習の意味について、N・ハーマンは『ナラティブ・メディスンの原理と実践』の「第9章 創造性 —— 何が、なぜ、どこで？」の中の「創造的執筆は何のためにあるのか —— 特に臨床の文脈において」と題する節で、次のように述べている。

> 執筆とは、根本的に、何かを外在化する行為である。私たちは書くとき、内側にあるものを外側に持っていく。私たちは自分たちの内側にあるもの、すなわち以前には明確になっていなかった感情や経験に、間接的、比喩的、あるいは不完全であっても、言葉を当てはめる。言語とは思考の現実化である。（中略）私たちは自分たちのさまざまな経験を外在化することで、レントゲン写真が光に翳されうるように異なる複数の観点で吟味されうるような文字による対象物、ページの上のテキストを創造する。（中略）外在化することで私たちは自分たちの経験を、ただ出来事の中でそれらの経験が起こったようにだけでなく、自分たちの個々の特殊なレンズを通じて個別の人間である私たちにそれらの経験が感じられたようにも、私たちの経験を他の人々に共有させる。そしてまた私たちは、自分たちのまだ知らなかった自分たち自身についての物事を自分自身に示すために、自分たち以外の人々が彼らのレンズを私たちの経験に持ち込むことを勧める。(Charon et al., 2017/2019, pp.332-333)（下線は引用者）

つまり、他者の闘病記の語り直しでありながらも、その語り直された物語とは、書き手が自らの賜物である「特殊なレンズ」を通して、自分の「内側にあるもの」を自分の言葉で語った、自己表現としての芸術作品である。ハーマンは同章の中でナラティブ・メディスンの核となる読むこと、書くことについての「創造性」について論じている。小説を読み、解釈していくことの創造性（物語の解釈に伴う「情報収集と総合、そして仮説生成」などの作業など）に加え、しばしば「人々が最も困惑する執筆」という行為について、執筆とはまさに芸術作品を生み出す芸術家の行う「創造的行為」に通じるものだと主張する。ハーマンによれば、執筆とは私たちが自分自身の思考を見つめるという行為を通して自身の中に生み出された「何か新しい感受性の瞬間」や「何か新しい見方」というものを自らペンで提示していく「発見という航海」であり、まさしく創造的な行為だと論じている。なぜ私たちは書くべきなのか、なぜ特に医療者が"creative writing"に取り

組むべきなのか、ナラティブ・メディスンの真髄を伝える論考である。

　また、授業内での発表会の後に受講者にアンケートを実施した。学部の看護ゼミナールでの試行授業でのアンケート結果からは、「闘病記を読んでも、自分は当事者ではないので、考えの違いや価値観の違い、ギャップなどがあり表現するのが難しかった」など、自ら経験したことがない事柄を理解することの難しさを指摘する学生が多かった。しかし、同時に、「より患者さん目線で考えることができるようになったと感じる。患者さん本人だけでなく、そのご家族の気持ちまで細かく感じとり、ケアが必要なのは患者さんだけでないことを再確認した」、あるいは、「普段は客観的事実に着目するばかりだが、数値などの顕在化する事実だけが患者さんのすべてではないこと、さまざまな痛みを経験した後に希望が見えることを改めて学んだ」、「作品を作り終わったときはとても達成感を得ることができた」などの意見があり、難易度の高さを感じながらも各自が本課題を肯定的に受け止め、取り組んだことを示す結果であった。

　大学院でのHH概論IIのアンケート結果からは"Creative Writing with Visual Imagery"の創作に携わった全員が難しさを感じていることが明らかになった。難しさとしては、「自分の中のイメージを写真や文章を使って外部に表現することの難しさや、他者にも理解ができる表現にすることの難しさ」、「そもそもやったことがないことであり、どのように取り掛かればいいのか最初は全然掴めずに困り、特にもともとの闘病記にかなり引っ張られ、アウトラインを作成することが一番難しかった」、「1. 内容の構成（起承転結）　2. 言葉の選び方　3. 内容にあったイラスト（視覚イメージ）の選択」など、自由記述の中でその詳細が挙げられていた。

　また、同授業での"Creative Writing with Visual Imagery"への取り組みを通して感じたことについての問いには、時間的な制約もあり難しい課題だと感じつつも、結果的には創作の体験を「貴重な機会」だったと捉えた受講者がほとんどであった。以下、実際の受講者の声である――「純粋に楽しく創作できた。闘病記を再構築する、しかも本にするのではなく、写真を用いながら共有する手法が新しく、逆に気楽に取り組めた」、「実際に課題に取り掛かる際には、まだこの課題の意味を理解できていなかった。しかし、他の方の発表を聞くなかでこの課題を実施する理由をようやく理解することができたと感じる。また、作品を作るなかで楽しく課題に取り組む自分もいた。表現の可能性にも挑戦できたように思う。また、課題発表の際に発表者が朗読することで、作品のイメージもより伝わって来ると感じた」、「最後まで諦めずに作ってよかった」、「闘病記を創作（再構築）することに難しさも感じたが、それ以上に私にとっては楽しみと癒しの時間に

なった。原作の素晴らしさを残しつつ、私が大切にしたいことを物語に集約することは簡単ではなかったが、皆と物語を共有し新たなつながりができたことも、この講義のおかげである。闘病記を執筆された著者を超えて、さまざまなレンズを通してみることは、それだけ多くの方の視点に触れられる機会となるので、より世界が広がるような気がした。どなたかの作品に触れること、そして自分の作品に触れてもらうことは、大きな意味でのケアになるので、この活動がもっと認知されることを願っている」、「作る過程で支援者が被支援者の経験を追体験できるようで、理解が深まったと思う」、「まさに相互回復を感じる体験だった。私の経験を改めて振り返り作品にしたことで、私自身もまた頑張ろうと前向きな気持ちになれたし、フィードバックをもらったことで私の体験を肯定的にとらえなおす機会となった」、「皆さんの発表を聞いて、自分や周りの人の実体験や自分の伝えたい思いを物語に入れていることがわかった。自身の実体験や伝えたい思いが入ってくるからこそ、たとえ全員が同じ本を読んだとしても書き手によって全く違う物語が再構成されるのだろうなと思った。課題を通して、一人ひとりが持つ物語の意味や大切さ、そしてそれを理解したり共有したりすることの素晴らしさを改めて学ぶことができ、このような貴重な経験ができたことに心からありがたいと思った」、「作品を通して伝えたいこと、自身が考えていることが作品に現れる。気持ちが浄化していく感じがする」。

　看護学研究科では臨床経験をはじめさまざまな経験をもつ大学院生が受講しているため、自身の経験を振り返り、「自身の実体験や伝えたい思い」が明確にあるうえでの闘病記の選択がなされていたように見受けられた。学部生の多くが感じる闘病への理解の難しさはなく、大学院生にとってはいかに自分の伝えたい思いを表現するかという芸術的な側面、つまり言葉やイメージによる自己表現の難しさが一番大きいものであった。

　本講義において受講生は、他者の物語を読み解く「闘病記」の読書からスタートし、最終的には語り手、家族、友人などさまざまな視点に立ったプロットを練り、そのうえで、物語の再構築を行った。この新たな試みから導き出すことができる結論としては、闘病記を語り直したそれぞれの物語は、他者と共有することで、「一人ひとりが持つ物語の意味や大切さ」を再認識し、それぞれの視野を広げる手助けとなるものであるということである。作品鑑賞を通して、ヘルスヒューマニティーズの重要な概念である「相互回復（mutual recovery）」の循環を実際に体験できていることも特筆すべき点である。

　さらに今後、これらの闘病をめぐる患者や家族の物語が教室という枠を越えて、さらに多くの人と共有される機会があれば、「患者による物語」としての「情報」

伝達という闘病記の重要な特性と、紙芝居という我々に馴染みのある身近なメディアと類似の特徴の両者を備える「闘病記の再構築としての"Creative Writing with Visual Imagery"」は、その物語の語り手と同じような病いや痛みで苦しむ人びとや家族を勇気づけ支援できる大きな可能性を持っていると言えよう。

聖路加での看護教育におけるこの新たな教育プログラムが示す通り、対象を医学生や医師に限定しないヘルスヒューマニティーズは医療者教育全体の中でのナラティブ・メディスン教育の推進を後押しするものである。文学教育をその中核に置くナラティブ・メディスンはわが国においても独自の発展可能性を持つ優れた教育プログラムであると考える。次節ではこのプログラムで菊地彩花氏が創作した『カペルくんのすなどけい』を取り上げ、菊地氏による創作のプロセスと作品についての語り、および完成した絵本の一部を紹介したい。

3 『カルペくんのすなどけい』 ── "Creative Writing with Visual Imagery" の作品例

「稚ちゃん、生きることと死ぬことって、やっぱり同じだよな」(金子, 2012, p.196)。

この言葉は、2012年10月に肺カルチノイドという難病により、41歳で早逝した流通ジャーナリスト金子哲雄さんの『僕の死に方 ── エンディングダイアリー500日』に記されているものである。この闘病記を再構成し、自らの言葉で新たな物語を創作したのが、『カルペくんのすなどけい』と題する私の絵本である。

3-1　なぜ絵本なのか

私には絵本を書きたいという夢があった。絵本は老若男女問わず手に取ってもらうことができる。そして絵本は、作家と読者、読み聞かせをする話し手と聞き手、絵本の世界と読者の世界を結び、時空を越えた新たな世界を紡ぐ。また読者にとっては、絵本を通じて新たな気づきを得たり、他者の価値観に触れたりすることができる。そのことから、自分との対話、作者との対話、新しい世界との対話が生まれ、やがてその対話が自由に広がっていくことから絵本は創造的なコミュニケーションの場にもなると考える。

絵本は誰にでも分かりやすい言葉で、簡潔明瞭に表現することが前提となる。「複雑な現象をシンプルな言葉で説明する」という恩師の言葉は絵本の真髄であ

り、ひらがなの美しさと表現に合った絵を選択して新たな物語を創作できることに胸を膨らませて"Creative Writing with Visual Imagery"に取り組んだ。

3-2　闘病記の選択とテーマの選定

「闘病記の再構築」というテーマを与えられた時に、『僕の死に方 ── エンディングダイアリー 500 日』が頭に浮かんだ。私はそれまで闘病記を手に取ったことがなかった。しかし、生前から自分の葬儀をプロデュースし、ユーモアと周囲の方々への感謝にあふれた会葬礼状まで用意して旅立ったという金子哲雄さんの人柄と、自身で終活をしたという彼の思いに触れてみたくなり、金子さんの闘病記を選んだ。

そこには、死が迫ってもユーモアを忘れぬ温かい人柄で、流通ジャーナリストとして生ききった金子さんと、深い愛情としなやかな強さで金子さんの伴走者であり続けた妻の稚子さんとの美しい夫婦愛が記されていた。また、医療者との出会いによって、金子さんご夫婦が葛藤する姿や平穏を保つ姿も詳細に記されていた。それらの記述から、医療や看護の在り方という問いを金子さんが私に与えてくれたように感じた。そこで私は夫婦愛を人間愛に再構成し、金子さんと稚子さんのそれぞれの視点から「死」について考える絵本を創作することにした。「死」を主題としたのは、死とは誰もが避けては通れないものだからである。その死とは自分のものかもしれないし、大切な誰かのものかもしれない。金子さんは生きることと同じように、死に対しても真剣に取り組んだ。彼は自分の終わりを意識して死を迎える準備をしていたわけではない。金子さんにとって「死」はゴールではなく、次の世界で生きるための準備であったことから、「生きることと死ぬことって、やっぱり同じだよな」（金子, 2012, p.196）と表現されたのだろうと解釈した。それゆえ、読者には、生ききること、死んでいくこと、永遠の別れを迎えることについて考えてもらいたいという意図と、今日という唯一無二の時間を大切に紡いでほしいという願いを込めている。加えて、看護の意味や価値を今一度、問い直す必要性を自らが感じており、自身に対しても「看護とは何か」とこの絵本を通して問うている。

私は絵本作家であるヨシタケシンスケの「豊かな世の中とは、どんなテーマでも「品のあるユーモア」で、きちんとふざけられる世の中」（『このあと どうしちゃおう』刊行記念 ヨシタケシンスケさんインタビュー〈第2回〉, 2016）という考えに共感している。繊細なテーマであってもユーモアを大切にできる世の中であってほしいという私の思いと、最期までユーモアを忘れずにいた金子さんの生きざま

をこの絵本から伝えたいという思いを込めて、クスッと笑ってもらえるような物語を創作することを目標にした。

3-3 『カルペくんのすなどけい』について

この絵本の読者として想定したのは、大切な人との別れを経験した人、これから大切な人との別れを経験するすべての人である。主な登場人物は、主人公のカルペくんという突然砂時計が流れていることに気づいた男の子と、カルペくんの幼なじみの女の子ディエムちゃんである。Carpe はラテン語の「摘む」の命令形carpo から派生した言葉である。砂時計は人生の時間を表し、少しずつ人生が摘まれて（短くなって）いくことからカルペと名付けた。彼は前向きで、周りを喜ばせることが大好きである。Diem はラテン語の「日」を意味するdies から派生した言葉である。カルペくんが引越しをする（この世を去る）まで、温かく支え続けるお日さまのような存在だったことからディエムと名付けた。ディエムちゃんはしっかり者で思いやりがあり、カルペのよき味方で相談相手である。この2人の共通点は、嫌いなものが同じでアーモンドチョコレートが大好物という点である。カルペくんの視点からは「今を全力で生きる（生ききる）」こと、ディエムちゃんの視点からは「大切な人との別れを経験しても、その人との思い出と共に人生を再構築していく（人生を全うする）」ことを主題としている。

創作に関しては、原作の要素と作者が伝えたいエッセンスは残しつつ、物語の解釈を読者に委ねるために、あえて余韻や余白を残す物語になるように試みた。また、「死」の直接的な表現を避ける工夫として、「砂時計（人生に与えられた時間）」や「引越し（この世を去る）」などのメタファーを使用し、ラテン語の「Carpe diem（生きている今を大切に）」は登場人物の名前として用いた。

物語に登場するアーモンドチョコレートは金子さんの大好物であった。しかし、彼が亡くなる直前に販売休止となってしまった。金子さんの死後、二度と食べさせてあげられないという現実が一気に押し寄せて、稚子さんは言いようのない深い悲しみに襲われた。アーモンドチョコレートは、二人が共に生きた幸せな記憶のひとつであり、これからも刻み続けられる記憶であるため、生と死、過去と未来をつなぐ架け橋のようなものだととらえた。絵本では金子さんの生前の願いと稚子さんの思いを叶えるために、離れ離れでもお互いをつなぐシンボルとしてストーリーに取り入れた。

絵に関しては、物語の内容に合った絵の選択という難しさと、物語の内容に合った絵を自分で描くことは難しかったので、オンライン上にある絵を活用して

物語の世界を表現した。登場人物を同じ絵柄で揃えることに限界も感じたが、主人公の左胸に砂時計を表示して同一人物であることを表現した。講義の学びに視覚イメージが持つ言語性の奥深さがある。写真はその瞬間を切り取ることで、その前後も推測可能なところが物語の余韻や余白として読者の想像力を育む要素になることを理解し、その点も踏まえて絵の選択を行った〔図3-2〕。

3-4 "Creative Writing with Visual Imagery" を体験して

　医学と看護学は、患者や家族からみれば、目指すゴールは同じに映るかもしれない。しかし、自身の臨床経験から、そのゴールまでの道のりは医学と看護学は似て非なるものだと感じている。あくまでも私見だが、医学は病気からの回復を目指す「結果」を重視する世界であり、看護学は患者が病気から回復する過程でその人らしく生きることを支える「プロセス」を大切にする世界という大きな違いがあるように思う。患者と看護師である自身の価値観が異なっていたとしても患者の選択を尊重し、最善の方法を共に模索するという姿勢が看護ではないだろうか。その意味で物語創作とは、自分自身が気づかなかったことに気づく方法の一つだと感じた。さらに、物語を読むことで他者の思考や感情、経験や価値観を知ることができる。物語を書いたり、読んだりすることは、自らが考える看護の人間理解のプロセスと重なり、創作の時間は看護について思索を深め、自分なりの答えを探る時間でもあった。

　最先端の医療技術や最善のケアをもってしても患者を回復に導くことができない病いもある。そして、医療者も病いや死を免れない脆くて壊れやすい人間であることに変わりはない。本書は、ヘルスヒューマニティーズの取り組みのように医療や看護の中に柔らかい余白のような時間を取り入れることで、患者と医療者という枠を超えて、誰もが人と人の関係性について見つめ直してほしいという私の思いや希望を託した絵本でもある。創作活動を通じて、読者に前向きな気持ちを届けることを目指していたが、創作の過程で自分自身も励まされ、相互回復（mutual recovery）を体感するようになった。

　授業内の作品発表会では、作品の世界や表現方法を共有することで新しい知見が生まれ、"Creative Writing with Visual Imagery" は創作から作品の共有までが一連のプロセスだと実感した。授業後、受講生の中には絵本の感想を伝えてくれる方もおり、他者に絵本を届けられた喜びも感じた。そして、絵本が読み手の心に触れたことを知る経験を通して、自分の関心事である心と心が触れることである「タッチ」を体現した。金子さんの著書から得た教えである「今を全力で生き

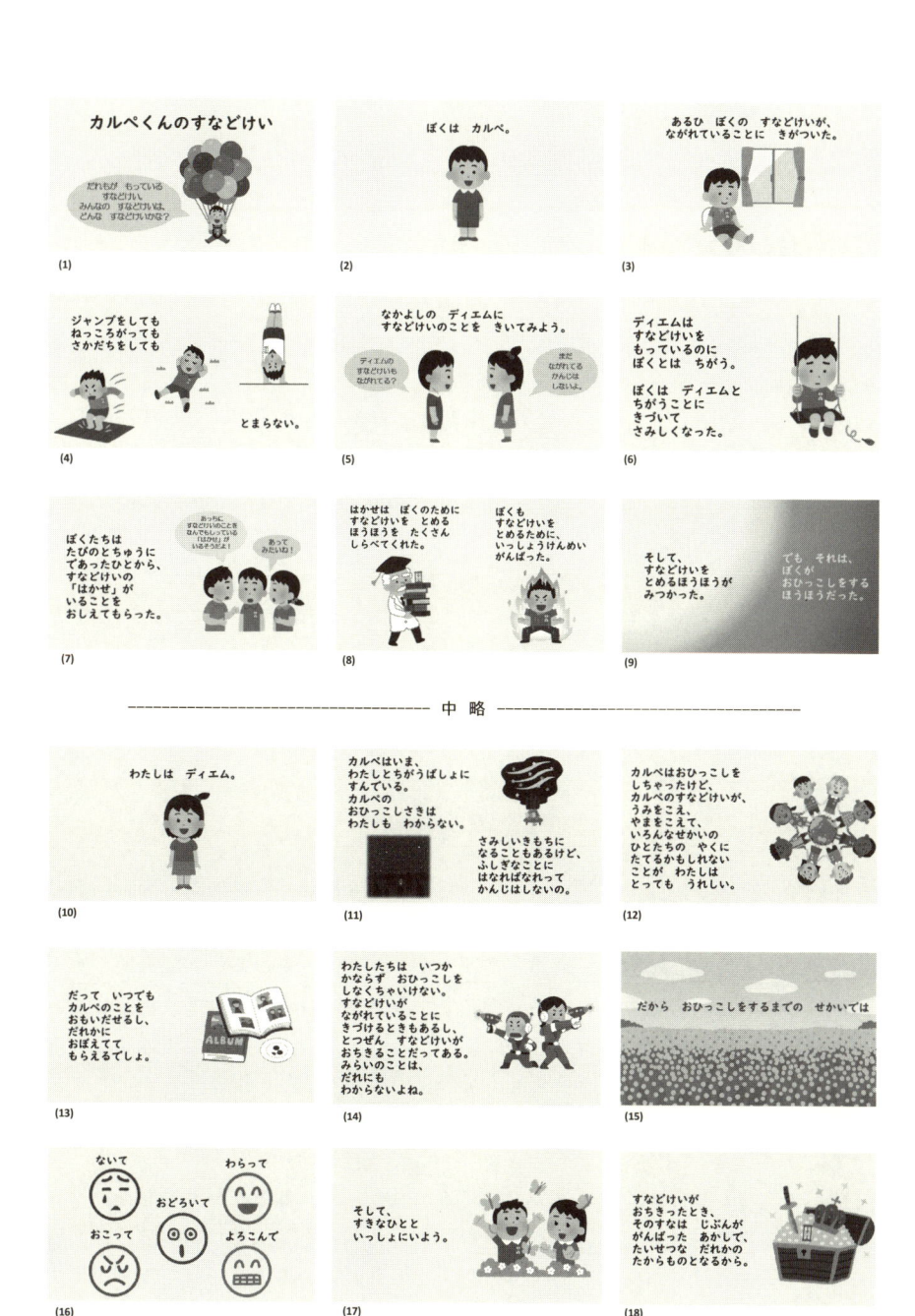

図3-2 創作した物語（一部を抜粋して掲載）

（絵の出典：いらすとや https://www.irasutoya.com/）

る」ことを大切にし、医療や看護の在り方についてもタッチの探求を通して考えていきたい。

4 おわりに

聖路加国際大学大学院でのヘルスヒューマニティーズ関連科目開講（ヘルスヒューマニティーズ（HH）概論Ⅰ、同概論Ⅱ、健康と病いの語りの3科目）は本邦初の取り組みであり、看護学研究科で開講する意義として研究科の特性を活かした講義内容を取り入れた。本章では、その一例としてのナラティブ・メディスンの応用的実践 "Creative Writing with Visual Imagery" を看護学領域発のヘルスヒューマニティーズの新たな実践の可能性の探求として紹介した。この実践は、創作者が自ら選んだ闘病記を自身の言葉で語り直しフィクションとして再構成し、さらに視覚イメージを配し、「視覚イメージを伴う物語創作」を行うというナラティブ・メディスンを応用した世界初の試みである。

3節で取り上げた作品は、学生がヘルスヒューマニティーズをいかに理解し、その理解をもとに文章とイメージによる作品創作から自己表現を達成し、さらに自身の人間理解や看護観への思索を深める経験を得たかについて具体例を示すものとなっている。

ナラティブ・メディスンの実践の特徴である、作品の「共有」の一貫としてクラス内での発表会に加え、科目終了後に聖路加国際病院の聖路加第二画廊において「ヘルスヒューマニティーズ概論Ⅱ 受講生による作品展」を開催した。この画廊は患者や家族、医療者、職員、実習生など、人の往来が多い病院の渡り廊下に位置している。書き手として物語の語り手や語りの視点を自身で設定し、視覚イメージとしては写真、自分で描いた絵画やイラスト、ネット上の画像などを物語の内容にあわせて活用できるため、実際に完成した作品のかたちは実にさまざまであり、"Creative Writing with Visual Imagery" の自由度の高さを示す作品群であった。

病いの多様な語りと視覚イメージの相互のはたらきかけでうまれる豊かなメッセージを受け取ってほしいという思いを込めて作品展を開催した。実際、作品展のアンケートには「自分がどのように死を受け入れていくか、そして周りに何をのこすことが自分にあっているかなど、考える時間が持てました。ありがとうございました」、「私たちが大事だと思っている事に真正面から向き合う作品を作成して下さり感謝です。どれも心に響きました。病いがあってもそれぞれ一人の人

間としての命を生きるということに意義を見出すよう励ましてくださりありがとうございました」などの声が寄せられた。同時に、これらの声は作り手である学生を励ますことになり、この深い共感や思いの循環こそがまさにヘルスヒューマニティーズのキーコンセプトである「相互回復」の実現を示すものと言えよう。

リタ・シャロンの言葉通りナラティブ・メディスンとは互いのつながりを実際に実感できる豊かな空間を我々に提供する可能性に満ちた「開拓地」(Charon, 2006/2011, p.v) であり、日本においても、様々なかたちのヘルスヒューマニティーズ実践が今後広がることを期待している。

注

［1］ 自分史を扱う過程においては日常生活であまり意識していない自分自身の内面に触れることになる。これは、自分のアイデンティティを見つめ、心の成長をもたらす効果があると期待される一方、時として様々な感情を呼び起こす可能性もある。筆者らの実践では心理学を専門とする糟谷が学生たちの見守りを行いながら実施している。
［2］ 各自の物語は自身が選んだエピソードを中心に展開する内容となるが、1,500 字という制約の中で書くため、人生の多くの経験の一部のみに自ら焦点を絞り、簡潔に書くことになる。しかし、自身が設定した語り手に、自らが選んだエピソードについて自由に語らせ物語を創作することができるため、「人生紙芝居」と同様に「語り手の納得のゆく物語」(糟谷, 2022) が展開されることとなる。
［3］ 真殿慧氏による「自分探し＆磨き〜自分にあったかみ合わせを探して〜」の一部を取り出し、改めて画像をつけたもの。
出典:〈左の画像〉"After the sunrise - Dublin, Ireland - Color street photography" by Giuseppe Milo. https://www.flickr.com/photos/87690240@N03/32381811940 〈右の画像〉"歯の画像の楽器と落書き人間のキャラクターのベクトル図の分離された構成を持つ歯科健康フラットアイコンコレクション" by macrovector/Freepik

文献

ブロンズ新社:『このあと どうしちゃおう』刊行記念 ヨシタケシンスケさんインタビュー〈第 2 回〉、ブロンズ新社公式ブログ, 2016. https://staffroom.hatenablog.com/entry/20160428/1461824699（検索日:2024 年 1 月 29 日）

Charon, R.: *Narrative Medicine: Honoring the Stories of Illness*, Oxford University Press, 2006, 斎藤清二・岸本寛史・宮田靖志・山本和利（訳）, ナラティブ・メディスン —— 物語能力が医療を変える, 医学書院, 2011.

Charon, R. et al.: *The Principles and Practice of Narrative Medicine*, Oxford University Press, 2017. 斎藤清二・栗原幸江・齋藤章太郎（訳）, ナラティブ・メディスンの原理と実践, 北大路書房, 2019.

Hermann, N.: Creativity: What,Why, and Where?. In Charon, R. et al. *The Principles and Practice of Narrative Medicine*, Oxford University Press, 2017. 第 9 章 創造性 —— 何が, なぜ, どこで?, 斎藤清二・栗原幸江・齋藤章太郎（訳）ナラティブ・メディスンの原理と実践 (pp.326-362), 北大路書房, 2019.

井上麻未:さらなるよきものをめざして —— ヘルスケアとヒューマニティーズの創造的融合, 週刊医学界新聞（看護号）:第 3543 号, 2023.11.27.

井上麻未・糟谷知香江：看護学部における文章創作の試行授業"Creative Writing with Visual Imagery" —— 新たな教育プログラムに向けて, 聖路加国際大学紀要, 9, 99-103, 2023.

井上麻未ほか：聖路加ヘルスヒューマニティーズ創設への教育プロジェクト —— 2022（令和4年）年度聖路加国際大学教育改革推進事業報告, 聖路加国際大学紀要, 10, 103-106, 2024.

Jeffrey Huffman・井上麻未：Health humanitiesの教育と実践におけるグローバルトレンド, 看護研究, 55(6), 564-571, 2022. https://doi.org/10.11477/mf.16812020

金子哲雄：僕の死に方 —— エンディングダイアリー 500 日 (p.196), 小学館, 2012.

糟谷知香江：「人生紙芝居」を介したグリーフケア —— ナラティブ・アプローチの考え方をもとにした実践例として, 看護研究, 55(6), 600-604, 2022.

菊田文夫：〈立教大学との学部合同開講科目〉「いのちを健康で彩る智慧（Health Humanitiesへの招待）」の概要と意義, 看護研究 = *The Japanese Journal of Nursing Research*, 55(6), 584-592, 2022. https://doi.org/10.11477/mf.1681202045

木下康仁・井上麻未・射場典子：［ヘルスヒューマニティーズと看護］聖路加国際大学の取り組み —— 大学院看護学研究科新設科目「ヘルスヒューマニティーズ 3 科目」の概要と意義, 看護研究, 55(6), 572-583, 2022.

鈴木晃仁：医学と英文学 (4) 患者による病気の物語, 英語青年 = *The rising generation*, 152(4), 217-220, 2006.

第4章　ヘルスヒューマニティーズにおける「アンド」の戦略性
── ヘルス・アンド・ウェルビーイングとアート・アンド・ヒューマニティーズ

本章では、ヘルスヒューマニティーズの領域特性をヘルス・アンド・ウェルビーイングとアート・アンド・ヒューマニティーズの2つの「アンド」の解釈から検討し、その目的と方法、互換性を論ずる[1]。また、この「アンド」の枠組みが個別に実践されている多種多様なプログラムを束ねる役割を果たしているだけでなく、個人に内省化を促し、個人史的軌跡の確認につながる可能性を検討する。

1　はじめに ── 3つの記憶

昔、1988年秋のことだが、スウェーデンのルンド市で高齢者ケア施設を見学したときに、ウィング端の洒落たラウンジのテーブルの上に陶器製のかわいいガチョウが3羽乗っていた。施設をできるだけ慣れ親しんだ生活空間とするよう、入居者は自室に自分の家具類を持ち込めるのだが、施設自体にもさまざまな工夫や配慮がなされていた（木下, 1992, 部分再録, 2009）。このガチョウたちも生活感の演出に一役買っていて、工芸品として購入されたものであった。予算の一部を、芸術品（絵画や工芸品など）にあてることになっているという説明を受けた。ケアを受けながら暮らす高齢者たちの生活空間に、実用的ではないが必需品として芸術品を位置づけ、さらに予算化がなされているのは政策的な判断と思われた。当時、筆者の関心はケア施設の機能的脱施設化で、特に建築空間にあったのだが、全体から見ればごく部分的なことではあれ、価値の置き所を印象づけられた。

現在は急速な経済成長を続けているが最貧国のひとつとされたバングラデシュで、貧困対策としてNGOが実施しているマイクロファイナンス（無担保少額融資）について農村地域で調査をしたことがある（木下, 2010）。これは世界最大のNGOであるBRAC（旧名 Bangladesh Rural Advancement Committee）の基幹事業なのだが、この組織はマイクロファイナンスを中心に住民の生活全般の改善に取り組んでいた。ターゲットは女性たちで、毎週開かれる返済ミーティングでは所定の返済だけでなく、わずかな額であっても貯金を奨励していた。この集まりでは

保健指導や衛生管理の方法、人権やジェンダーの考え方がBRACのスタッフによって説明され、たくさんの子どもたちが周りで眺める中で、女性たちは車座になって講師の話を復唱する。識字率が低いためでもある。

　返済ミーティングはトタン張りの小屋で開かれるのであるが、ここはノンフォーマル学校（non-formal school）としても使用され、公立小学校に就学できない貧困家庭の子どもたちを対象に1日3科目、午前と午後の二部制で基礎的教育を無償で提供している。3科目とは、日本的に言えば読み書きそろばんの国語と算数、そして、もう1科目が音楽であった。親たちを説得し、繁忙期には子どもたちを休ませるなど柔軟な運営をしているが、いまではこの事業もBRACを代表する規模と実績となっている。

　パレスチナのドキュメンタリー映画で、記憶が曖昧だが、おおよそ次のような内容のものがあった。イスラエル軍の圧倒的な支配下での出来事で、夜間にパレスチナ住民地区にパトロールで侵入してきた装甲車を若い男性たちが投石で攻撃する。そして、反撃に遭い命を落としていく者がいる。その中には乳飲み子のいる若者もいる。希望が完全に封じられた環境は、若い男性たちをそうした行動に駆り立てる。無謀さを皆がわかっていながら拒絶できない圧力がパレスチナ人たちの内部から生じていたことが、ひどく印象に残っている。そうした状況の中で、年老いた女性が子どもたちを集め、一緒に壁絵を描く活動をしていた。子どもたちにそれがいかに大きな力になっているかを知ることができた。

　三題噺といえばそれまでなのであるが、これらは高齢者ケアであったり途上国の開発支援であったり地域紛争であったりというように個別に理解でき、扱う学問分野も高齢者福祉論、開発援助学、国際政治学など別々である。しかし、他方では、人が日々を生きるとはどういうことなのか、困難な状況にあって生きる力は何によってもたらされるのかという、普遍的な問いを提起している。手工芸品・音楽・壁絵、そして、要介護高齢者・貧困下の農村の子どもたち・絶望の共同体で育つ子どもたち、あるいは、スウェーデン、バングラデシュ、パレスチナ…。

　人が生きるのは常に過酷さを伴うが、それをどこまで、どのように共有できるかをめぐって人間についての学問が形成されてきたのであり、宗教、文学、歴史、文化、芸術など、社会における人間の存在についての探求はヒューマニティーズ（人文学・人文科学）と総称される。社会科学、特に多様な内容をもつ社会学も含めることができる。

2　ヘルスヒューマニティーズにおける「アンド」の戦略性

　ヘルスヒューマニティーズ（Health Humanities：以下、適時HHと略記）は、健康と病いの視点を組み込むことで生きる意味の探求を拡張する実践的領域であるが、ヒューマニティーズに比重をおくことにより保健医療の枠を超えた社会運動的性格をもつ新領域である。HHの領域特性は、人間に本来的に存在する可能性を前提に、人びとのヘルス・アンド・ウェルビーイングを目的とし、アート・アンド・ヒューマニティーズによってそれを達成しようとする点に集約される（Crawford et al., 2015, p.18）。

　領域概念であるヘルスヒューマニティーズは目的と方法のそれぞれにおいて「アンド」でつなぎ、その組み合わせにより独自に構成される。ヘルスとウェルビーイングを並記することで目的が明確になり、アートとヒューマニティーズに分けることでそれぞれの特性を活かした実践方法が多様に提供されている。

　したがって、目的と方法、それに実践での対象者の組み合わせで多様に展開できるのであるが、ヘルス・アンド・ウェルビーイングを目的とするとすぐに浮かぶのは、WHO（世界保健機構）憲章（1947年）によるヘルスの定義である。「健康とは、病気でないとか、弱っていないということではなく、肉体的にも、精神的にも、そして社会的にも、すべてが満たされた状態にあることをいいます」（日本WHO協会訳）で、ウェルビーイングは「すべてが満たされた状態」と訳されている。さらに、1998年には霊的（spiritual）と動的（dynamic）を定義に加える議論がなされたが、採択には至らなかった。ヘルスに関しては当初から狭義ではなく、社会における生活の視点が入っており、さらにその方向での定義の拡張傾向にあることがうかがわれる。ウェルビーイングの訳は定まっていないが、ヘルス・アンド・ウェルビーイングとおくと心身の状態に限定するよりも、生命・生活・人生の全局面における望ましい状態と言えよう。ウェルビーイングを静止的な状態とみるよりも、この意味を凝縮した「今、このとき」における全人性と理解できよう。これはまた、米国のヘルスヒューマニティーズに特徴的に見られるように、医療サービスへのアクセス格差の問題やジェンダーなど社会正義（social justice）が主要テーマとなる理由でもある（Jones et al., 2014）。

　アート・アンド・ヒューマニティーズとの関係で見れば、WHOの定義における社会的にも満たされた状態とは健康で文化的な生活と理解でき、憲法第25条により我々に馴染みのある表現であるが、実際にはその意味は曖昧である。法律

論で操作化された最低限度の基準や判断の前に、ヘルスヒューマニティーズは日本の文脈において健康と並立する「文化的な生活」とは何かを改めて提起する。

　アートは芸術としてヒューマニティーズに含まれるのであるが、「アンド」の戦略性は両者を分離することで方法としての明確化を図り、実践と関連させやすくする。ヘルス・アンド・ウェルビーイングも一体ではあるが、戦略として分ける。本書の関連する章が示しているように、アートにはさまざまなアプローチがあり細分化、専門化されており、一方、ヒューマニティーズは複雑で多様な学問で構成されている。これらが組み合わされ、ヘルス・アンド・ウェルビーイングへの具体的な方法を提供している。たとえば、応用言語学、ナラティブ、パフォーミングアート、ビジュアルアート（Crawford et al., 2015）、メタファー、ライフライティング、映像、コミック（Klugman & Lamb, 2019）、音楽、演劇、美術館・博物館訪問、絵画制作、作詩と朗読、写真、ダンス、手工芸、演芸、古典、歴史、等々（Crawford, Brown & Charise, 2020）、多種多様、多彩である。

　これらは個人としてというよりはグループとしての活動が強調され、演ずる（performing）、創的、創作的（creative）、表現的（expressive）な面が強調され、実践されている。アートだけでなくヒューマニティーズも、知識の修得のみならず創作、演技のように言語を媒体とした実践がある。内容からみれば音楽療法などの「セラピー系」、美術館での絵画鑑賞や図書館利用のような地域の文化資源を活用するグループ活動である「アクティビティ系」、さらには調理やガーデニング（庭いじり）のような「日常的生活行為（I・ADL）系」などに分けられよう。広範囲で多様な展開が見られるが、そこで重視されているのは参加、特に共同参加、そして共同経験の場（機会）である。これにより対象者の多様化と拡大化につながる。

　さらに、ヘルス・アンド・ウェルビーイングとアート・アンド・ヒューマニティーズの関係は、固定的ではない。いずれを目的とし方法とするかは入れ替えることができ、アートあるいはヒューマニティーズからヘルスあるいはウェルビーイングにアプローチする場合だけではなく、ヘルスあるいはウェルビーイングからアートあるいはヒューマニティーズにアプローチすることもでき、それによりアートやヒューマニティーズの側に新たな展開の可能性をもたらすという相互的関係にある。これによりもうひとつの新たな可能性が導かれ、自分がどういう立場や関心で参加するにせよ、それが起点となりつつ2つの「アンド」からいわば自前の組み合わせができ、自身の生や軌跡が描ける。これは領域としてのヘルスヒューマニティーズに対する参加者の視点からのアプローチであり、興味深いことに、参加者に内面の統合化を促すキャンバスのような働きがあると考えら

れる。個性の違いにより2つとして同じ絵柄はないが、どの人にもその人らしさを確認していける拡がりがある。HHへの参加者は主力としては看護師や医師、コメディカルである医療専門職、それ以外のヒューマンサービス従事者、そして、アートやヒューマニティーズの専門家になるが、生活の質に関わることなので、健康問題をもつ人びとだけではなく誰にも開かれている。相互的関係性により、専門職や専門家も一人の人間として対象にもなる。たとえば、専門職も疲弊しているという現実がある。HHの最重要概念である相互回復（mutual recovery）が象徴的に示すように、HHにはさまざまな境界を越えていくメカニズムがあり、社会的運動であるというメッセージにつながる（Crawford et al., 2015）。

したがって、領域としてのHHは実践、教育、研究のどれであってもヘルス、ウェルビーイング、アート、ヒューマニティーズの4者の組み合わせから展開が可能であり、同時に、参加者個人も自前の組み合わせから統合化が促される。本章ではケアの視点からウェルビーイングに焦点化し、ヒューマニティーズに社会学を含める立場からの組み合わせにより、HHの魅力の一端を示してみたい。

3 ヘルスヒューマニティーズと
メディカルヒューマニティーズの関係

HHが登場してきた背景については第1章と第2章で詳述しているのでここでは簡単な確認とするが、HHは系譜的にはメディカルヒューマニティーズ（Medical Humanities：以下、適時MH）の成功を受け、発展的に形成されてきた（Crawford et al., 2015）。医学教育へのヒューマニティーズの導入から始まり、医学生以外の保健医療専門職の教育にも推奨、導入されてきた。EBM（Evidence-Based Medicine）とNBM（Narrative-Based Medicine）の対比が象徴的に示すように、生物医学（bio-medicine）の発展により人としての患者の理解の必要性が認識され、生命倫理をめぐる複雑な問題が生じてきたことにより、問い続けるべき問題群が提起され、その1つの流れが医療者養成の基礎教育につながる。音楽や絵画、文学や歴史など、アートとヒューマニティーズを媒介とすることで臨床における人間の理解力を養うために、ナラティブを中心的なアプローチとしつつ感性啓発的なプログラムで内容構成され、自然科学的な分析的知に対して共感的な理解の方法が医学の教育課程に導入されていく。

MHをイメージするには、ニューヨークのロチェスター大学（Department of Medical Humanities and Bioethics, School of Medicine and Dentistry）併設の美術館

(Memorial Art Gallery) でのプログラム（「アートと観察」）の動画が参考になる。[2]
10名の医学部生と保健医療従事者のグループに対し、ある絵画の前で講師が、
「絵画の人物たちの間ではどのようなやりとりが行われているか？」と問いかけ
る。診断的な結論を急がせるのではなく、じっくり考えさせるのが狙いとされて
いるのだが、問いかけとディスカッションから結果として共有される1つのス
トーリーが創出されていく。ロチェスター方式では、取りあげた絵画について、
「この絵はどうですか（What do you see?）」「何か思い起こされることがありますか（Does it remind you of anything?）」「ここには、どんな物語があるでしょうか
（What's the story here?）」「あなたの見方を確かめるにはどんな情報が必要でしょ
うか（What information would help you confirm your hypothesis?）」「鑑賞者として
の自分自身について、どんなことに気づきましたか（What have you learned about
yourself as an observer?）」の5つの問いがなされる。大学が製作した短い紹介動
画ではあるが、MHについてイメージしやすい内容である。「このプログラムへ
は当初懐疑的な意見が多かった」という教員のコメントも、視聴者との距離を縮
める。これはたまたま視聴できた例であり、多くの大学でさまざまなプログラム
が医学教育の中で実施されている。

　日本でも医学教育や看護教育においてモデル・コア・カリキュラムの検討が行
われており、前者の最新改定版では医療人類学と医療社会学への言及がある。将[3]
来的には社会科学と人文科学を取り入れる方向性が読みとれる。ただ、養成課程
のカリキュラムが過密になって余裕がないことが大きな課題となっており、これ
は先行する米国でも似かよった状態にある。これと関連して、アートやヒューマ
ニティーズの学習に適した時期の問題がある。医学教育だけでなくヘルスヒュー
マニティーズにおいても似かよった状況があり、大学院や学部の養成課程よりも
医療専門職としてある程度の臨床経験を積んだあとのほうが、問題意識を持って
いるので、HHについて学ぶ素地ができているのではないかという考え方である。
学生を対象とするのか、実務研修やリカレント教育などで実務者をターゲットと
するのかという論点になり、むろん両方が必要ではあるが、HHの場合は後者に
大きな可能性があると考えられる。

　この点で、日本ではその素地が醸成されているように思われる。メディカル
ヒューマニティーズの中核を構成するナラティブ・メディスンについては広く知
られているからである。しかし、ナラティブ・メディスンの母体であるメディカ
ルヒューマニティーズは聞きなれないのではないだろうか。これは、MHが日本
では医学教育課程に組み込まれるという展開ではなく、主要著作の翻訳や関連書
籍の刊行などによりナラティブ・メディスンが保健医療を含め広くヒューマン

サービス領域および一般の人びとに広く受け入れられてきたからであろう。ナラティブ・メディスンは臨床心理学や社会学の動きと合流した結果、メディスンよりもナラティブの方に比重がおかれ、現在ではナラティブ・アプローチとして独自に領域形成されている。既存の領域を横断する質的研究への関心の高まりもこの背景にあり、近年では公認心理師の国家資格化も影響していると言えよう。こうした日本的展開は、ヘルスヒューマニティーズを受け入れる素地がすでに社会的に広く醸成されていると見ることができよう。

　系譜的には、米国や英国で医学教育に導入されたヒューマニティーズの意義とプログラムとしてのMHの成功が契機となってHHが提唱されるのだが、こうしたHHの拡大の理由について、クローフォドを筆頭にHHの提唱者たちは、ヒューマニティーズの重要性は医学や医学教育に限定されるのではなく広範囲の医療従事者にも拡大されるべきであること、また社会的背景として、慢性疾患などで在宅療養する人びとの増大、そうした人たちにケアで関わる多職種、さらにはケアラー（carers：家族をはじめ友人、近隣住民など、無償でケアに従事する人びと）の増加、そして、患者や要介護状態にある人びと自身の存在があり、こうした人びとは日常生活のほとんどの時間を医師以外の多様な人びととの社会的相互作用によって過ごしているという現実を強調する[4]（Crawford et al., 2015）。ヘルスヒューマニティーズの学びは、こうしたすべての人びとにとっても重要な意義を持つ。

　しかしながら、MHからHHへの展開を、内容面を担保しながら対象者を拡大するとしても、この関係はそれほど単純ではない。米国に特徴的なようにも思えるが、両者をほぼ同義とし、互換的とする立場もみられ（Jones et al., 2014）、これはコア・ディシプリンの問題でもある。MHはヒューマニティーズが医療（medical）を取り込んだのではなく、医療、特に医学教育の中にヒューマニティーズが導入され位置づけられたのであり、主客で言うと医学が主である。対照的に、HHはコア・ディシプリンをもたない。HHのコアに学際性をおいても、個別に成立している専門分野の連携ではこの場合中二階のようなもので、解決にはならないであろう。領域を構成するコアの部分、求心力の問題である。HHの包括的で拡大的特性を束ねる軸、領域定義の問題であるが、実践を重視し内容と対象者で規定できるという考え方もあろう。しかし、個別にはすでに実践されている多様な活動を全体として位置づけるのであるから、なぜあえてHHであるのかを示す必要がある。ヘルス・アンド・ウェルビーイングとアート・アンド・ヒューマニティーズの組み合わせの提示により、個別の活動として実践されていたところから他の、想定もしていなかった活動とのつながりが形成されるといった展開が

期待できるのであり、ここに領域としてのHHの独自性と革新性を認めることができる。逆に言えば、ここをおさえないと、コアの空洞化を招きやすい。

コアに関してクローフォドが提案するのは、意味（meaning）とその創出（meaning-making）である。

> ヘルスケアの諸領域とヒューマニティーズを連結する主要概念のひとつは、意味（meaning）の概念である。ヘルスケアの多様な場において個人の生活世界の理解、その人特有の事情や社会的現実、行為や行動のパターンの理解において、意味は中心的役割を果たしている。人びとは経験や振る舞いや関係に特定の価値や目的を付与しているので、意味を考慮することはヒューマニティーズとヘルスケアの両方にとって中心となる。（Crawford et al., 2015, p.4, 筆者訳）

妥当な見解である。ヒューマニティーズは煎じ詰めれば表現された意味の世界の解釈であるし、方法としてのアートは明確に言語化されなくても、参加者の経験自体において意味が創出されたものと考えられる。意味とその創出による臨床的、能動的な人間像である。

4　領域定義としての普遍的な「問い」の設定と共有

ただ、HHの強力な包括性に一定の秩序を与えるには、別の視点があるように思われる。意味とその創出は求心力を「内容」で得ようとする試みであり、有効な方法であるが、この新領域の求心力としては一般的すぎるとの印象を受ける。HHの特性を考えると、むしろ「問いの共有」でコアを構成することが可能であろう。普遍的な問いの共有を求心力とし、包括的、拡大化傾向とのバランスをとるほうが、柔軟で現実的ではないだろうか。先述したように、MHが深い人間理解と生命倫理の問題のように正解のない問題群を問い続けるところから提起されたことを考慮すると、問いの共有を明示化し、HHの求心力とするのは系譜的にも一貫する。「意味とその創出」は「人が生きる力とは何か、それは何によってもたらされるか」という普遍的な問いに対する、多様な文脈における"作業解"と考えたほうが無理がなく、誰もが自律的、創造的に参加できよう。クローフォドらの言う活動実践の社会運動性にもつながりやすい。HHは学際的であるが、諸分野の水平的関係だけではなく、この問いの共有をコアとし、この立体的関係を領域特性とする新しいかたちの専門性が考えられるし、社会に対してのメッ

セージともなる。なぜなら、HHが社会運動的であるとするのは活動面を指しているのだが、それだけではなく、参加する人びとの意識や他者との関係性の境界横断的なダイナミズムがあるからである。さらに大きく見れば、医学を筆頭に科学の進歩が専門分化の傾向を強めてきたなかで、これまで主張されてきたヒューマニティーズ領域における全人性（personhood）を個別領域を超えて強化、確立していく役割がHHにはあり、それこそがその存在意義であり、2つの「アンド」の戦略性が実践の方向性を示すところである。

　この点は、HHの特性として強調されている相互回復からも導かれる。相互回復とは、患者や認知症者、ケアラーなど専門的サービスの対象となる人たちだけでなく、ストレスなどで行き詰まりバーンアウトの危機にあるような医療従事者などの専門職にも当てはまる概念とされる。HHはここでも、両者の境界を越える。専門職もまた人に帰るというか、「人が生きる力とは何か、それは何によってもたらされるのか」という普遍的な問いに位置づけられ、HHはヘルス・アンド・ウェルビーイングとアート・アンド・ヒューマニティーズの「アンド」の戦略性によって医療関係以外にも波及していくことが期待される。これら4者がそれぞれにおいて普遍的であるからである。

　したがって、HHは近代科学の分析的、還元論的人間理解に対して、人間の尊厳を基盤に全人的立場から相互に独立した人格性を共感的に認めあう。対等性や民主性（Crawford et al., 2015）が強調され、社会の周縁におかれた人びとのヘルス・アンド・ウェルビーイングにまなざしを向ける。

　イメージ的には、HHは普遍的な問いの共有で構成されるコモンズというか協働フィールドであり、明確に確定された境界はもたず、境界自体が常に変動しつつ相互性を介して誰にも開かれている。専門職／家であっても一人の人間として自身を投入し、その中に自分にとっての地図を描ける。

　他の学際領域と比べると、HHの場合は活動の実践性が特徴である。この構造により、HHに参加することによって個々の専門職は自身の活動を統合的に考えやすくなる。主たる専門性を超えた横断的拡がり（関係）と内省化（アイデンティティ）、水平と垂直の両方向への波及力があるからである。一方、一般の人びとの側からも「アンド」の戦略性により、たとえば教育学の立場から趣味やたしなみがウェルビーイングと関連付けられる（歌川, 2022）。アートは専門家だけでなく、アマチュアにも重要な意味をもたらすことが提案されている。プロとアマの境界越えである。

5　ヘルスヒューマニティーズの個人史的編成力

　さて、ここまでヘルスヒューマニティーズの領域特性と可能性について考えてきたが、最後にHHが個人の軌跡を描くキャンバスでもある点について、筆者の経験を述べたい。筆者は医療専門職でもアートの専門家でもなく、社会学の中でエイジングとケアをテーマとしてきた者であるが、初学者としてHHを学んでいくなかで予想していなかった気づきがあった。自身のこれまでの活動の部分と全体の統合を課題として認識しているのだが、HHを理解するにつれ、まるで吸い取り紙のように、自分が行ってきたさまざまな研究が1つのつながりとして浮上してきた。これはちょっとした驚きであった。それなりには意識していたつもりであったが、HHによってくっきりと像が浮かんできた。コアに普遍的問いをおくことによって、自身の活動に統合化が促された。これは研究者としての統合性の欠如でもあるから筆者の未熟さでもあるのだが、自身にとっては気づきであり驚きであったので、その経験を伝えたい。むろん吸い取り紙に浮かぶ模様は人によって異なるのでこれは一例であるが、HHの「アンド」の戦略性にはこうした働きもある。

5-1　ケアラー支援

　HHが対象者として強調しているのが、ケアラーの存在である。ケアラーとは実際には家族である場合が多いのだが、家族介護者に限定される概念ではない。むしろこの点を理解することで、地域住民全体を対象者に包摂できるのである。[5]ケアラーとは専門的、職業的ケア従事者ではなく、対価として金銭的報酬を受けず、インフォーマルな立場で身近な他者の日常生活をさまざまなかたちでサポートしている人たちのことであり、通常専門職と協働している。家族介護者についての先入観に気づくためにもケアラーは必要な概念であり、また、ケアラーは、介護者であっても、その人自身にも生活と人生があることを意識化してくれる概念である。

　筆者はライフスタイルとしてのケアラー体験という観点からケアラー支援を研究したことがあり（木下, 2015）、特定の人の特別な経験としてではなく、子どもの養育、介護、精神的支援など、人生の中で誰もがいつかは多様なかたちで経験するものとして一般化し、ライフスタイルの構成要素として位置づけた。誰もが

いつかはケアラーになるし、自分もケアラーを必要とすることもある。この視点により、先述の普遍的問いを、ミクロ・メゾ・マクロの視点から、いまを生きる人びとにつなげることができる。研究では、具体的には高齢夫婦間介護、若年性アルツハイマー型認知症の介護、重度心身障害児の養育、子育て支援と虐待防止、ペットの介護を例に、日本での調査に加え、ケアラー支援を政策的に展開し具体的な支援プログラムまで実施している英国とオーストラリアで調査を行った。

HHとの関連で注目されるのは、NHS（国民保健サービス、英国）が開発支援した「Caring with Confidence」と呼ばれるプログラムであった。ケアラーの経験の分析から詳細なセッション構成とファシリテーターの役割などが手引書にまとめられている。ケアラーがリラックスできるよう、グループワークのためにいろいろな小道具が開発されている。ケアラーは心身の負担を抱えていることを想定し、また、感情があふれ出てコントロールできない人への対応のため、ファシリテーターは2人体制になっている。家を離れられないケアラーが参加しやすいような、短時間の在宅レスパイト（介護者一時休息サービス）も含まれる。

セッションは順に、「自分に合った方法を見つけよう（Finding Your Way）」「ケアの毎日：服薬から緊急事態まで（Caring Day-to-Day）」「ケアと受け止め：自分の感情の振り返りとストレスへの対処（Caring and Coping）」「ケアと私：自分の健康と自分の生活（Caring and Me）」「ケアと活用できる資源：収入を最大化する（Caring and Resources）」「ケアと生活：することは尽きない現実の中でどうバランスをとるか（Caring and Life）」「ケアとコミュニケーション：経験を他者と共有する（Caring and Communicating）」の7セッションで構成され、週1回、各3時間である。

初回（「Finding Your Way」）には「Picture Plan（絵で計画を立てよう）」があり、余裕のない日常生活の中で自分がしたいことが実現できるように解決すべき課題をイラスト風に絵にまとめ、実行する作業がある。プロセスに沿って一つひとつ解決すべきことを描いていくフォーマットになっている。具体的に絵で表していくのには重要な意味があり、たとえば、友人に会う、買い物に出かけるなど自分がしたいことを目的に設定し、そのためにどういう準備が必要かを段階的にイラストにして入れていくことで、願望を具体的な作業にしやすくなる。余裕のない日常であっても、こうした小さな成功体験をセッションの他の参加者と共有することで、ケアの状況を少しずつコントロールできるようなプログラムになっている。このほかにも、障害児、認知症、精神障害、性的マイノリティ、看取り（End of Life）など、テーマ別のプログラムがある。

NHSの興味深いところは、制度改革を視野に実験的な取り組みをしている点

で、Caring with Confidenceは、先行して実施されたExpert Patient Program（EPP）から発展したものである。EPPは患者が工夫して獲得した素人としての経験に専門的価値を与え、NHSの制度の中に組み込むプログラムで、疾患別の発想からではなく、病気は異なっても患者自身が日常生活で直面する共通性の高い課題と、それへの対応策を評価するものであった。どちらも医療費の膨張の抑制と当事者のQOL向上の両面を目的とするもので、社会的処方（social prescribing）との関連で議論されている。社会的処方とは、患者にとって有益となる非医療的な内容で、HHと重なる部分が大きい。

5-2　実践としての歴史

デンマークの古都ロスキレ市の郊外に、ベアナドッテゴーという高齢者ケア施設がある（木下, 2009）。もらったパンフレットは不思議なもので、絵の具がしずくのように幾筋かに分かれてたれ落ちていて、人が溶けているように見える奇妙な油絵であった。たまたま施設見学で立ち寄ったこの施設の謎は、その後のスウェーデンでの調査中、施設名に名を遺すベアナドッテなる人物がスウェーデンの伯爵だったことを知り、理解できた。

ここは第二次世界大戦中、レジスタンスに身を投じ、ナチスによって強制収容所に送り込まれた人たちのうち、救出されて戦後を生き、要介護となった人たちのための施設であった。第二次大戦後、救出された人びとの支援を目的に民間の団体が組織され支援活動をしてきたのだが、彼らが高齢化を迎える時期になり、この団体がロスキレ市と合同で運営している施設であった。1976年に設立され、半数の30室を25年間この民間団体が使用を保証され、2001年に市に完全に移管されるという取り決めになっていた。筆者は1988年秋に最初に訪問し、移管後に再訪した。

歴史は教養としてだけでなく実践に深く関係してくるのであり、特に高齢者のケアでは切り離せない。高齢者は高齢であることによって現代史の経験者であり、要介護者としてだけで生きているわけではない。ベアナドッテゴーは、ケアの社会的な意味を歴史認識において表現していることになる。要介護状態の高齢者たちは、社会的に「顔」のある存在である。

5-3　実践としての文化

文化はアイデンティティを構成する中心的要素で、尊厳の源であり、他者の承

認を必要とするものでもある。オーストラリアでは、エスニック・コミュニティやその団体が高齢者や障害者へのサービス提供事業者となり、地域在宅サービスやナーシングホームの運営にあたっている（木下, 2007）。非英語圏からの移民がいる場合、第一世代の高齢者には言語、食事、生活習慣など慣れ親しんだ生活環境の中でサービスを提供しており、また提供側のスタッフも同じエスニシティであるよう配慮されている。世代が進むにつれ出身文化の受け止め方も変容していくことを前提に、エスニック・コミュニティが母体となって世代間の相互性がサービスの仕組みに組み込まれている。そして、施設の運営では、第一世代が寿命を終えたあとは利用者の限定を解除し、一般の施設（mainstream system）に切り替えるという方針をとっている。

オーストラリアは移民国家であるから、国の基幹政策として、文化的適切さ（culturally appropriate）が横断的に採用されている。メルボルンの場合、ギリシャ系やイタリア系のような大規模なエスニック集団だけでなく、マケドニア系などの小規模な集団もサービス提供事業者となっている。将来的には、ベトナム系などアジアからのエスニック集団が続くであろう。ここでも、移民第一世代という時間の区切りを入れて責任を担っている。

高齢になった移民第一世代の存在には象徴的な意味も見られ、孫にあたる第三世代の文化的アイデンティティに影響を与える傾向は、カリフォルニアの日系社会にもみられる。ロサンゼルスでは、高齢の一世に対するボランティア活動を通して、青年期にある三世たちが、日本文化と一世たちの激動の経験を継承しようとしていた（木下, 1977）。

5-4　実践としての政治と歴史・文化の交錯

名古屋の郊外に、介護保険事業として実施されている在日コリアン高齢者を主たる対象とするデイケアセンターがある（伊藤, 2020）。言葉や食事、アクティビティの内容なども利用者に配慮したものであり、二世のリーダーのもと、若いコリアンのスタッフが働いている。

> 民族楽器に合わせ体を揺らし高齢者もスタッフも陽気に踊り笑いあう姿があった。歩けない者は手をたたき、明るく朗らかな大きな声で朝鮮語の唄を歌って笑いあっていた。その声は建物の外でも聞こえ、笑い声にあふれていた。その中で90歳に近い年齢でスタッフに書いてもらった文字を覚えようと懸命にノートを見ている人もおり、その横には在日コリアンスタッフが寄り添っていた。（伊藤,

　エスノグラフィーで描かれた和やかな日常の光景に登場する高齢者たちは、互いにセンターでの時間を楽しんでいる。デイケアの光景なのだが、この人たちは戦前から現在に至る日本と朝鮮半島の国家間関係、南北の国家分裂、それを受けて経験してきた在日コリアン社会内での政治的対立、日本社会での民族的差別など、複雑で壮絶な個人史をもっている。同朋の間でかつて激しく対立した世界を生きてきて、いま老いた人たちがセンターでの楽しみのある時間を一緒に過ごしている。そこでは政治的イデオロギーは影を潜め、分断や対立、被抑圧の経験は、共に過ごす場であるセンターでは融解しているようにもみえる。在日コリアンの世界はすでに二世が高齢化の時代に入っており、世代交代が進行している。

　老いはそれ自体ではどうにもならない部分が多く、個人としてみれば負け戦なのだが、歴史や文化を素材にケアに世代間関係が入ることで、老いと衰えは祝福に転化する（木下, 1997）。

　政治と歴史と文化の関係は、困難に直面する人びとのウェルビーイングに方法論を提供することはまれではなく、たとえば福祉国家ニュージーランドでは、経済危機を受け社会福祉領域をはじめ公的部門の急激な予算削減政策に対して社会的に有効な抗議の方法が見つからない状況に方法論を提供したのは、先住民マオリ族の文化的伝統である「Hikoi of Hope」と呼ばれる非暴力の抗議の行進であった。全国東西南北12のルートで首都に向けて人びとの流れが起き、人びとはホームステイをしながら貧困問題を語り合い、自然に膨れ上がっていった。最終的に人口約400万人の小国で、4万人が参加したとされる（木下, 1999）。

　他にもあるがここまでとし、ケアの視点からのウェルビーイングをめぐる研究であることが、筆者の場合の吸い取り紙の絵柄であった。

6　おわりに

　本章では、HHの日本での展開可能性を検討してきた。HHは境界が拡張し続ける巨大なマップのようで、ヒューマニティーズである宗教、文学、歴史、文化、芸術などの人文学や社会学など社会科学の多くの学問分野と、アートである多様な ── 無限に拡がりうる ── 実践プログラムで領域構成され、誰にも開かれている。

　参加する人間にとって自分の位置は、スポット的には確認できるが、地図の全

体はわかりにくい。あるいは、わからないものというほうが適切かもしれない。一般的には、自身の専門や関心からスポット的な見方になるだろうし、あるいは、実践系のプログラムの宝庫と見て、活用できそうな方法を探す場合もあろう。

　領域のコアに、人が生きるとはどういうことなのか、その力は何によってもたらされるのかという普遍的問いをおき、その共有が実践と教育と研究に方向性を与える。HH という社会運動の性格をもつ巨大なマップが形成されつつあることは、この実践的学際領域がどの人にも内在する生きる力に働きかける機会の宝庫であり、その供給源である倉庫であること（Warehouse of Opportunities）を意味している。

注

［1］本章は、次の文献に大幅な加筆をしたものである。木下康仁：ヘルスヒューマニティーズの求心力と遠心力 ── well-being 探求の軌跡から，特集：ヘルスヒューマニティーズと看護，看護研究, vol.55, no.6, pp.540-563, 2022.

［2］Art and Observation: Improving Patient Care Through Medical Humanities-YouTube, the University of Rochester, School of Medicine. 2022 年 8 月 26 日に視聴。

［3］医学教育モデル・コアカリキュラム、令和 4 年度改訂版、モデル・コアカリキュラム改定に関する連絡調整委員会、文部科学省（20230207-mxt_igaku-000026049_00001.pdf（保護)(mext.go.jp）　2023 年 9 月 23 日確認）

［4］Paul Crawford: Health Humanities: What's Up With Everyone? - YouTube. 2022 年 9 月 2 日に視聴。

［5］最近のヤングケアラーの取りあげ方の一面性は ── むろん、新たな言葉によって潜在化していた現実の問題が発見、認識され、対応がとられるようになること自体に重要な意義があり、特にケアされる立場にある子どもなど若年者が家族員のケアラーであるという逆説性が先入観への挑戦になっているわけだが ──、本体であるケアラーの位置づけの曖昧さにある。ヤングケアラーに関心が集中することで、他の多様なケアラーの存在が視野から欠落しかねないという問題である。

文献

Crawford, P., Brown, B., Baker, C., Tischler, V. & Abrams, B. (Eds.)：*Health Humanities*, Palgrave Macmillan, 2015.

Crawford, P., Brown, B. & Charise, A. (Eds.)：*The Routledge Companion to Health Humanities*, Routledge, 2020.

Jones, T., Wear, D., & Friedman, L. D. (Eds.)：*Health Humanities Reader*, Rutgers University Press, 2014.

伊藤尚子：分散居住地域におけるマイノリティの老いとケア ── 在日コリアン高齢者を事例に, 立教大学大学院社会学研究科博士論文（未公刊）, 2020.

木下康仁：カリフォルニアの日系三世とアイデンティティ, 応用社会学研究, no.18, 99-113, 1977.

木下康仁：福祉社会スウェーデンと老人ケア ── 真の豊かさへの遠近法, 勁草書房, 1992.

木下康仁：ケアと老いの祝福, 勁草書房, 1997.

木下康仁：福祉国家ニュージーランドの迷走, TASC Monthly, no.283, 4-9, 1999.

木下康仁：改革進むオーストラリアの高齢者ケア, 東信堂, 2007.

木下康仁：質的研究と記述の厚み —— M-GTA・事例・エスノグラフィー, 弘文堂, 2009.

木下康仁：マイクロファイナンス利用者のエンパワーメント過程 —— BRACに関する福祉社会論的研究, AIIC (Asian Institute of Intellectual Collaboration) ジャーナル, no.1, 43-55, 2010.

木下康仁（編著）：ケアラー支援の実践モデル, ハーベスト社, 2015.

Klugman, C. M. & Lamb, E. G. (Eds.)：*Research Methods in Health Humanities*, Oxford University Press, 2019.

歌川光一：趣味のself-cultivation性「生涯学習」の再考に向けて, 特集：ヘルスヒューマニティーズと看護, 看護研究, vol.55, no.6, 606-610, 2022.

第2部　ヘルスヒューマニティーズと思想

第5章　人文学の医療的転回へ
── 表象文化論と自閉症研究との接点を中心に

　この章では芸術や思想を分野横断的に扱う表象文化論の立場から、ヘルス
ヒューマニティーズへと向かう人文学の潮流を論じる。具体的には筆者が研究し
てきた思想史、ポピュラー音楽、芸術論と自閉症研究との接点となる現象を考察
する。

1　神経系イメージ学へ
── 人文学のパラダイム転換と筆者の研究史から

1-1　言語論的転回から図像的転回、そして神経的転回へ

　文化や芸術、思想、歴史など、人間の営みを幅広く探究する人文学（humanities）
は、20世紀に大きな枠組み（パラダイム）の変化を幾度か経験している。その筆
頭が20世紀初頭に始まる「言語論的転回（linguistic turn）」であった。この頃から、
哲学はそれまでの「理性」や「意識」に代え、「言語」を分析の対象とするよう
になる。フェルディナン・ド・ソシュールの『一般言語学講義』を端緒に、ロマ
ン・ヤコブソンらの言語学によって見いだされた言語の「構造」をモデルとして、
クロード・レヴィ=ストロースの人類学など、いわゆる「構造主義」が人文学、
社会科学の諸領域で展開された。
　こうした言語テクストを中心とするパラダイムが視覚的イメージに重きを置く
ものへと大きく変化したのが1990年代であった。その背景にはインターネット
などによる視覚情報の増大と、自然科学・工学・医療・法律ほかの領域における
画像利用の拡大がある。伝統的な美術史では、描かれた画像の意味を同時代の文
学作品などの言語テクストとの対応関係のうちに探る「図像解釈学（iconology）」
が重要な方法論とされてきたが ── それを理論的に基礎づけたのが、ドイツか
ら米国に亡命したアーウィン・パノフスキーである ──、そのような解釈学的
方法に拠ることなく、さらに対象を美術作品のみに限定せず、「イメージ」一般
に拡張した研究が発展した。こうした変化は特にドイツの学界を中心に、「図像

的転回（iconic turn）」と称された。

　ドイツでは2000年代に入ってさらに、「神経系イメージ学（Neuronale Bildwissenschaften）」という分野が提唱されるようになった。これは美術史学ではすでに19世紀から行われてきた感覚・知覚生理学の援用を継承しつつ、著しい進展を見せている脳神経科学の成果に基づき、イメージ現象の本質を科学的に探ろうとする営みである。同様の動向は —— より脳神経科学主体の「神経美学（neuroaesthetics）」とは区別して ——「神経系美学（neuronal aesthetics）」と呼ばれることもある。いずれにおいても、脳神経科学や認知科学と人文学の積極的な協働が謳われており、視覚的イメージのみならず、音楽や文学などにまで領域を拡げたこの種の研究は「神経系人文学（neuronal humanities）」と総称しうる。以上の経緯は、いわば人文学の「神経的転回（neuronal turn）」と見なすことができよう。

1-2　アビ・ヴァールブルク研究からメタ世界の認知科学へ

　筆者は芸術と思想を分野横断的に扱う表象文化論の観点から、先述のパノフスキーがその一員とされる美術史・文化史の「ヴァールブルク学派」の元祖であり、イコノロジーの創始者ともされるアビ・ヴァールブルクの研究に長年携わっており（田中, 2001, 2017）、パノフスキー的なイコノロジーに還元されない着想を有する、ヴァールブルクの構想した「表現の歴史心理学」を、一種の神経系イメージ学として再構築する可能性について論じている（田中, 2007）。また、筆者が編者の一人となった共著（坂本・田中・竹峰編, 2019）は、ヴァールブルクから現在の神経系美学に至るイメージ学の流れが一望できる内容となっている。

　他方で筆者は、神経系イメージ学的な都市論として、精神医学者・中井久夫の論に基づき、過去の「記憶」と未来を感じさせる「徴候」という観点から都市経験について総合的に論じている（田中, 2007）。そこで援用した中井による「メタ世界」論は、ヴァールブルク研究を神経系イメージ学につなぐ手がかりともなった。以下、その概略を説明しよう。

　中井は未来に関係する「予感」と「徴候」、および、過去に関係する「余韻」と「索引」という4つの現象を考察している（中井, 2004）。このうち、「予感」と「余韻」はともに身体に近い共通感覚的・雰囲気的なものであって、ほのかな示唆的性格をもつのに対し、「徴候」と「索引」はそれらと比べるとより対象的で、分節性と細部を有している。たとえば、ぼんやりとした期待は「予感」だが、そんな期待を抱かせる他人の表情は「徴候」であり、昔を思い出してかきたてられ

る懐かしい気分は「余韻」であるのに対して、そんな昔を突然よみがえらせる味や匂いなどは「索引」である。これらは皆、はっきりと現前している現実の世界の周縁に漂い、その世界の境界あたりで明滅しているような現象である。現実の世界に隣り合って存在し、予感・徴候、あるいは、余韻・索引によってその存在が示されている別の世界を、中井は「メタ世界」と呼んでいる。

　容易に想像がつくように、予感や余韻に過敏になり、何にでも徴候や索引を見いだすようになってしまっては、現実の世界とのつながりを失い、精神病に陥ることにもなりかねない。事実、中井は予感と徴候に敏感な認知傾向を統合失調症に、余韻と索引に強く向かう認知傾向を鬱病に関係づけている。

　しかし他方で、こうした認知回路はどんな人間にも内在するものであり、さらに、過去へ向かう余韻・索引と未来を志向する予感・徴候は無意識の次元では重なりあっている。そのひとつの表れが、自分の記憶が暗号化されて表れる「夢」にほかならない。夢の中ではいわば過去の「索引」が未知の出来事を示唆する「徴候」に変貌するのである。中井はまた、未来志向のメタ世界を表現する文学ジャンルとして詩を、過去志向のメタ世界を描いた小説としてマルセル・プルーストの『失われた時を求めて』やジェイムズ・ジョイスの『ユリシーズ』を挙げている。作家や芸術家は現実の世界を超えたメタ世界に敏感な認知回路の持ち主なのである。

　そうした芸術家的な認知回路を備えた歴史家がヴァールブルクにほかならなかった。よく知られた「神は細部に宿る」というヴァールブルクのモットーは、画像資料の細部という「索引」を目ざとく発見し、それを夢のイメージのように一種の暗号化された「徴候」として読み解くことによって過去の人びとの心理を明らかにしようとする、ヴァールブルク独自の「メタ世界」探索の方法——「表現の歴史心理学」——を表している。それはいわば「メタ世界の認知科学」を志向していたのである。

　ヴァールブルクの場合、メタ世界にあまりに敏感であったがゆえに、第一次世界大戦におけるドイツ帝国の敗北という危機的状況下で精神病（当時の診断では「躁鬱混合状態」）を発症し、数年間の入院生活を送らねばならなかった。病いに陥る以前、彼は自らを視覚的イメージの秘密という「トリュフ」の匂いに極度に興奮させられる豚に譬えていた。メタ世界への動物的な嗅覚は、ヴァールブルクがヨーロッパにおけるイメージ記憶の索引＝徴候となる細部を発見し、文化史の新たな領域を切り開く狩人になったことと無縁ではなかったのである。ヴァールブルクのこうした認知特性は、近年、当事者研究が特に進んでいる自閉症者にも通じる点であり、次節で詳しく検討しよう。

2　自閉症者の感覚と記憶
── ヴァールブルク研究との関連から

2-1　自閉症者の感覚経験とヴァールブルク

　人文学の神経的転回の中で、認知科学の見地などを踏まえて大きく進展している分野のひとつが自閉症研究である（野尻・髙瀬・松本, 2019）。『嗅ぐ文学、動く言葉、感じる読書── 自閉症者と小説を読む』という邦題（原題は *See It Feelingly*）で刊行されたR・J・サヴァリーズの著書は、その最前線をヴィヴィッドな筆致で教えてくれる（Savarese, 2018/2021）。これは文学研究を専門とする著者が、6人の自閉症者とそれぞれ異なる小説について個別に行った読書セッションの記録であり、ハーマン・メルヴィルの『白鯨』やフィリップ・K・ディックの『アンドロイドは電気羊の夢を見るか？』といった作品に関する自閉症者の独特な視点に啓発されるばかりではなく、認知文学研究および神経系人文学のさまざまな知見を通して、自閉症者特有の経験とそこに及ぼす文学・芸術作品の効果を幅広く知ることができる。筆者自身はヴァールブルクの感覚経験が、同書における自閉症者のそれと多くの面で共通していることに驚かされた。
　サヴァリーズによれば、感覚情報を整理してカテゴリー的に認知するニューロティピカル（神経学的な定型発達者）に対して、自閉症者ははるかに多くの細部を視覚的・聴覚的・嗅覚的・触覚的にとらえる結果、それらの感覚に圧倒されてしまう。たとえば、定型発達者では、前頭葉によるカテゴリー処理を通じて、多様な差異を孕んだ聴覚情報は一定の音素に整理されて認知されるが、自閉症者はそれぞれの音を「具体的に聞きすぎる」がゆえに、木々を揺らす風の音も人びとの話し声も同じ強さで迫ってくるという（自閉症者を主人公にした韓国ドラマ『ウ・ョンウ弁護士は天才肌』には、そうした経験のわかりやすい描写がある）。言うまでもなく、これはどちらが「正常」であるかという判断とは関わりがない。サヴァリーズは、ニューロティピカルの多数は、知覚のレベルで固定化したカテゴリー認知を行うため、他者に対する偏見をもちやすいと指摘している。それに比べ、自閉症者は一般化されない個別化された認知にあくまで留まることができるのである。いわゆる「ニューロダイバーシティ（neurodiversity）」、すなわち「神経多様性」の観点が必要とされる点である。
　サヴァリーズの対話者のひとりである動物学者テンプル・グランディンは、牛

などの家畜を落ち着かせ非虐待的に扱うための研究や自閉症者のパニック発作を抑える「締め付け機（ハグ・マシーン）」の開発、および自閉症の啓蒙活動で広く知られている（Grandin, 1995/1997 など）。「具体的に見えすぎる」視覚思考者であるグランディンは、細部への注視から過覚醒が生じて興奮状態になるため、視覚が不安と結びついており、そのことは恐怖感の処理で主要な役割を果たす扁桃体が平均値よりもはるかに大きいことによって裏づけられるという。グランディンの場合、感覚経験がこのように情動を強く喚起するがゆえに、社会的な情報をあくまで認知的に処理して合理的に対処することが選ばれ、表面的にはむしろ、無感情な振る舞いに見えることになる。

　ヴァールブルクは精神病期に、極度に敏感な嗅覚および聴覚の感覚刺激が甚大な恐怖をもたらした幼年時代の経験を回想し、その当時嗅いだ匂いを未だに感じていると記している。先述した「トリュフを探す豚」に似た嗅覚的な発見能力についての自覚も示すように、ヴァールブルクの嗅覚は情動および記憶と密接に結びついていた。そこには、サヴァリーズの著書でたびたび例示されている、自閉症者特有の共感覚的で極度に敏感な感覚経験に通じるものがある。さらに言えば、「神は細部に宿る」というヴァールブルクのモットーは、カテゴリー的な認知以前の、細部が「具体的に見えすぎる」視覚思考者特有の経験的事実でもあったのではないか。そんなヴァールブルクにとって、視覚的イメージは何よりもまず、恐怖を感じさせかねない脅威であり、それほどまでに情動と深く結合したものであった。グランディンと同じく、彼においてもまた、視覚は不安と切り離せなかったのである。

2-2　文学・芸術作品の「締め付け機」効果

　『嗅ぐ文学、動く言葉、感じる読書』は、グランディンが自分自身のパニック発作を抑えるために製作した締め付け機にあたるような自閉症者の身体に作用して行動を制御する効果を、文学作品や音楽のうちに見いだしている。サヴァリーズと一緒に『白鯨』を読んだ自閉症者ティト・ラジャーシ・ムコパディエイは、ウィリアム・ブレイクの詩の韻律を手がかりに靴紐の結び方を身につけた。幼い彼を不安から救ったのも、英語の韻律詩の朗読テープを繰り返し聴くことだった。それは言葉のパターンが形成する予測可能性のおかげだった、とティト自身は説明している。押韻のパターンが詩のテクストを時間的に構造化し、そこに生じる予測可能性が不安を鎮める効果をもつのである。それは、自閉症者がボールペンで手にいたずら書きをして印を付ける習慣、その印を見る習慣、特に周囲の視覚

的環境があまりに複雑で眼を引きつけすぎる場合にその印をじっと見つめる習慣など、パターン化されたもろもろの習慣を通じて不安に対処しようとする自己制御の方法に通底している。

　自閉症者に詩作を教えている詩人はサヴァリーズに、「詩の形式的な要素や有機的な構造は締め付け機のような働きをする」と語ったという——「適切な圧力をかければ、ある種の音楽的な、思考と気持ちの混合が生じるというのである」(Savarese, 2018/2021, p.42)。この点に関連して、「音楽には情動と高次の思考とを意識の上で縫い合わせる統合的な力があるとも考えられる」(Savarese, 2018/2021, p.272)という指摘もある。そうした力ゆえに、話し言葉ではなく歌詞を聞く場合には、自閉症者の言語処理は非自閉症者と同様に行われる。音楽の情動的側面の処理の仕方については、自閉症者と非自閉症者とで差が見られないともいう。韻律詩や音楽のリズムは、自閉症者が行おうとする運動の予測的な手がかりとなって、「大脳基底核や小脳の不規則性を補い、おそらくは皮質の可塑性を促しさえする」(Savarese, 2018/2021, p.124)とも推測されている。ニューロダイバーシティからさらに進んで、文学・芸術を通じた神経系の可塑性が明らかになりつつあるのだ。

　たとえば、サヴァリーズの別の対話相手であるジェイミー・バークは、音楽療法の助けによって、キーボード入力や靴紐を結ぶことが可能になったという。その際に音楽、特にそれが与える「リズム手がかり」は、個々の動作を連続的に結びつけるのに役立つパターンとなり、運動を制御するための予測的手段となることによって、自閉症者のうちで「運動計画の内的モデル」が発達することを促している。ニューロティピカルと自閉症者とのあいだで、音楽を情動的に受容する仕方に差がないのだとすれば、韻律詩や音楽のこうした効果は、神経学的な定型発達者にとってもまた、高次の思考と感情・情動とを統合する作用をもたらしているに違いない。

2-3　自己治療的カードゲーム療法としての 『ムネモシュネ・アトラス』

　以上の点は、まず音楽や詩に直接関係するテーマとして筆者に、拙著『デヴィッド・ボウイ——無を歌った男』(田中, 2021)で論じたボウイの作品のわらべ歌(ナーサリー・ライム)的性格、特に歌詞や旋律に一定の強いパターンを与える、ヤコブソンの言う「パラレリズム(並行法)」——定型化したフレーズを反復して用いる詩法——の多用を想起させた。また、「リズム手がかり」を視覚

的イメージの関係性にまで拡げてとれば、ヴァールブルクが晩年に手がけた、言葉ではなく図像のみによる美術史の表現の実験である『ムネモシュネ・アトラス』を連想させるものでもあった。

　ここではまず、後者について述べよう。『ムネモシュネ・アトラス』とは、ヨーロッパ数千年間の歴史的イメージ記憶の相互関係を考察するため、数十枚の等身大で黒いスクリーン・パネル上に数多くの図版を仮留めできるようにした装置である〔図5-1〕。ヴァールブルクはそこに、古代の占星術図像から同時代の新聞記事にまで及ぶ千枚近い図版を掲示し、1929年10月に急死するまで、それらの位置を頻繁に変え続けた。パネル上やパネル間で図版を移動し置き換えることによ

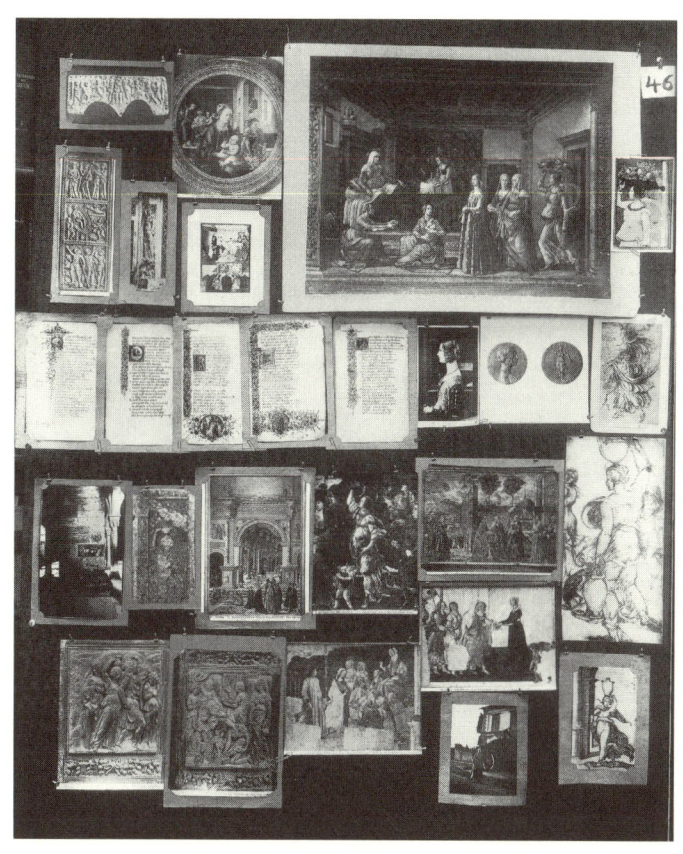

図5-1　アビ・ヴァールブルク『ムネモシュネ・アトラス』パネル46
（現存するのはモノクロ写真のみ）「頭に物を載せて急ぎ足で運ぶ女性（ニンフ）」という
情念定型をテーマとするパネル

り、その配置関係から一定の共通するパターンやその歴史的変化を浮かび上がらせることが目論まれたのである。それはどこか、タロット・カードやトランプの占いに似ていた。

「ムネモシュネ」とはギリシャ神話における記憶の女神の名であり、こうした装置の構造は、ヴァールブルク自身の記憶のあり方に根ざしていたように思われる。自閉症者である作家の東田直樹は、自分にとっての記憶は、1列に並んだ数字を拾っているわけではなく、ジグソーパズルのような状態にあって、1つでも合わなければ全体が噛み合わず、他のピースが入ってくると、いま現在の記憶がばらばらに壊れてしまうという（東田, 2016, pp.75-76）。その記憶は線ではなく点のようなもので、十年前の記憶も昨日の記憶も変わりはなく、逆に言えば、時間軸のうえで自分がどの位置にいるのかわからないため、過去の場面を思い返せても、それらを時系列的に並べることができない（東田, 2018, p.21；東田・山登, 2019, p.27）。東田はまた、友達は過去の場面がトランプの七並べをしているようにわかるのに、自分の記憶はいつまでも当てられない神経衰弱ゲームをしているようだとも語っている（東田・山登, 2019, p.47）。

「ジグソーパズル」「神経衰弱ゲーム」といった喩えは、『ムネモシュネ・アトラス』にも当てはまる。それはいわば、そんなパズルやゲームに似た記憶の様態を物質化した美術史的なカードゲームであり、自閉症的な非時系列的記憶を積極的に活用するための装置だったととらえられるかもしれない。自閉症者に接近した感覚経験をもっていたと推測されるヴァールブルクにとって、黒いスクリーン上で多数の図版——ほとんどはモノクロ——を自由に並べ替えることのできるこの研究手段は、過剰な視覚情報をコントロールしながら、その配置によって構造化して一定のリズムを生み、イメージの歴史をいわば音楽的にパターン化することを可能にした、視覚的イメージに対する自身の過敏な反応の抑制方法——自己治療的なアート療法ないしカードゲーム療法——だったように思われる。

3　音楽的パターンの「締め付け機」効果 ——デヴィッド・ボウイの歌をめぐって

3-1　わらべ歌のリズム手がかり

次いでデヴィッド・ボウイ研究との関わりについて述べよう。ボウイの歌には、ほぼ同一の定型的歌詞を定型化されたメロディーで規則正しく繰り返して歌う歌

詞構造 ── パラレリズム ── がある。それは英語で歌われる歌詞の完全かつ正確な理解を必ずしも必要とはしない。その点では言葉を知らない幼児にとっての子守唄やわらべ歌にも通じる。東田によれば、重度の自閉症者には会話ができなくても歌なら歌える人たちがおり、それは歌が「決められた歌詞を読む」という規則性に依拠しているからであるという。東田はまた、言葉を選ぶとき、実際には聞こえていないが記憶の中で生きているような音楽が言葉を運んでくれることがあると語り、それは幼い頃、寝ているあいだに聞いた子守歌と同じような感じであるとも述べている（東田, 2018, pp.82-88）。これらは子守唄やわらべ歌が強い「リズム手がかり」になることを示唆している。

　拙著『デヴィッド・ボウイ』では、ボウイの作品におけるわらべ歌的パラレリズムの効果をめぐり、人類学者カルロ・セヴェーリの『キマイラの原理 ── 記憶の人類学』(Severi, 2004/2017) を参照して論じた。セヴェーリはそこで、ラテンアメリカの先住民クナ族のシャーマンと難産に苦しむ妊婦とのあいだに成立する儀礼的コミュニケーションのメカニズムを分析している。シャーマンが秘儀的言語で歌う歌の意味を、妊婦はほとんど理解できない。しかし、シャーマンはほぼ同一の定型的表現を規則正しく繰り返して歌うため、そのパラレリズム的構造のおかげで、歌声は一定の規則性を得て、妊婦に対し、完全な無秩序ではないものの、はっきりした意味を表すのでもない、「音のロールシャッハ・テストの染み」のような現象として立ち現れる。妊婦はその染みを手がかりとして、自分が知る精霊やシャーマンの物語をそこに投射する。患者である妊婦を癒やすのは、自らそこに投射して空想的に聞きとったこの物語なのだ。

　これは歌の規則的パターンを手がかりとして与えることにより、患者にとって心理的に有効な心象をその患者自身の内部から引き出す、一種の音楽療法にほかならない。拙著では、わらべ歌的パラレリズムを特徴とするボウイ初期の歌、特に「ロックンロールの自殺者（Rock'n'Roll Suicide）」を典型とする、聴き手に直接呼びかける歌の数々は、思春期のオーディエンスを相手とした ── クナ族のシャーマンと同様の ── 儀礼的コミュニケーションを実現していた、と論じている。大人へのありきたりな成長を拒むロックンロールのファンたちは、妖しく着飾り化粧したシャーマン的なボウイの歌に自分の物語を投射することを通じ、単なる言語的コミュニケーションを超えた経験をする。ボウイの歌を聴くことはそのとき、「ロックンロールの自殺者」として一度死ぬことによって異なる生へと生まれ変わる、通常とは別のかたちの成長プロセス ── 一種の通過儀礼 ──となるのである。

3-2　ボウイ作品の音楽療法的性格

　アルバム『ロウ (Low)』の楽曲を代表とする、失語症的プロセスをたどって喃語に近づく歌詞など、ボウイの作品にはニューロティピカルな歌・音楽のカテゴリー的認知の枠組みを逸脱してゆく傾向がある。たとえば、『ロウ』の「地下生活者たち (Subterraneans)」という曲では、歌詞が明確な意味を失って呪文のような音声に近づいてゆき、サックスの楽音や逆再生されたサウンドなどと入り混じり、まさしく「音のロールシャッハ・テストの染み」をかたちづくっている。それは、オーディエンスに直接呼びかける初期作品とは異なる仕方で、しかし儀礼的コミュニケーションとしては同様に、聴く者に対する音楽療法的な作用を行うのである。

　ボウイ作品のこうした性格は、思春期に大きな文化的影響を受けた異父兄が統合失調症を発症し、ついには自殺を遂げてしまったという個人的体験と無縁ではなかったように思われる。そこには、自分自身もまたいつかは精神病を発病するのではないか、というボウイの恐れが伴っていた。ボウイは兄と同居していた時期に、狂気や精神的分裂を主題にした作品をいくつも作っている。それらの作品にはわらべ歌的な語彙やパラレリズムが頻出する。わらべ歌はボウイにとって、単にパラレリズム的構造の参照源だっただけではなく、兄と共有した時間をよみがえらせることで自分自身の無意識を探索しようとする、創造活動のための手がかりでもあった。その語彙や歌詞構造はボウイにとっていわば、幼年時代の「余韻」を湛えた「索引」だったのである。

　ボウイが自分と兄との関係を最も深く自己分析した歌であり、きわめて象徴的で難解な歌詞とわらべ歌特有の無気味さが漂う「ビューレイ・ブラザーズ (The Bewlay Brothers)」からは、ボウイにとって異父兄が分身のような存在であったことがうかがえる。この歌の最後には、再生速度を変えた甲高い怪物のような歌声で「どうかいなくなってくれ、ヘイ！ (Please come away, hey!)」という歌詞が繰り返される。それはこのわらべ歌を作ることでボウイが思わず発掘してしまった、無意識の奥底の記憶や欲望の表れのように思える。ボウイにとってはおそらく、こうした作品を制作する営み自体が、自らの不安の根源に迫ることでそれを乗り越えるための自己治療だったのであろう。

4 「プリベンション」と現代美術
── 宇佐美圭司の芸術論を手がかりに

4-1 失画症からプリベンション論へ

　最後に、画家・宇佐美圭司が自閉症児の事例に学んで発展させた「プリベンション（prevention：予防）」の概念を取りあげたい。論考「芸術家の消滅」で宇佐美は、美術専攻の学生たちとともに八丈島の港で行ったセミナーを回想している（宇佐美, 1976/加治屋編, 2021, pp.120-129）。参加学生のほとんどが画帖を持参していたにもかかわらず、風景をスケッチする者はいなかった。その光景に宇佐美は「失画症」という言葉を思いつく。当時、彼のセミナーでは自閉症者の症例記録を調べることにより、「正常と思われているものにひそむ歪み」や「日常生活の中で忘れ去っている表現行為の意味」を考究していたという。宇佐美が特に詳しく取りあげるのは、ブルーノ・ベッテルハイムの『自閉症 ── うつろな砦』（Bettelheim, 1967/1982）で報告されているジョイ少年のケースである。なお、ベッテルハイムはその死後に患者への虐待などが明るみに出され、研究業績にも疑いの眼が向けられている。『自閉症 ── うつろな砦』の記述も十分な検証が必要であることは確かだが、以下で言及する宇佐美の論点は、ジョイ少年自身の発言や行動に関わるものであり、ベッテルハイムによる分析や治療法とはいったん切り離して扱うことができよう。

　ジョイ少年は、何ごとを行うにあたってもまず、眼に見えない電線を床に張ったり、プラグを差し込んだり、真空管を正しく配置したうえで、そこに自分の身体を接続しなければ、食べることも、排泄することも、眠ることもできなかったという。こうした行為を彼は自ら「プリベンション」と呼んだ。玩具を前にしたジョイ少年は、「これで遊べたらとても楽しいだろうな」と言いながら、そのためにはそれに適したプリベンションをまず必要とした。その姿に宇佐美は、風景を前にしつつ、それを単純に描くことはできない学生たちの様子を重ねる。つまり、この学生たちにとって、描くことは自分の存在理由を脅かす、危険なものに思われるからであろうというのである。宇佐美の解釈によれば、ジョイ少年はプリベンションによって、危険に満ちた現実との関係をかろうじて可能にしているのであり、そこで注目すべきは、プリベンションこそが行動の場を作り上げる方法になっている、という点なのだ。プリベンションは、ベッテルハイムがそう見

なしているように、自閉症という病いの症状なのではなく、自らの存在にとって脅威であるような危険な世界の中で、行動の場を切り開くための手段なのである。

宇佐美はさらに、免疫抗体を作るための予防注射をモデルにして、プリベンションの概念に「克服されるよう計画された障害装置」という両義性を与えている。行為することの障害が、それを克服するためにまず計画されなければならない。美術の学生たちの場合、見ることを検閲する無意識的なメカニズムが存在するがゆえに、単純素朴に風景を見て写生することはもはや不可能であり、ジョイ少年のように、見ることに至るための障害をまず自分自身で作り上げなければならない。具体的には宇佐美は自作に、「作品を理解することを阻止する装置であるとともに、作品の解読を誘導する装置」でもあるという、両義的な性格のシステムを付与しようとする。そのようなシステムがプリベンションとして機能することによって、作品を「見る」という行為がはじめて可能になるのである。それが同時に宇佐美にとって、作品を「作る」ために必要なプリベンションだったことは言うまでもない。

ジョイ少年のプリベンションには、韻律詩や音楽が自閉症者に働きかけるに際した「締め付け機」の性格が認められよう。それは行為を束縛する障害でありながら、同時にその束縛によってこそ、行為の場を作り出す。宇佐美の言う「見ることの検閲機構」とは、自閉症者が経験している多種多様な感覚情報を、ニューロティピカルが前頭葉による言語優先のカテゴリー的認知によってあらかじめ切り捨ててしまうメカニズムに対応すると言えるかもしれない。そのようにおのずと作動してしまう検閲を無効化するためにこそ、検閲以上に強く作用する「障害」として、プリベンションが発明される。その「克服」は単純な「解消」ではない。鑑賞者はプリベンションを通して作品のうちへと誘導されつつ、同時に安直な理解を拒まれるという、中心になかなか辿り着けない迷宮の中をさまようようなプロセスを強いられる。そのプロセスが「見ること」を変容させるのである。

4-2 宇佐美作品におけるプリベンションとヴァールブルクの 「情念定型」

宇佐美による作品制作の具体的なプロセスを見てみよう。宇佐美自身による解説図〔図5-2〕のうち、正六角形（K）がこの場合のプリベンションである。図Ⅰ～Ⅲは、図Ⅴのような六種類の横顔の輪郭を、次の3つの方法でKの内部に60°ずつずらして配置したものである——図Ⅰ：6つの輪郭線を上書きして重なる部分ごとに断片化する、図Ⅱ：6つの横顔を刳りぬいた正六角形の板六枚（図Ⅳ）

を重ねる、図Ⅲ：6つの横顔のかたちの板6枚（図Ⅴ）を重ねる。これによって、素朴な描写や主観的想像によってではなく、純粋に知的な操作を通じて、幾通りもの形態が生み出されてくることになる。宇佐美はこうした操作から絵画や立体作品を制作しており、そのなかには《プロフィールのこだま：積層》(1976) のように、形態生成の操作それ自体のプロセスが読みとれるように描かれたものもある。

　これらの作品系列では、最初に選ばれた正六角形のみならず、横顔の輪郭線もまたプリベンションとなり、その束縛によってこそ、さまざまな形態、および、それらから出発した作品の制作が可能になっている。宇佐美の作品を見る者は、アーティストがその束縛のもとでどのように新たな形態を作り出しているのか、その知的な操作の営みを解読しなければならない。そのような解読こそが、宇佐美の作品を「見る」ことなのである。

　宇佐美の作品でもうひとつ注目したいのは、米国の『ライフ』誌1965年8月27日号に掲載された、ロサンゼルスでのワッツ暴動の写真における4人の人物の身振り —— 投石したり、身をかがめたりしている —— をもとに制作されたシ

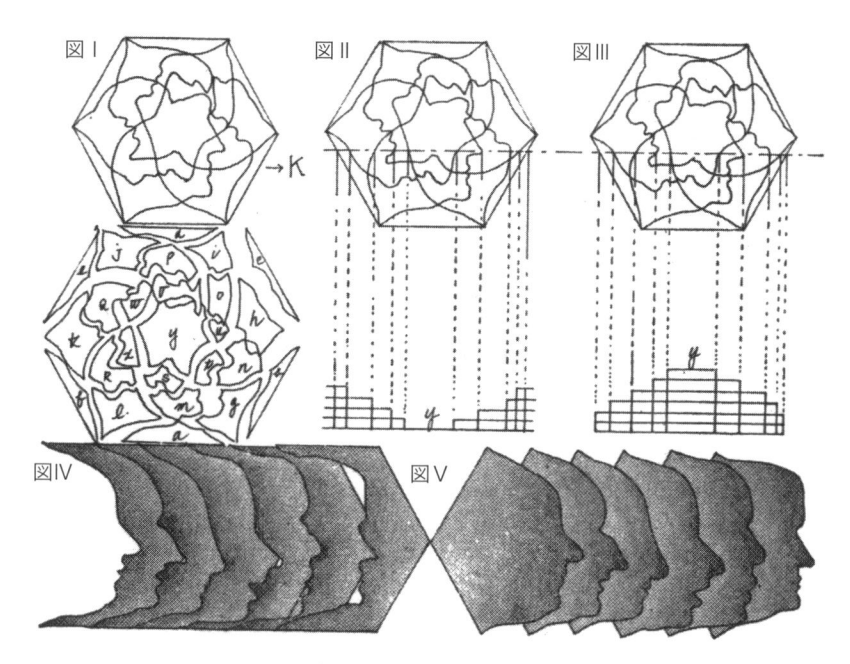

図5-2　宇佐美圭司「芸術家の消滅」より、
正六角形（K）をプリベンションとした作品制作の解説図（加治屋（編）: 2021, p.127）

リーズである。宇佐美はその4つの身振りの輪郭線を基本構造として、それらの人型を左右対称に反転させたものを含む8つの形態を重ね合わせる操作により、多様な作品群を生成させている。宇佐美は人型の輪郭線が関係しあって生まれるものを「形態」と呼び、人型の「形」それ自体からは区別している。つまり、「形態」とは常に「形」の複合体なのである。「形」がプリベンションとして限定されているのに対して、「形態」は類似性をもちつつ変化してゆく。そんな性格をとらえて、宇佐美は「形態」を「ゴースト」とも呼んでいる（宇佐美, 1985, 1993）。

こうした身振りへの着眼は、ヴァールブルクがイタリア・ルネサンス絵画の研究のなかで見いだしていた現象を連想させる。当時の絵画では古代美術に由来する一定の身振りの型が好んで用いられた。激しい感情に襲われた人体を表現するためにしばしば使用されたことから、ヴァールブルクはそれらの型を「情念定型（Pathosformel）」と名づけている（宇佐美の人型が激しい怒りや恐怖のもとにある暴動の写真から選ばれている点も共通している）。情念定型はステレオタイプな「型」である限りでは束縛なのだが、その束縛によってこそ、イタリア・ルネサンスの画家たちは中世キリスト教美術にはなかった新しい身体表現の領域を開拓できたのである。つまり、それは当時の画家たちにとってのプリベンションだったのだ。

宇佐美のプリベンションは「失画症」に対する療法であった。同様に、イタリア・ルネサンスの画家たちにとっては情念定型が、身体の描写を中世の硬直した形式から解放するために必要とされたプリベンションであった。歴史家ヴァールブルクがこうしたプリベンションの作用をイタリア・ルネサンス美術のうちに発見したことは、彼自身が自閉症者に近接した感覚経験を有していたことと無縁ではなかったように思われる。それはさらに、時代を超えて用いられる情念定型の系譜の追跡を主要テーマのひとつとする、『ムネモシュネ・アトラス』という装置の発明にも通じていたのである。

5 おわりに

以上で概観してきたように、自閉症者の敏感な感覚経験や独特な記憶のあり方は、神経系イメージ学の先駆けである文化史家ヴァールブルクのイメージ認知や歴史観と非常に近似している。ヴァールブルクの『ムネモシュネ・アトラス』やボウイの楽曲のわらべ歌的性格、宇佐美が自閉症児から学んだプリベンションはそれぞれ、カードゲーム療法、音楽療法、アート療法と見なせるものでもあった。

これらはニューロダイバーシティの観点から思想史や芸術論をとらえなおす契機ともなりうるだろう。

　こうした視点を逆転させれば、視覚思考者の性格をもつ自閉症者にとって、美術作品は重要な「リズム手がかり」となり、アート療法の可能性を開きうるに違いない。具体的にはたとえば、サヴァリーズの読書セッションに準じ、自閉症者とともに行う宇佐美作品の鑑賞を通じた現代美術研究が考えられよう。『ムネモシュネ・アトラス』やボウイの歌の分析もまた、そのような応用への発展を期待させる。筆者が表象文化論の分野で展開してきた研究は、このように現在、人文学の神経的転回の先に、ヘルスヒューマニティーズに通じる、より実践的な「医療的転回（medical turn）」への展望をもたらしているのである。

文献

Bettelheim, B.：*The Empty Fortress: Infantile Autism and the Birth of the Self*, Free Press, 1967. 黒丸正四郎・岡田幸夫・花田雅憲 他（訳）：自閉症 —— うつろな砦 2, みすず書房, 1982.

Grandin, T.：*Thinking in Pictures: And Other Reports from My Life with Autism*, 1995. カニングハム久子（訳）, 自閉症の才能開発 —— 自閉症と天才をつなぐ環, 学習研究社, 1997.

東田直樹：自閉症者の僕が跳びはねる理由, 角川文庫, 2016.

東田直樹：跳びはねる思考 —— 会話のできない自閉症の僕が考えていること, 角川文庫, 2018.

東田直樹・山登敬之：東田くん、どう思う？, 角川文庫, 2019.

中井久夫：徴候・記憶・外傷, みすず書房, 2004.

野尻英一・髙瀬堅吉・松本卓也（編）：〈自閉症学〉のすすめ —— オーティズム・スタディーズの時代, ミネルヴァ書房, 2019.

坂本泰宏・田中純・竹峰義和（編）：イメージ学の現在 —— ヴァールブルクから神経系イメージ学へ, 東京大学出版会, 2019.

Savarese, R. J.：*See It Feelingly: Classic Novels, Autistic Readers, and the Schooling of a No-Good English Professor*, Duke University Press, 2018. 岩坂彰（訳）, 嗅ぐ文学、動く言葉、感じる読書 —— 自閉症者と小説を読む, みすず書房, 2021.

Severi, C.：*Il percorso e la voce: Un'antropologia della memoria*, 2004. 水野千依（訳）,キマイラの原理 —— 記憶の人類学, 白水社, 2017.

田中純：アビ・ヴァールブルク 記憶の迷宮, 青土社, 2001.

田中純：都市の詩学 —— 場所の記憶と徴候, 東京大学出版会, 2007.

田中純：歴史の地震計 —— アビ・ヴァールブルク『ムネモシュネ・アトラス』論, 東京大学出版会, 2017.

田中純：デヴィッド・ボウイ —— 無（ナシング）を歌った男, 岩波書店, 2021.

宇佐美圭司：芸術家の消滅, 1976, 加治屋健司（編）, 宇佐美圭司 —— よみがえる画家, 東京大学出版会, 2021.

宇佐美圭司：記号から形態へ, 筑摩書房, 1985.

宇佐美圭司：心象芸術論, 新曜社, 1993.

第6章　ヘルスヒューマニティーズにおける スピリチュアリティの視点

　メディカルヒューマニティーズ（Medical Humanities：以下 MH と略記）および ヘルスヒューマニティーズ（Health Humanities：以下 HH と略記）の目的は、医療 文化の只中において、人文学の主体である全人的な存在を回復することである。 この領域における上記の2つの学問的展開の微妙な差異に関する議論は、本章で は触れない。

　オックスフォード大学人文学研究センターの MH 研究部門は、その活動を以下 のようにまとめる。[1]

> 　医療人文学は、医療と疾病とを政治的・社会的・歴史的・文化的コンテキスト に位置づけ、健康と社会の関係を検証する。歴史・芸術・哲学・神学・文学等の 学問諸分野の考え方、道具立て、方法論を用いて、健康やヘルスケアを理解し向 上させるための革新的な戦略を構築する。誰をいつ治療するか、どのように疾病 を食いとめるか、ヘルスサービスをどのように財政的に支え向上させるかは、科 学のみによって決定できるものではない。それらは、現実の経済状況、歴史的諸 条件、文化規範、将来への目標、社会的に条件づけられたリスクに照らしての、 対立を孕んだ倫理的政治的判断に属する。医療人文学は、これらの判断を明るみ に出し意識的に検証することを可能にする。最も基本的なこととして、医療人文 学は、健康と医療は人間ごとであると考える。

　健康を生物学的観点から語るだけでは十分でない、という議論は、早くから G・エンゲルらによって明確に指摘されている。21世紀直前に展開された WHO の健康の定義改定の議論においても、身体的、心理精神的、社会的、スピリチュ アルといった複眼的な視点からのウェルビーイング理解が語られている。杉岡 （2019）は、bio-psycho-social-spiritual な観点の必要を提唱している。

　本章がまず紹介する TeamOncology ABC の概念は、患者ケアの質的向上を期 待するため、人文学的・社会科学的な視点を提供し、医療のパラダイムを批判的 に検討するひとつの視点である。

1 TeamOncology ABC

上野直人氏とともに筆者は、がんの集学的治療をテーマにTeamOncology ABCのモデルを提唱した（Ueno et al., 2010）。多職種の効果的な連携を通して、より良い患者ケアの実現を目指した。本章はまずこの概念構築に関わったひとりとして、このモデルを紹介するとともに、そのバージョンアップを図りたい。

TeamOncology ABC〔図6-1、表6-1〕は、Japan TeamOncology Program（J-TOP）の中で誕生した。プログラムは、上野直人氏を中心とするテキサス大学MDアンダーソンがんセンターのファカルティーが毎年来日し実施される、医療者向けの最先端のがん集学的治療のトレーニングである。当初より、医師、看護師、薬剤師のチームが相互の専門性を理解し尊重しつつ、困難な症例に多職種連携によって取り組む実践的訓練の機会である。

チームA（もしくはComponent A）は積極的ケアを担う。医科学の最先端の（いわゆる）エビデンスに基づく情報を縦横に用いて、治療・症状緩和等を効果的に行うのが目的である。多職種の協働により、適切な診断、計画、治療が目指される。その上にJ-TOPが重視するのは、標準治療を尽くしたうえで、さらに何ができるかを多職種が深くディスカッションし、臨床研究を構築するなかで、チームの力を養ってゆくプロセスである。医師がリーダーとなって、職種間のコミュニケーションをファシリテートしつつ患者とのコミュニケーションを確保してゆくことで、ケアの質が高まってゆく。チームAだけでは辿り着けない具体的な臨床現場での課題が浮かび上がってくる。特にQOL（Quality of Life）がベンチマーク（指標）とされる段階では、必然的に、それまで二次的に感じられていた患者の主観的経験をケアするチームB、またその存在が当たり前に感じられていた地域の具体的な医療制度を成り立たせているチームCを中心とするケアがなければ、患者のニーズに応えられないことが明らかになってくる。さらに、患者の治療選択や意思決定という土台がなければ、チームAの働きが実現できない。これらのズームアウトされた視点を持つことで、TeamOncology ABCの視点が衒学的なものではなく、きわめて実践的なものであることが理解できる。

チームA、B、Cの中に位置づけられたAは、責任、論理性、合理性、効率性、妥当性、平等性などの価値を追求しながら、臨床での葛藤を経験しながら、常に発展する方向性を持っている。

チームBは基礎支援を担う。広い意味で、患者の権利に関わるケアを行う。人

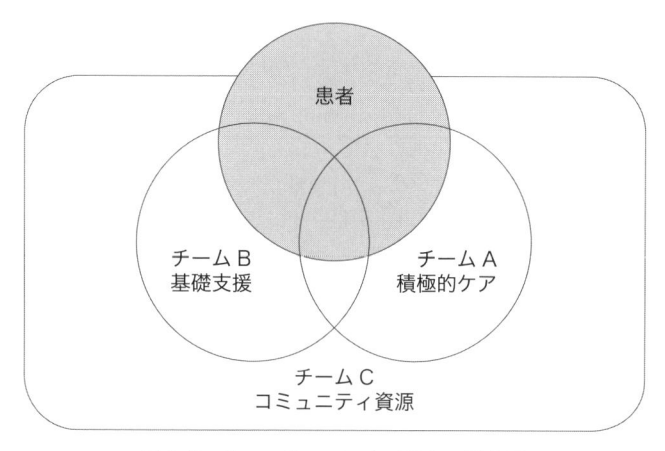

図6-1　TeamOncology ABCの概念図

(Ueno, N. T., Ito, T. D., et al., 2010. ただし、チームAとチームBの左右を入れ替えてある。)

表6-1　チームABCの概要

チーム	専門職種例1	専門職種例2		目的	方法	価値
チームA 積極的ケア	医師 薬剤師 臨床検査技師 作業療法士 理学療法士	看護師・保健師	心理士　精神保健福祉士　社会福祉士	科学的根拠に基づく治療の提供 標準治療のない課題への研究の構築 多職種連携におけるケアへの合意形成	直接的治療介入 検査/診断/技術 研究	客観性 合理性 効果 責任
チームB 基礎支援	チャプレン 臨床宗教師 臨床傾聴士 芸術療法士			生活者としての尊厳の維持／ACP 人生観/価値観/死生観の明確化支援 治療の ownership の明確化 治療選択支援/意思決定支援 「患者役割」からの脱却：生活者の視点	傾聴 エンパワーメント 相互性	関係性 人権擁護 畏敬
チームC コミュニティ資源	医療保険制度 介護保険制度 地域包括ケア 基礎研究 医療産業			正義の実現 経済的発展 社会的資源開発/利用 創薬 医療機器/医療技術の向上	制度整備 財源確保 研究/開発 持続可能性維持	公平性 市民社会 ウェルビーイング

文学（humanities）の視点からすると、人間は理性的・合理的に論理的判断を下し行動するだけでなく、基盤としての体感・情緒・感性に影響を受けながら生活している、という視座を持っている。患者にとって〈非日常的〉な判断が求められる医療の場において、日常生活の価値や感覚に配慮するケアと言える。チームBは、患者の気持ちや思考の整理の場を確保し、自身の思いを見つけ出すプロセスの証人となることを重視する。特徴的なのは、患者の心の揺れに同席しながら、ケア者も同様に、意識的自覚的に体感・情緒・感性を揺らしながら患者とのケア関係に入ることである。そこには臨床的な相互性が生まれる。この相互性の有無によって、チームB固有のケアの視点が明らかになる。チームAケアにおいては、医療者は患者の痛みや症状を知的に理解することが重要であって、自身が患者の苦悩を間主観的に感得する必要はない。これに対してチームBケアは、患者の気持ちへの間主観的な関わりという臨床的相互性に踏み込む。患者自身はそのような関わりのなかで、自身の〈いま・ここ〉を理解する（*carpe diem*）。その意味で、統計的な技法を用いて人間の内面の動きを理解しようとする人間科学的なアプローチは、厳密にはチームBには含まれない。臨床的相互性を意識した関係性がケアの力動を生み出す。患者は、その相互性を通して自己存在の価値を再確認することができる。患者は、自分がケア技術の対象ではなく、他者との関係を持つ人格的な存在であることを確認する。ケア者と患者との力動によって、患者自身が自己の価値観に触れながら治療選択をし、自己決定に踏み出すことができる。チームBのケア者は、患者の尊厳に畏敬の念を持ち、主体性発揮の証人となり、見守り、その選択や決断が究極的に望ましい方向性を持つことを祈り願う。チームBが医療ケア全体を人間的なものとして支えると言える。チーム医療においては、ケアの人文学性は、主にチームBの働きによって明確にされる。

　チームBケア者にとってのこの臨床的相互性は、ケア者自身の自己認識や、世界認識の変化をもたらす。チームBケアはケア者の能力（能動態）によって事態を十全にコントロールできることを前提としていない。むしろ、ケア関係のなかで、患者が自分自身についての気づきや力が立ち現れてくる（中動態）。その立ち現れや変化は、ケア者に丁寧にフィードバックされるわけではないので、関わりの影響を把握し切れるわけではない。その意味で、チームBケアは、コントロールの低い関わりと言える。そこには、ケアに携わる者の予想を超えた、また思いもつかない展開が、当然のこととして想定される。不確定性、偶然性、不可知性が伴うゆえ、マインドセットを異にするチームAとのコミュニケーションに困難が生じることは少なくない。

　チームCは、現実の医療の前提である。スムーズに進んでいるときは意識され

ないかもしれない。その社会の抱える理念・課題・問題意識がチームＣを形成している。その社会の医療が、どのような人びとを重視しているのかが制度として表現されている。同時に、その理念を維持するための制度運営も、経済的裏づけとともに問題になる。社会における合意の形成が求められる。権力の構造も反映する。その意味でチームＣの特徴は、人びとの健康を舞台としたその文化の振る舞いなのであろう。この医療文化が、産業にとってもイノベーションにとっても教育研究においてもその社会の根幹をなしている。これをミッシェル・フーコー（2008）は「生政治（bio-politics）」表現した。その意味は大きい。現代社会においては、その社会の生政治に方向づけられた「当たり前」が次の世代の感性を形成すると理解するのが社会構成論である。病い、容姿、障害、能力など、「普通」と感じる感覚を、このチームＣが左右するかもしれないことを理解すべきであろう。

令和5年度の一般会計予算114兆3,812億円のうち社会保障関係費は36兆8,889億円であり、32.3％を占める。また国の一般会計予算の国債費（22％）の多くは、過年度において社会保障費を補填していたものである。それらを考慮すると、税金の半分が医療福祉に投入されていると考えられる[2]。また、日本の経済活動全体における医療・福祉に関わる産業の規模は、近年増大している。チームＣは、医療と社会経済の具体的な接点である。さらに、生政治以上に、生命健康に関わる産業は経済の根幹を成してきている。

病むこと、苦しむこと、それらを抱えながら生きること、そして死ぬことの倫理的政治的決断がMH/HHの大きな課題である。

なお、オックスフォード大学でも同様に、複眼的な視点からの医療実践を模索する動きがある。すでに、英国医療の制度改革にも影響を与えている。日本のMH/HHを構築してゆく上で、大切なパートナーだと考える[3]。

2　人称構造

図6-2は、TeamOncology ABCをヘルスヒューマニティーズの視点に重ねるため、以下に論ずる人称構造に当てはめてみたものである。この図は、患者には0人称の側面と1人称の側面とが併存していることを示している。また、チームＡのケアは3人称の視点から行われ、チームＢのケアは2人称の視点に立つ必要がある、ということを示している。ここから、ケアにおける関係性を、0人称、1人称、2人称、3人称という視点で捉えることを試みる。

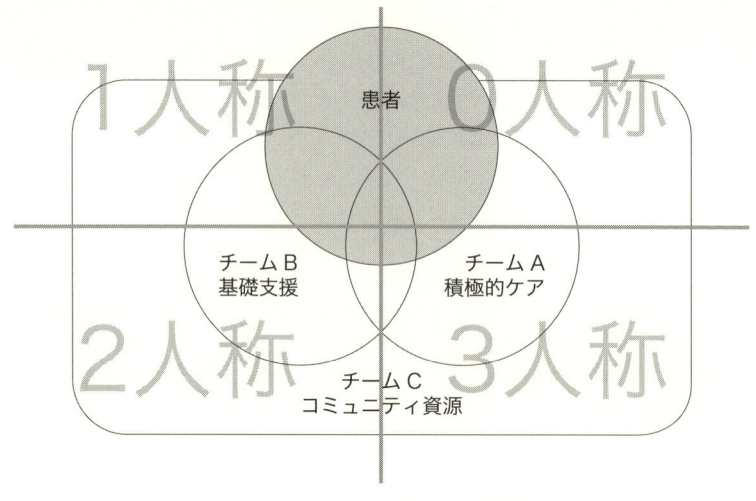

図6-2　チームABCと人称構造

2-1　0人称 ── 生命の流れの中の人間

　まず医療においては「患者」とされている、ケアにおいて焦点化されている人間（Focus of Care：以下、本章では「患者」という表現は用いず、FCと記す）について考えてみたい。人間は約38億年の生命の流れの中で現在の姿となった。私たち一人ひとりを形成している細胞中の遺伝子は、38億年前に誕生した最初の生命と直接につながっている。すべての人には生物学的に父と母がおり、その父と母にもその父と母がいる。それは脈々と（さまざまな進化の過程を経ながら）最初の生命へとたどることができる。生命存続の原理が多産多死であることを考えると、この38億年のラインがこの私につながっていることは奇跡である。たとえば、無数の魚や虫の卵もしくは何十頭かの動物の子の中から、生き残り成長し次の世代を生み出す個体がどれほどいるのか。天文学的な数の、生き残れなかったいのち、他の生命の餌食となっていったいのち、子孫を残す前に死んだいのちを身近に感じながら、私たちの祖先はたまたま・偶然に生き残った。もしあのとき捕食者に捕まったのが、すぐ前にいたあのいのちでなく私の祖先であったとしたら、今の私ではないいのちがここにいるのかもしれない。私が私として、あなたがあなたとして、今ここにこのいのちとして存在することは奇跡である。あなたも私も奇跡の38億歳である。しかも、宇宙の歴史の中で同じ遺伝子構造（ゲ

ノム）を持つ個体は、一卵性双生児を除き存在しない。加えて、人間にとって、遺伝によって決定される要素は部分的である。さらに人間の脳は生まれてから発達する部分が多くある。私という何重にもユニークな個が存在することは奇跡である。

このユニークな個としての私は、じつはこの38億年の生命の最先端にいる。私が生きるいのちの年月が、生命の流れをそれだけ進めることになる。生命が私を産み出しこの世界に送り出してくれたが、私のいのちが生命の恒久の流れを構成している。

このことから、人間存在の人文学的理解にとって大切な視点が得られる。ここで語られる38億歳のいのちは、ギリシャ思想やキリスト教思想の中で育まれ近代的な「個」と概念化される「1人称」以前のものである。人格的存在としてではなく、生命誌の中で奇跡的に生まれた個のいのちの存在に注目する。さまざまな偶然的要素に翻弄されながら、生存環境に適応しながら進化存続してきた、特別な個である。精神病理学者の木村敏は、38億年の生命の「つながり」のことを、ギリシア語の生命を表す *zoe* という概念で把握する。動物学 zoology の語源である。*zoe* は個のいのちの根源であるが、それ自体は抽象的な概念としての生命である。生命は個のいのちとして実体化される。木村は、生命が実体化されたこの個のいのちをギリシャ語の *bios* という語で表現する。その意味で、個のいのち *bios* は、生命 *zoe* の顕現である。*zoe* の継続は *bios* の生死の連鎖によって実現している。*bios* にとって、*zoe* は、源であると同時に死んで行く先でもある。人間存在は *zoe* という大河の一粒の水飛沫であると同時に、尊厳を持った *bios* の実存でもある。しかし *bios* は、その成り立ちからして、偶然性（contingency）、不確実性（uncertainty）、可傷性（vulnerability）、脆弱性（fragility）を孕んでいる。木村敏（2018）は、「生命論的差異」という概念でこの *zoe* と *bios* の二重性を表現しようとした。生物学者の福岡伸一はこの二重性を、哲学者西田幾多郎の「絶対矛盾的自己同一」の概念を通して理解しようとした。

この「1人称」以前の、いわば「0人称」を起点とする次元図式〔図6-2〕を提唱し、ヘルスヒューマニティーズの座標軸としたい。「0人称」は、G・アガンベン（2003）やR・エスポジト（2011）らイタリアの政治哲学者の議論にも通じるところがある。また精神分析家富樫公一（2018）の論ずる「精神分析的ゼロ（the Psychoanalytic Zero)」概念との対話が可能であるように思う。そしてこの図を TeamOncology ABC と重ねてみるとき、ヘルスヒューマニティーズ議論の方向性が、より明らかになる。

FC は、0人称と1人称を跨ぐ存在である。すなわち0人称として、38億年の進

化を背負った*zoe*がその人として顕現した*bios*である。その個としての存在は、ある意味偶然であるが、38億年分の生きる力が備わっている。同時に脆弱であり、傷つきやすく、さまざまな偶然にさらされている。そのような脆弱性こそが、すなわち具体的なその存在の奇跡的なユニークさこそが、尊厳の源である。1人称としては、ある自然的・社会的・人的環境に生まれ落ち、生きる日々を重ねるなかで、人間として備わった可能性を開花させることを通して環境と関わってきた。また、学習を重ね感情経験を蓄積し、人格を形成している。そしてその瞬間も環境との相互関係の中で生きている。

チームＡは、3人称的視点を持ち客観性を価値とする。人が他者に対して客観的に関わるとは、どういうことなのか。チームＢは、2人称的視点を持ち、対人関係に関わるすべての課題がそこで検討される。

2-2　0人称／3人称

ケアを語るときに大前提となるのが、個の尊厳である。ギリシャ以来の西洋哲学、キリスト教の人間観、デカルト以来の主体がここに結集している。しかし、じつは医学が対象としているのは、この尊厳の焦点である1人称ではなく、0人称としての*bios*である。

医学、すなわち3人称の視点は、この38億歳の*bios*を研究する。一人のユニークな人は、上記のように奇跡的に存在している。しかしそれ以前に、生きているということ自体が不思議なのである。私たちは、気がついたらこのいのちを生きていた。自分（1人称）ではその構造や機能を知らぬままに、いのちを与えられている。もちろん、このいのちに閉じ込められていると感じる人もいるかもしれない。生物としてのこの生命のほかに私の存在（たとえば来世のいのち）があるのかは、人間の永遠のテーマであろう。しかしさしあたって、なぜどのようにこのいのちが生かされているのか、そしてどのように生きていくべきなのか、が人生最大の問いであろう。

医学は、この生きている不思議と向き合っている。人間の生命の構造・機能・変化について私たちがこの約150年間に得た知識は膨大なものであるが、しかし同時にほんの僅かでもある。わからないことの大海の中のわかっているひと雫。今後とも人類が惜しみなく時間や資金や労力を注いで解明するべき領域である。研究を進め、より深い人間理解を得て行きたい。ただし、医学の眼差しは冷徹で客観的である。そして、1人称以前の人間存在、すなわち0人称に向けられている。その視点は合理的で客観的である。医学を中心にした医療という営みは、医

学の知見が少しでも効果的に実現できるように治療の基盤を整えるための多職種からなるシステムである。医学とは0人称に向けられた3人称の眼差しなのである。

2-3　0人称／1人称

　感覚器を発達させた0人称には、身体感覚が備わっている。HHにとって重要なのは、この0人称が1人称と分かち難く一体化しているという事実である。

　しかし西欧近代の主体の議論は、デカルト以来この身体感覚に信頼をおいていない。この主体の考え方に疑問を呈したのがモーリス・メルロ＝ポンティ（2014）であった。彼は、人間存在が身体感覚と不可分であると考えた。この視点は、HHにとって基本的なものである。たとえば「痛み」はそれを感じている人にとって、その瞬間の自らの存在のありようそのものである。緩和ケアにおいてそれが一番明確であるが、健康とは、身体感覚が、1人称と世界との関係性を調和的に認識できる範囲に収まっている状態と言える。健康についてのさまざまな議論が可能であるが、まずはこの0人称への高度な集中が重要であることは言うまでもない。TeamOncology ABCにおいて紹介したチームAは、*bios*の構造・機能・状態について科学に裏づけられた知識や技術を用いて介入することが基本である。そして、1人称は、0人称の生物学的存在である「私」が、感覚器を通じて得た情報や、38億歳の生命論的知恵が直感するものの上に、思念的なものを構築しているのである。

　H・G・ガダマー（2012 他）が明らかにしたように、私たちの1人称は、その個人が生まれ落ちた歴史と伝統に避け難く取り込まれている。他者との出会いは、その人が生まれてからその瞬間までに特定の歴史文化の中で味わってきた具体的な経験と感情の総体と向き合うことであろう。他者理解とか共感を軽々に語ることはできない。しかし、0人称は、人間に共通する構造や機能である。それに頼るとき、すなわち知性や経験に頼るのではなく、人間存在の根底からの感覚に頼るとき、何らかの共通の感性による直感的な理解が成立するのかもしれない。人間の思念の前提であるがゆえに対象化して論ずることのできない「ゼロ」（富樫, 2018）が、明らかに存在するのである。郡司ペギオ幸夫（2020）は、これを「やってくる」「0.5人称」と表現した。

　より1人称に近いところにあるのが、0人称が*bios*を生き、生活を営んでいる人間一人ひとりのいのちの味わい「クオリア」である（茂木, 2019）。これは本来の医学の領域（精神医学を除く）ではない。医師は0人称を扱う専門職であり、1

人称と向き合う訓練は受けていない。むしろ、看護職、福祉職、心理職がそのための訓練を受けてきた専門家（チームB）である。臨床スピリチュアルケアもこのチームのメンバーである。

2-4　1人称（私）の構造

　1人称（すなわち一人ひとりの内面世界）は複雑である。その複雑な様相の客観的理解（3人称として）を求める人間科学と言われる諸学問がある。精神医学や心理学がその中心にある。観察したり、測定したり、質問紙を用いたり、分析したりする。それらの展開は歓迎すべきであるが、複雑な内面の世界を総合的に把握することはできない。1人称世界にアプローチするための大切な方法は、傾聴であり対話である。そこには上記の臨床的相互性が求められる。

　作家の平野啓一郎は「分人（dividuals）」という見方を提示する。統合された個人（individual）として人を理解するのではなく、一人の人の中に多くの分人がいる。それが互いに対話したり調和や緊張を繰り返す生々しい1人称に眼差しを向ける。経済学者のアマルティア・セン（2011）は、同じ問題意識を反対から語る。すなわち、人を1つの属性で特徴づけ矮小化するときに、暴力を振るう対象になる、と論ずるのである。H・ハーマンス（2006）は対話的自己理論（Dialogical Self Theory）として、分人の視点を体系化している。分人をI-positionsという概念でとらえ、理論を構築している。I-positionsの考え方は、社会構築論をより精密化したものといえる。経験一つひとつが内面に痕跡を残す。それらが秩序だって蓄積されるのではなく、即座には1人称の中に統合されない感覚として併存する状況を考えている。その際の統合の原理を、ポリフォニー[4]（polyphony）という音楽用語を通して表現する。

　すべての声部が同じメロディーを奏でるモノフォニー（monophony）や、1つのメロディーを中心に他の声部が和音を重ねてゆくホモフォニー（homophony）に対し、それぞれの声部が独自のメロディーを奏でつつ、それらが重なりあって1つの豊かな音楽を構成するのがポリフォニーである。一人の中のI-positions（もしくは分人たち dividuals）がどのような関係性を構築してゆくか、メロディーの重なり合いとしての私という楽曲がどのようなハーモニーを生み出すのか、というスリリングなダイナミズムがある。しかし、このメロディーの交錯こそが、我々の苦悩の実態なのかもしれない。さまざまな経験がそれに応じた内面的な思いや利害（I-positions）を形作っている。そもそもI-positionとして私の中に取り込まれていない出来事は、経験されていないのと同じである。反対に、意味ある

経験は、1人称の生の味わいとして、それに応じた考え方や態度として大小強弱のI-positionsを形作る。それらが不協和音（cacophony）を呈するとき、1人称の苦悩が深まる。協和音に辿り着けない内的状況において、その解決のために策を講じるのもひとつの態度である。帚木蓬生（2017）は、英国の詩人キーツから学び、そのような状況に居続け待つ姿勢の大切さを「ネガティブ・ケイパビリティ：答えの出ない事態に耐える力」と表現した。ポリフォニーの背景にある音楽理論を対位法と呼ぶ。その意味で、ケアとは1人称の中の対位法ということができる。

　所属する組織での思い、人間関係上の思い、親として・子として・兄弟姉妹としての思い、趣味や関心ごとに関する思い、経済的な利害、大切にしている視点や譲れない意見、そして正義の感覚などがある。それらの一つひとつには、個人史的な背景があり、経験された事柄の記憶があり、その時に味わった感情がよみがえってくる。味わいが伴っている。これらのI-positionsは、調和しているというより、常に不協和音を鳴らしているようにすら感じられる。米国の社会学者タルコット・パーソンズは「病人役割（sick role）」という言葉で、病人に期待される役割があると論じた。（現代ではさまざまな批判をされ修正を求められる考え方ではある。）たとえば、病人が通常通りの能力を発揮しなくても寛容に見られたり、通常の義務を免除されるような面と、できるだけ早く病気の状態から回復するよう期待される面とがある。このような眼差しが自分に向けられ、安堵する面もあればそれを良しとしない思いも湧き上がってくるであろう。注意すべきは、FCが「患者役割」を内在化して医療者に語っていることに気づくことである。FCが、患者役割にとらえられ医療者から期待されている受け答えをしているのであれば、それはケアになっていない。I-positions間の不協和音に苦しむ思いにご一緒させていただける傾聴者になる言葉が求められる。

　問題は、FC本人も自らの苦しさを一人で自覚し、援助者に語るべく準備して語ってくれるわけではないことである。FCは、良き聴き手を得てはじめて、自分の内面の不協和音に気づき、その相手に向かってその場で語りを紡いでくれる。このプロセスが、下記のナラティブ（narrative）である。間主観性のダイナミズムに注目するケア者は、語りとその源である気づきは、聴き手との関係性の中で起こることを知っている。他者に向けて「私」と1人称単数で語るが、意識できるレベルでも、その中は複雑である。I-position間の対話の複雑さが感じられる。

　宗教的な価値観や世界観・死生観も現代人の内面世界にとってはI-positionsのひとつだと考えられる。信仰深い人にとっては、それが心の中で大きな位置を占め、交響曲の主旋律のように他の音程を統合して豊かな響きを奏でる場合もある。

近代以前の多くの文化では、このような圧倒的な宗教言説が主旋律として存在した。しかし、心の中の他の想いと不協和音を生じたり、調和しない思いを沈黙させてしまうような強権が発動されたこともある。現代の世俗化された社会では、反対に、思いをリードするような、絶対的でありかつ豊かで誠実な価値観は得難い。情報過多の現代の社会状況は、一つひとつのI-positionsの内容が断片的で曖昧なまま押し寄せ、対話や調和が不可能なほど混乱をきたしていると言える。各自が、自分の中のI-positionsに構造化と秩序をもたらすことへの支援が、ケアの中心になってゆくと思われる。

　20世紀初頭のフロイトやユングに代表される無意識の発見は、1人称の内部の構造理解をさらに複雑にする。自分で意識できていない欲動や情動の世界が1人称の背後に広がっている。同様に、身体性が意識にもたらす方向づけや制限も現代の人間理解には不可欠である。そもそも人間の感覚器や認識能力は「人間として」条件づけられており、私たちはコウモリのような世界認識をすることはできない。さらに、この世界を生きている私の感覚をこえて「やってくる」ものを、郡司は0.5人称としてとらえようとする。また宗教的な世界観は、気づきや悟りのような、理性の求める因果関連を超えたエネルギーについても語る。「縁起」の考え方や「恩寵」論は、1人称自体が、じつは開いたものであることを主張している。対話的自己理論は、これら一人の人間の1人称を多面的かつダイナミックにとらえる視点を与えてくれている。

　上記の議論とは別に、村田（1998）は、人間存在について「関係性」「自律性」「時間性」という視点を提唱する。日本発の1人称理解の枠組みとして、日本の医療に大きく貢献している。田村ら（2017）が開発したSpipassは、この人間理解に基づき、人間を「スピリチュアル」な存在とし、そのケアの道筋を示そうとするものである。

　厚生労働省が推進するAdvance Care Planning（ACP：「人生会議」）は、1人称構造の中から醸し出される、健康への思いを把握しようとする試みである。しかし、1人称構造のダイナミズムを理解しない限り、患者役割の表現にしかならないであろう。チームBの臨床的相互性に基づく支援が、ACPの実質化にとって不可欠だと考える。

2-5　1人称／2人称

　1人称経験のリアリティは、しかし、上記のような理論的把握の枠にはまりきらない、三次元的、四次元的な味わいである。しかし人間は、このように多元的

で複雑な内面のダイナミズムを、一連の言葉として秩序立てて語る「物語能力（narrative competency）」を持っている。現代のケア論は、このような「物語的自己（narrative self）」と向き合い、傾聴という営みを通して展開する。

　マックアダムス（McAdams, 2008）は、「物語的自己（narrative self）」の特徴を以下のように語る。

（1）自己は物語られる
（2）物語は人生を統合する
（3）物語は社会関係の中で語られる
（4）物語は時間と共に変化する
（5）物語は文化的なテキストであり、物語には文化における優劣がある
（6）文化的コンテキストは、批判的に検討されるべきものである

　ここには、社会構成論的な視点と、〈いま・ここ〉に根ざした創造的な力動とが指摘されている。

　物語には即興性がある。傾聴する人に向かって、その時の自分を物語るという行為自体が、その都度自分の中に秩序をもたらす。心の中に広がる空間（三次元）と時間（四次元）を縦横無尽に行き交う主体は、時に選択的に、時に無自覚に、そこでの味わいを一連の言葉（一次元）に凝縮して語る。緩和ケア病棟のFCがケア実践者に何気ない思い出を語るとき、そこには選ばれたテーマがあり、語りに込められた色合いがあり、今ここでそのことをそのケア者に語るという行為に込められたFCの心の方向性がある。ケア（特にこの点に自覚的なスピリチュアルケア）とは、ケア者が、具体的な顔立ちや雰囲気を持った人間としてFCの語りを傾聴することによって、物語が生み出される場が立ち現れる出来事である。ケア者が、臨床的相互性を意識し、伺った物語を味わうユニークな聴き手として居続けるとき、物語は展開する。聴き手であるケア者が方向づけるのではなく、物語自体が独自のいのちを持ち成長し、FCの心を導いてゆく。聴き手はその証人である。2人称のケアとは、そのような関係性に基づくケアである。

3　スピリチュアリティの視点

　医療においてスピリチュアリティをどのようにとらえるかについては、プハルスキーらの優れた共同研究がある（Puchalski, 2014）。この研究に対して筆者は、

1人称と世界との関わりを論じた静的な定義が提示されたものであり、スピリチュアリティ理解にはよりダイナミックな視点が必要である、と論じたことがある（伊藤, 2021）。スピリチュアリティ、スピリチュアルケアという語の元になっているラテン語の *spiritus*、またそれに関連するギリシャ語、ヘブライ語は皆「息」「呼吸」という意味を持っている。本節では、「呼吸」を表す英語、respire/respiration に導かれて、スピリチュアリティを動的にとらえることを試み、プハルスキーらによる研究の理解を進めてみたい。

　人文学（humanities）のひとつの側面として、言葉によって物事をとらえる営みがある。「呼吸」という健康に関わる言葉を検討することを通して、スピリチュアリティをとらえ直してみたい。呼吸（respiration）は「呼」（expiration）と「吸」（inspiration）の繰り返しである。言葉に注目すると、不思議な印象がある。インスパイアーは他動詞として、他者に創造的な力や気づきを与える、という意味がある。自動詞としては息を吸う inhale という意味があるが、それは、息を吹き込むという意味と対になっている。吸う inspire（> inspiration）は、自らが自発的に行うより、他からの呼びかけを受けてそれへの応答として何かを得ることのように思う。そしてその呼びかけが呼吸の「呼」でもあるように思う。呼びかけの訪れは、偶然であり、それによって起こる中動態（國分, 2017; 森田, 2022）であり、それを味わうためにはネガティブ・ケイパビリティ（帚木, 2017）が求められる。ヘルスヒューマニティーズのアプローチとして、呼応の諸側面を検討し、スピリチュアリティの理解を深めたい。

3-1　外呼吸

　呼吸の2つの基本的側面を考える。ひとつは、外呼吸（external respiration）、すなわち、個人の外側にあるものとの呼応である。個のいのち（*bios*）である0人称の前提として38億年の生命の流れ（*zoe*）があるように、人間にはさまざまな所与のもの、ふりかかってくるもの、個の存在の前提なる他なるものがある。これらとの呼吸、すなわち絶え間ない呼応をしながら私たちの日常は営まれている。ここで言う呼応は、哲学的に表現すれば、2つの異なるレベルの事態が、別個のものでありながら、相互に浸透しあい、それぞれが展開することと言える。それは西田幾多郎が「絶対矛盾的自己同一」と表現した事態である（福岡, 2020）。

　呼吸・呼応の呼びかけ主（agent）である他者は何／誰であろうか。この他者の実在を肯定するのが、スピリチュアリティの視点である〔図6-3〕。

　0人称の外呼吸〔図6-4〕は、*zoe*と私とのつながりを表現する。最も美しいそ

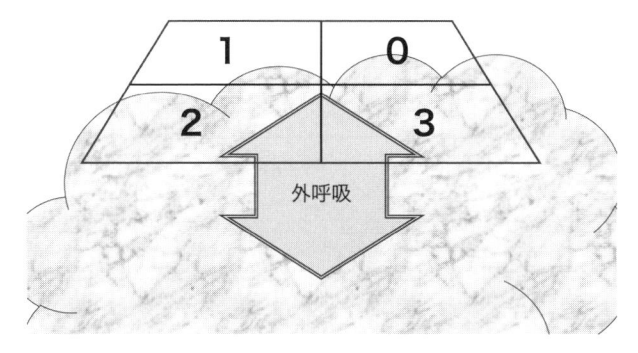

図6-3　呼吸・呼応の呼びかけ主

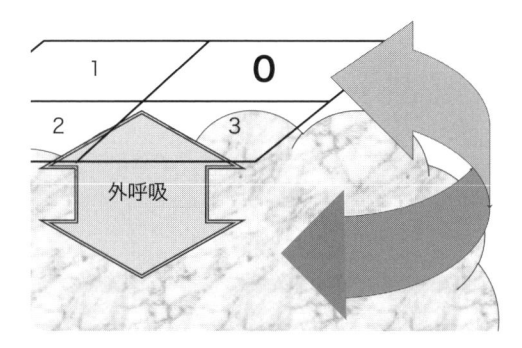

図6-4　0人称の外呼吸

の科学的表現のひとつが、中村桂子による「生命誌」の考え方だろう。地球上の大きなシステムの中で、生命が人となってゆく、その出来事を丁寧にたどり記述する。進化の過程の中で構造・機能・運動そして感性と知的能力を身につけた人間が成立する。それらを最大限に用いて、自らの来歴をたどり、言語や芸術性を通してそれを表現する。多産多死の生命誌の中、個のいのちは、1つの実存（*bios*）として結晶する。それは3人称的には偶然である。

　人格の構成である1人称への直接の呼びかけは〔図6-5〕、直感や気づきとして与えられる。人は、本来の自己ではないものからの直接的な「呼」を経験する。受け取られた「呼」の一つひとつはI-positionとして1人称の中でそれぞれメロディーを奏でる。この味わい（すなわち「吸」）が、呼応（inspiration）として自己省察、信仰、芸術表現を生む。

　2人称への「呼」は〔図6-6〕、他者として与えられる。「我と汝」の関わりへ

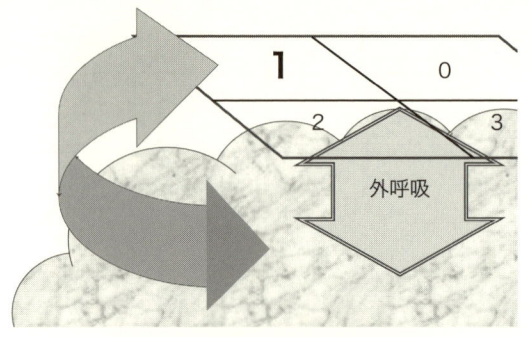

図6-5　1人称への直接の呼びかけ

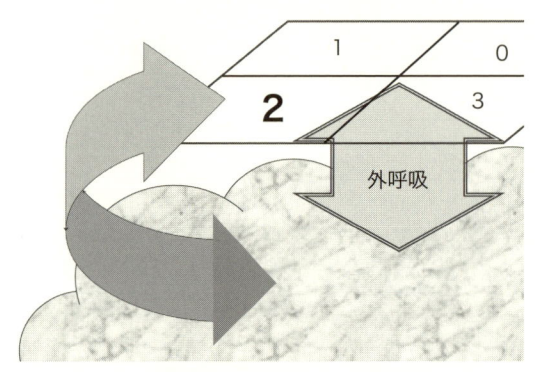

図6-6　2人称への「呼」

のいざないである。気持ちが動き、自己を表現する呼応が湧いてくる。他者への関わりへは、閉じた1人称であることを辞めること（expire (<expiration)）で応ずることになる。やってくる他者も閉じた1人称であることを辞め、相互に新たな場である「あわい」（宮野, 2019）に踏み出すことになる。それが「間主観性」（富樫, 2018）での出会いになる。困難を抱える人にかける言葉は、相手に開き共苦するときに、どこからか降ってくる。これがケアの言葉である。技法として相手の変化を求める3人称的働きかけとは区別される関わりである。

　さらに人は、共同体を生きる。3人称には言語・文化・歴史・伝統・制度が呼びかけてくる〔図6-7〕。0人称への「呼」である身体性と同じように、3人称の個は気づいたときにはその「呼」の中の存在として生きている。それらと無関係に生きることはできず、解釈し、役割を担い、好むと好まざるとにかかわらず責任を負って応じることになる。同時に言語・文化・歴史・伝統・制度の主体とし

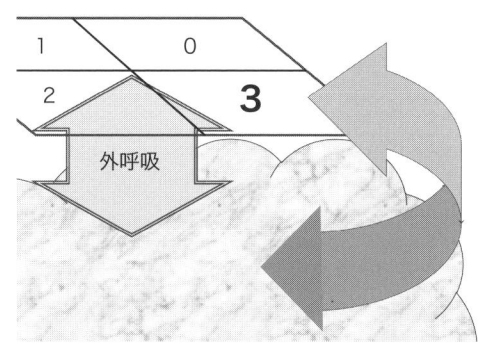

図6-7　3人称の呼びかけ

て、それらを新たに創造してゆくこととなる。ここには、ガダマーが語る「解釈学的循環」という大きな問題がある。すなわち、生まれ落ちた文化や社会によって、社会構成的に育まれて「わたし」になっている者が、新たな呼びかける側になる、というテーマと言える。

　外部からの「呼」を「吸（inspire）」することがスピリチュアリティの外呼吸としての日常である。具体的な「呼」は、偶然性に彩られており、それに呼応することは、それまでの自分をやめ（expire）、新たな存在になってゆくことを求める。人文学的に見た人間の健康は、絶え間ない呼吸（respiration = inspire/expire）を営むことそのものである。スピリチュアリティからのヘルスヒューマニティーズへの視覚である。

3-2　内呼吸

　もうひとつの呼吸は、内呼吸である。0人称、1人称、2人称、3人称それぞれの間の呼応である。

　0人称は1人称に向けて体感を送ってくる。1人称の省察と意識に基礎をおくデカルト以来の近代的自我と異なり、メルロ＝ポンティは彼の哲学的考察の基礎として、このからだ（肉）を通しての世界との関わりを重視した。この0／1人称感覚は、客観的世界認識には適さないかもしれないが、人が自分自身の身体の味わいを通して世界と関わっているという人間の実存理解そのものに関わる。0人称と1人称との相互の制御と創造の関係は、学問の領域を超えた、追求し尽くすことのできないナマのいのちの領域であり、すべての人間存在の基盤である。物理学的・生物学的な存在と1人称の主体との相互作用は、個の成長という次元

で語ることもできるし、A・ダマシオ（2010）の展開する脳科学の世界でもある。1人称の経験は、0人称を通しての味わいであり、記憶とは、0人称として生きてきた体感の蓄積にほかならない。

　1人称は、その存在の基盤である0人称との内呼吸と同時に、他者との関わりに息づいている2人称の自己との呼吸をしている。閉じた1人称は、2人称を通して対他的な存在となる。2人称にエネルギーをもらい、先に論じたさまざまなI-positionsを内包するdividualsとして自己を多様化させ、かつユニークに個性化させてゆく。さらに、物語的自己として整える契機を得ている。外呼吸からの、気づきや概念化できない呼びかけにinspireされながら（「吸」）、ポリフォニーを構築してゆく。

　2人称は、外呼吸から3人称が「呼」から受けるinspireである言語・文化・歴史・伝統・制度に触れ、意志を求められる。利害・倫理・決断を通して社会に関わってゆくのである。

　個が物語を通して1人称を表現し、他者との関係を築き、社会的存在になってゆく方向性がきわめて重要である。そのプロセスを「吸うスピリチュアリティ（spirituality inhale）」〔図6-8〕ととらえている。スピリチュアルケアのひとつの目標は、傾聴を通してその人がその人自身になってゆくことの証人になることである。物語は、生命の流れの中に誕生したユニークな0人称の個を1人称として立ち上がらせる力を持っている。スピリチュアルケアは、そのような一人の人間の存在の証人となり祝福（celebrate）する。これに対して科学は0人称の存在を冷徹に分析（cerebrate）する。ケアにとって、両者が両輪となって協力してゆくことが不可欠である。

　緩和ケア病棟や、さまざまな臨床現場で働くスピリチュアルケアの仲間の経験は、しかし、この「吸うスピリチュアリティ（spirituality inhale）」だけで人間を語ることは不十分であると教えてくれる。人間は物語能力を発揮し自己を確立する素晴らしい能力を得た生命である。人間のいのちの終焉は、その能力を手放してゆくこととととらえることもできる。しかしそのような否定的な表現ではなく、そこに存在の深い意味を見いだし「吐くスピリチュアリティ（spirituality exhale）」〔図6-9〕ととらえることが重要である。近代西欧哲学が前提とする「個」のあり方に収まらない、「呼」と捉えるべき大切なプロセスがそこにある。たとえば終末期の方、認知症や重度の精神疾患を患う方、知的や発達上の障害を負った人、さらには言語以前の乳幼児。これらの方々のスピリチュアリティとの向き合いである。それらは、喪失や欠如または未発達と捉えるべきものではなく、その人その人の「呼」と「吸」の独自のあり様なのである。0人称というあり方、またそ

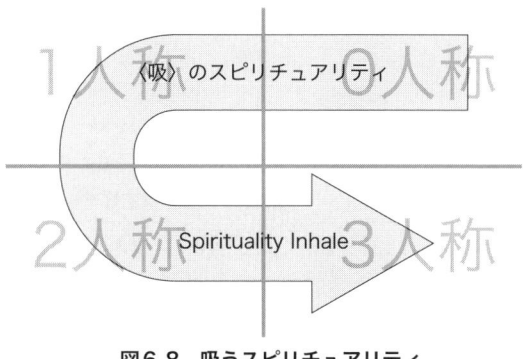

図6-8　吸うスピリチュアリティ

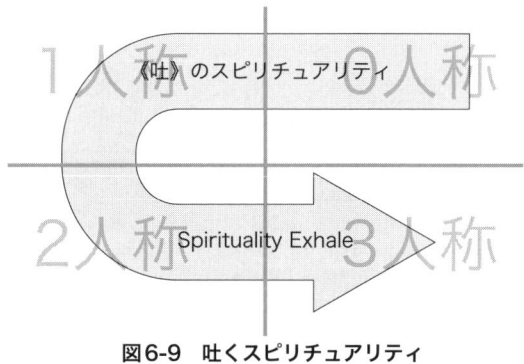

図6-9　吐くスピリチュアリティ

れに向かう人間のあり方と積極的に向き合う、新しいスピリチュアルケアが求められている。この方向性の研究・実践はまだ始まったばかりである。

4　おわりに

　本章は、TeamOncology ABCの概念を、MH/HHの基本的構造として提示した。次いで、人称構造をこれに重ね、医療／健康と人文学との関連を明確にしたつもりである。また、呼吸という医療・健康に関わる視点からスピリチュアリティにアプローチしたときに、広い地平が広がっていることが明らかになる。また、偶然性、不確定性を含む「呼」に注目したとき、その存在に信頼をおく姿勢がスピリチュアリティへの道を開くことも論ずることができたと考える。

医療や健康の問題に人文学から接近する学問的風土は、日本ではまだ端緒にすら辿り着いていないように感じる。スピリチュアルケアの研究・教育・実践に携わるなかで感じてきた疎外感の根源が、ここにあるように思われる。この分野の発展を心から祈念するものである。

注

[1] https://www.torch.ox.ac.uk/medical-humanities（2023 年 10 月 11 日 閲覧）
[2] https://www.mof.go.jp/tax_policy/summary/condition/002.pdf（2023 年 10 月 11 日 閲覧）
[3] The Collaborating Centre for Value-based Practice https://valuesbasedpractice.org
[4] 英国ダラム大学のWeb上のCritical Medical Humanitiesの議論のプラットフォームの名称がThe Polyphonyであることは、本章の議論の方向性が共感が得られるものであると予想される。

文献

アガンベン, G.：高桑和巳（訳), ホモ・サケル ── 主権権力と剥き出しの生, 以文社, 2003.
ダマシオ, A.：田中三彦（訳), デカルトの誤り ── 情動、理性、人間の脳,（ちくま学芸文庫), 筑摩書房, 2010.
エスポジト, R.：佐藤真理恵・長友文史・武田宙也（訳), 三人称の哲学 ── 生の政治と非人称の思想,（講談社選書メチエ), 講談社, 2011.
フーコー, M.：慎改康之（訳), 生政治の誕生 ── コレージュ・ド・フランス講義 1978-79, ミシェル・フーコー講義集成〈8〉, 筑摩書房, 2008.
福岡伸一 他：福岡伸一、西田哲学を読む ── 生命をめぐる思索の旅,（小学館新書), 小学館, 2020.
ガダマー, H.-G.：轡田收・三浦國泰・巻田悦郎（訳), 真理と方法 ── 哲学的解釈学の要綱, I, II, III〈新装版〉,（叢書・ウニベルシタス), 法政大学出版局, 2012, 2015, 2021.
郡司ペギオ幸夫：やってくる,（シリーズ ケアをひらく), 医学書院, 2020.
帚木蓬生：ネガティブ・ケイパビリティ ── 答えのでない事態に耐える力,（朝日選書), 朝日新聞出版, 2017.
ハーマンス, H.：溝上慎一・水間玲子・森岡正芳（訳), 対話的自己 ── デカルト／ジェームズ／ミードを超えて, 新曜社, 2006.
伊藤高章：「スピリチュアリティの定義」をめぐって ── スピリチュアルケア理論構築に向けての序説, 東洋英和女学院大学『死生学年報』第 17 巻, 2021.
木村敏：関係としての自己〈新装版〉, みすず書房, 2018.
國分功一郎：中動態の世界 ── 意志と責任の考古学,（シリーズ ケアをひらく), 医学書院, 2017.
McAdams, D. P.：Personal narratives and the life story, In O. P. John, R. W. Robins, & L. A. Pervin (Eds.), *Handbook of Personality: Theory and research* (pp.242-262), The Guilford Press, 2008.
メルロ＝ポンティ, M.：伊藤泰雄・岩見徳夫・重野豊隆（訳), 見えるものと見えざるもの〈新装版〉, 法政大学出版局, 2014.
宮野真生子：出逢いのあわい ── 九鬼周造における存在論理学と邂逅の倫理,（Ｎυと叢書), 堀之内出版, 2019.
茂木健一郎：脳とクオリア ── なぜ脳に心が生まれるのか,（講談社学術文庫), 講談社, 2019.
森田亜紀：芸術と共在の中動態 ── 作品をめぐる自他関係とシステムの基層, 萌書房, 2022.
村田久行：ケアの思想と対人援助 ── 終末期医療と福祉の現場から〈改訂増補版〉, 川島書店, 1998.
Puchalski, C. M. et al.：Improving the Spiritual Dimension of Whole Person Care: Reaching

National and International Consensus, *Journal of Palliative Medicine*. Jun 1; 17(6): 642-656, 2014. doi: 10.1089/jpm.2014.9427

セン, A.：大門毅（監訳）, 東郷えりか（訳）, アイデンティティと暴力 ── 運命は幻想である, 勁草書房, 2011.

杉岡良彦：医学とはどのような学問か ── 医学概論・医学哲学講義, 春秋社, 2019.

田村恵子 他：看護に活かす スピリチュアルケアの手引き, 第2版, 青海社, 2017.

富樫公一：精神分析が生まれるところ ── 間主観性理論が導く出会いの原点, 岩崎学術出版社, 2018.

Ueno, N. T., Ito, T. D., et al.：ABC conceptual model of effective multidisciplinary cancer care, *nature reviews clinical oncology* 7, 544-547, published online 6 July 2010; doi:10.1038/nrclinonc.2010.115

第7章　ワンヘルスとヘルスヒューマニティーズ

　ワンヘルス（One Health）とは、人間、動物の健康およびそれらが存在する生態系の健康は相互に関連し、深く結びついているという概念である。近年、ワンヘルスの実践に向けた取り組みが全世界的に活発化している。

1　ワンヘルスの定義と歴史

　2019年12月に中国武漢市で発生した原因不明の感染症は、年が明けると瞬く間に全世界に広がり、世界的流行（パンデミック pandemic）の様相を呈した。この感染症は、武漢市の市場で売られていた野生動物に由来するSARSコロナウイルス2（SARS-CoV-2）が原因であると推定されている。世界中で多くの人が感染し、亡くなったが、初発生から4年以上経過した現在、ようやくその脅威は下火になったかに見える。古来、人と動物との関係は、犬や猫に代表される互いに持ちつ持たれつの関係、牛、豚、鶏など主に人が動物の生産物を利用する関係、馬のように動物の労力を人が利用する関係であった。しかしながら、共通の感染症という負の側面も、当然考えなければならない。人に病気を引き起こす病原体の60％は動物由来と考えられている。これらの病気は人獣共通感染症あるいは動物由来感染症と呼ばれ（zoonosis）、家畜や野生動物から人に感染する可能性がある。一方で、このような人獣共通感染症の流行は、人と動物を取り巻く環境の変化とも深く関係している。地球温暖化は熱帯地域に限局していた感染性微生物保有動物の分布を広げ、また、環境の破壊により人間とこのような動物との接触機会が増加した。その結果、人、動物、環境の健康・健全性について、相互の関連性を一括して考えていくことが重要になり、その考え方をワンヘルスと呼ぶようになった。動物衛生の向上を目的として1924年に創設された政府間機関である国際獣疫事務局（World Organization of Animal Health：WOAH）は、人間、動物、植物の健康は相互に依存しており、それらが存在する生態系の健康とも深く結びついているという概念を「ワンヘルス」と定義している〔図7-1〕。
　動物から人に感染し世界中に蔓延した細菌性感染症にペストがある。保菌ネズ

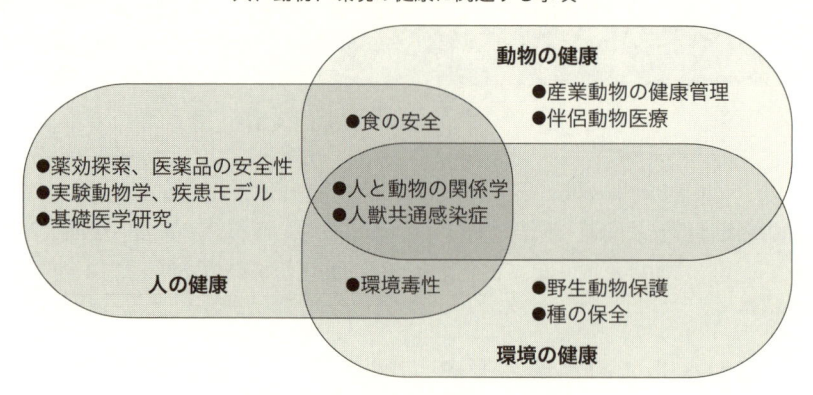

ワンヘルス

人、動物、環境の健康に関連する事項

動物の健康

● 産業動物の健康管理
● 伴侶動物医療

● 食の安全

● 薬効探索、医薬品の安全性
● 実験動物学、疾患モデル
● 基礎医学研究

● 人と動物の関係学
● 人獣共通感染症

人の健康

● 環境毒性

● 野生動物保護
● 種の保全

環境の健康

図7-1　ワンヘルスの概念（中山作図）

ミからノミを介して、犬や猫を介して、あるいは直接人に感染する。さらに患者の排泄物により人から人への感染も起こる。これまでに三度の世界的な大流行があったと考えられている。20世紀に入り、さまざまな抗菌薬が発見され、細菌感染症は制圧されたかに見えた。すると、今度は抗菌薬が効かないウイルス感染症のインフルエンザが世界的に猛威を振るった。過去150年間で5回のパンデミックが起こったとされるが、特に1918年に流行が始まったスペイン風邪は死者が1億人にのぼったと言われている。インフルエンザなどウイルス感染症も、20世紀後半にさまざまなワクチンが開発され、征服されつつあるかに思われた。ところが、世界的な産業の活発化に伴う自然環境の破壊および人と物の迅速かつ頻繁な移動の結果、これまでは接触する機会が少なかった野生動物が保有する感染症の病原体に人類がさらされ、こうした感染症は全世界に急速に蔓延するようになった。現在、既出のSARS-CoV-2コロナウイルス感染症も含め、高病原性鳥インフルエンザ、狂犬病、牛海綿状脳症など、人に感染する動物の病気が世界中で公衆衛生上のリスクをもたらしている。さらに、抗菌薬の濫用により、多くの薬剤耐性菌が出現した。薬が効かない細菌感染症が増加したのである。

　こうした時代背景のなか、1993年（平成5年）に開催された世界獣医師会（World Veterinary Association：WVA）世界大会で「人と動物の共通感染症の防疫推進や人と動物の絆を確立するとともに平和な社会発展と環境保全に努める」という「ベルリン宣言」が採択された。また、2004年（平成16年）にニューヨークのロックフェラー大学で開催された「One world, One Health」を合言葉とす

る世界野生生物保全協会（World Conservation Society：WCS）のシンポジウムで、世界保健機関（WHO）、国際獣疫事務局（WOAH、当時はOIE）、国際連合食糧農業機関（FAO）などの専門家が感染症リスクの抑制について議論し、「マンハッタン原則」と称される12の行動計画を策定した。その後、「One World, One Health」は短縮されて「ワンヘルス」と呼ばれるようになり、各国でワンヘルスを担う主体である獣医師と医師との協力体制が構築されていった。2012年（平成24年）には世界獣医師会と世界医師会が「ワンヘルス推進の覚書」に調印し、ワンヘルスは全世界的な取り組みとして広まっていった。

　日本でも、（公社）日本獣医師会と（公社）日本医師会とが連携し、ワンヘルス理念の実践に向けて取り組みを進め、2016年（平成28年）11月に北九州市で開催された「第2回世界獣医師会‐世界医師会ワンヘルスに関する国際会議」で、人獣共通感染症、薬剤耐性菌対策など、ワンヘルスに関する重要な課題について、情報交換と対策等の検討が行われ、その成果として「福岡宣言」が採択された〔図7-2〕。

　このようにワンヘルスの概念は、人間、動物、環境の各要素において、人獣共通感染症の制御および抗菌剤の責任ある使用を目的として広まった。当初は動物と直接接触する機会が多い獣医師や動物所有者が念頭に置くべき概念であったが、現在では野生生物や環境と関わりを持つ人、畜産業、漁業、狩猟に携わる人、さらには公衆衛生の関係者などもワンヘルス啓発の最前線に立っている。

2　ワンヘルスの実際と今後の展望

　前節ではワンヘルスの定義と歴史を述べたが、ワンヘルスはあくまで概念であり、その実際の取り組みはかなり広範囲にわたっている。2020年12月1日に成立し2021年1月5日に公布された「福岡県ワンヘルス推進基本条例」の第9条に「ワンヘルス実践の基本方針」が掲げられているので、これをもとにワンヘルスの実際を述べてみる。福岡県はワンヘルスの啓発と実践・推進にきわめて積極的で、全国に先駆けてワンヘルスに関する宣言も発出している。本条例の第3条には「人と動物及びこれを取り巻く環境は、生態系の中で相互に関連し、影響しあう一体のものであることから、何人も、これらをワンヘルスとして守り、次世代につなげることを旨として行動するものとする。」とのワンヘルスの基本理念が謳われている。そして第9条で、ワンヘルス実践の基本方針として、

福岡宣言

　人類は、地球上の全ての生命に配慮し、地球環境を健全に維持する責任を担っている。医師と獣医師は、科学的知識を持ち、専門的訓練を受け、法に定められた義務を遂行するとともに、人と動物の健康と環境の維持に係る幅広い活動分野において業務に携わる機会と責任を有している。

　2012年10月、世界獣医師会と世界医師会は、"Global Health" の向上のため、また、人と動物の共通感染症への対応、責任ある抗菌剤の使用、教育、臨床及び公衆衛生に係る協力体制を強化するため、両者が連携し、一体となって取り組むことを合意し、覚書を取り交わした。

　2013年11月、日本医師会と日本獣医師会は、健康で安全な社会を構築するため、医療及び獣医療の発展に関する学術情報を共有し、連携・共同することを同意し、協定書を取り交わした。更に、日本医師会と日本獣医師会は、2011年3月に発生した東日本大震災における教訓を踏まえ、感染症、自然災害などの危機に対し備えることは勿論、医師と獣医師との連携の強化がいかに大切であるかという点についても意見の一致を見た。この協定書締結は、日本全国の地域医師会と地方獣医師会においても達成された。

　2016年11月、世界獣医師会、世界医師会、日本医師会、日本獣医師会の4者は、2015年、スペインのマドリードで開催された第1回 "One Health" に関する国際会議に続いて、第2回目の国際会議を日本で開催した。

　医師と獣医師は、世界各地からこの福岡の地に集い、人と動物の共通感染症、薬剤耐性対策等を含む "One Health" に関する重要な課題について情報交換と有効な対策の検討を行い、評価すべき成果を収めた。

　我々は本会議の成果を踏まえ、"One Health" の概念を検証し、認識する段階から、"One Health" の概念に基づき行動し、実践する段階に進むことを決意し、以下のとおり宣言する。

---

1. **医師と獣医師は、人と動物の共通感染症予防のための情報交換を促進し、協力関係を強化すると共に、その研究体制の整備に向け、一層の連携・協力を図る。**

2. **医師と獣医師は、人と動物の医療において重要な抗菌剤の責任ある使用のため、協力関係を強化する。**

3. **医師と獣医師は、"One Health" の概念の理解と実践を含む医学教育および獣医学教育の改善・整備を図る活動を支援する。**

4. **医師と獣医師は、健康で安全な社会の構築に係る全ての課題解決のために両者の交流を促進し、協力関係を強化する。**

World Veterinary Association
Representative

Johnson Chiang, President-Elect

World Medical Association
Representative

Xavier Deau, Immediate Past President

Japan Medical Association
Representative

横倉義武
Yoshitake Yokokura, President

Japan Veterinary Medical Association
Representative

藏内勇夫
Isao Kurauchi, President

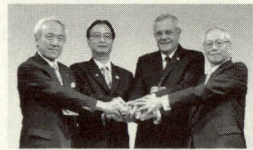

平成28年11月11日福岡県北九州市において調印。
写真左から、藏内勇夫 日本獣医師会会長、ジョンソン・チャン 世界獣医師会次期会長、ザビエル・ドゥー 世界医師会元会長、横倉義武 日本医師会会長。

図7-2　福岡宣言（日本獣医師会ホームページ）

（1）人獣共通感染症対策

（2）薬剤耐性菌対策

（3）環境保護

（4）人と動物の共生社会づくり

（5）健康づくり

（6）環境と人と動物のより良い関係づくり

の6項目を達成すべき課題として掲げている。これらの課題についてそれぞれ詳
述する。

2-1 人獣共通感染症対策

前述したが、人獣共通感染症（zoonosis）とは、「脊椎動物と人との間で自然に
移行するすべての病気または感染症（WHO）」のことで、現在全世界で200種類
以上存在し、年々増加している。代表的な人獣共通感染症として、狂犬病、ペス
ト、高病原性鳥インフルエンザ、日本脳炎、カンピロバクター感染症、トキソプ
ラズマ症などがある。また、人には感染しないため人獣共通感染症ではないが、
家畜に感染し重篤な病気を起こす動物感染症も、畜産物の生産に深刻な影響を与
えるため、特に発展途上国ではきわめて重要な問題である。

ここでは、代表的な人獣共通感染症である狂犬病について、現状を簡単に解説
する。狂犬病はフラビウイルス科に属する狂犬病ウイルスによって起こり、ほぼ
すべての哺乳類が咬傷や刺傷により感染する。不安感、恐水、興奮、麻痺、錯乱
などの神経症状を呈し、昏睡、呼吸障害により発症個体のほとんどが死亡する。
日本では、戦前には人と動物で多くの症例が見られたが、ワクチンの普及により、
人は1956年の患者、動物は1957年の猫の症例を最後に国内での感染例はない。
しかしながら、世界的にはまだまだ多くの国と地域で多数の発生例があり〔図
7-3〕、人、動物および環境の各分野での専門的かつ科学的な知見と根拠に基づい
たワンヘルス・アプローチによる総合的な対策と、感染源、感染経路および宿主
それぞれについての研究の推進が不可欠である。

2-2 薬剤耐性菌対策

戦後開発された抗菌薬は細菌に対し絶大な効果を示し、人類は細菌感染症を制
圧したかに見えた。ところが、抗菌薬の無制限な過剰使用〔図7-4〕により抵抗

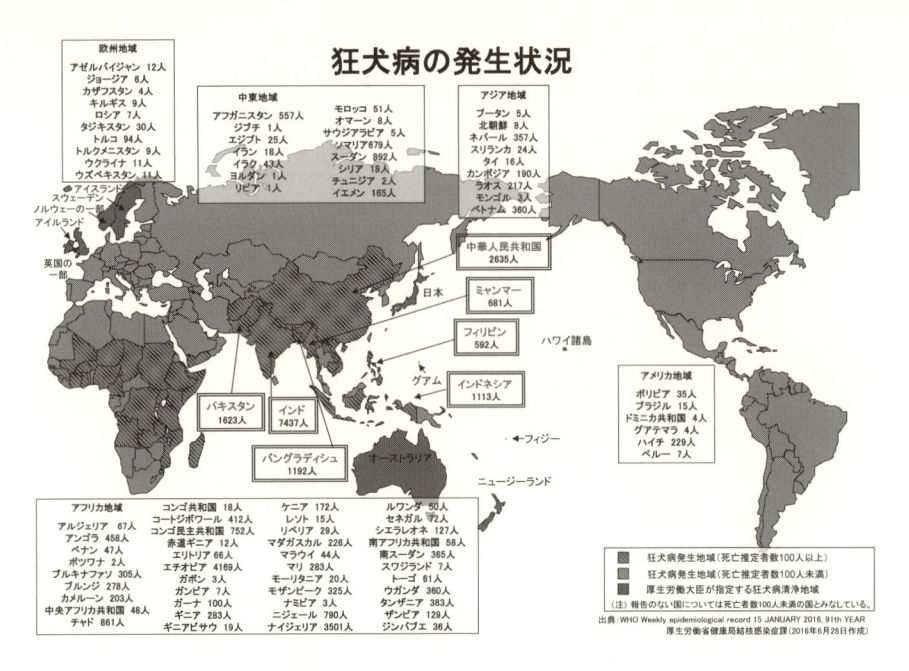

図7-3　狂犬病の発生状況（2016年）（厚生労働省ホームページ）

　性の細菌が出現し、人医療ばかりでなく動物衛生や公衆衛生の分野でも大きな問題となっている。薬剤耐性（Antimicrobial Resistance：AMR）とは「特定の種類の抗菌薬や抗ウイルス薬等の抗微生物剤が効きにくくなる、又は効かなくなること」（厚生労働省HP）である。耐性を持った細菌に抗菌薬を使用しても効果が低く、さらに薬剤耐性菌が生き残って増殖し、人や動物の疾病の治療が困難になる。また、動物の体内にいる細菌が薬剤耐性を獲得した場合、食肉、卵、牛乳などの畜産物等に付着して人の体内に取り込まれ、食中毒などの疾病を起こした場合には治療が困難になる。薬剤耐性菌問題は食の安全にも大きく関わっている。

　2014年に、オニール（O'Neil, 2014）は「適切な対策をとらない場合、薬剤耐性菌による死者は2050年に全世界で1000万人に到達する。特に開発途上国での死者が多くを占める。」と警告した。こうした状況を鑑み、2015年に、WHOは「薬剤耐性に関するグローバル・アクション・プラン」を採択し、実施に努めている。わが国でも2016年に関係省庁・機関が協働し、集中的に取り組むべき対策をワンヘルスの視点でまとめた「薬剤耐性アクションプラン」（2016-2020）を策定した。さらに、2023年にはAMR（薬剤耐性菌問題）のさらなる普及啓発を

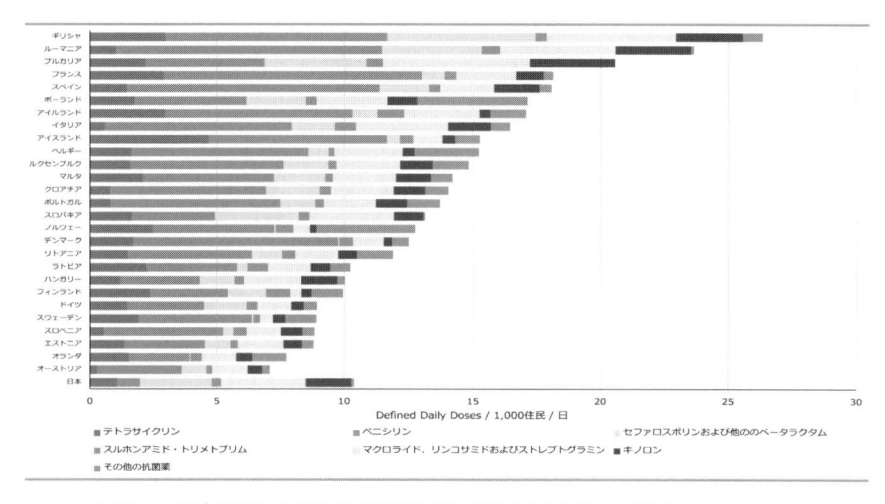

図7-4　医療分野における抗菌薬使用量（2020年）（厚生労働省ホームページ）

目指したプランもまとめられ、国をあげての対策が継続して実施されている。

2-3　環境保護

　環境の健康もワンヘルスの重要な要素のひとつである。近年、過剰な森林伐採や化石燃料の大量消費等による気候変動、都市化の進展により生態系が劣化し、これまでは森林の中でのみ棲息していた動物と人間が直接遭遇する機会が増加した。そして、これらの動物が保有する人獣共通感染症の病原体に人が暴露されるようになった。自然環境を保全し生物の棲息場所を維持することは、人と動物の健康ばかりでなく環境の保全にも必須であるため、環境保護の推進もワンヘルスの実践には不可欠である。

　（公財）世界自然保護基金ジャパン（WWFジャパン）は2021年1月に以下の11団体に呼びかけ、「人と動物、生態系の健康はひとつ〜ワンヘルス共同宣言」を発出した。呼びかけ団体（五十音順）は以下の通りである：国際自然保護連合日本委員会、（公社）東京都医師会、（公社）東京都獣医師会、（公社）日本医師会、（公財）日本自然保護協会、（公社）日本獣医師会、（公財）日本野鳥の会、日本ワンヘルスサイエンス学会、人と動物の共通感染症研究会、認定NPO法人 野生生物保全論研究会、（一社）リアル・コンサベーション。

　このワンヘルス共同宣言の概要は以下の通りである。

近年、新型コロナウイルス感染症（COVID-19）を含む新興感染症の発生が増加する傾向にある。これらの約7割が人獣共通感染症であると考えられている。このような感染症発生の背景には、人類が自然環境におよぼしてきた負の影響、すなわち地球規模の異常気象、大規模な森林の破壊、土地利用の転換や農業・畜産業の拡大、さらには野生動物の商取引・消費といった問題があると指摘されている。人獣共通感染症の予防対策にかかるコストはパンデミックの被害額の100分の1と推計されており、今こそ予防的アプローチによる、人と自然が共に生きられる社会の実現が急務となっている。人と動物の医療や公衆衛生、環境保全に携わる機関・団体は、日本、そして世界での新興・再興感染症の発生予防、パンデミック防止に向け、「人」「動物」「生態系」の健康をひとつと考えるワンヘルスの理念のもと、それぞれの力を集結、連携し、さらに政府との対話を通じて、「生態系」「動物」「人」の健康を守っていく。

2-4　人と動物の共生社会づくり

　現代社会では、犬や猫などの愛玩動物は家族の一員であり、人の心の健康や生活の質の向上に大きく貢献している。医療、福祉、教育などさまざまな分野で愛玩動物を広く活用することが求められる一方で、不適切な飼育・健康管理、虐待などによる愛玩動物への危害も増加する傾向にある。このような危害を防止し、動物の生活環境を保全することにより、人と愛玩動物のより良い関係が保たれ、共生できる社会を目指すことが可能となる。

　ワンヘルスには、「人と動物の絆（Human Animal Bond：HAB）」も含まれる。HABとは、人と動物の両者に有益な関係性のことで、両者の健康と幸福にプラスの影響を与える。HABには、人と動物の健康と幸福の実践のために必要な人・動物・環境間のさまざまな相互作用、すなわちワンヘルスの概念が含まれている。なかでも、動物介在介入（Animal Assisted Interventions：AAI）は、人の疾患の治療効果向上と健康の改善を目的として専門的な環境下で行われる、動物を用いた介入で、（1）動物介在療法（Animal Assisted Therapy：AAT）、（2）動物介在教育（Animal Assisted Education：AAE）および（3）動物介在活動（Animal Assisted Activity：AAA）を含む。AAAの一例として、日本動物病院協会（Japanese Animal Hospital Association：JAHA）が1986年から展開している「人と動物のふれあい活動（Companion Animal Partnership：CAPP）」がある。獣医師や動物看護師などの専門職が動物を連れて高齢者施設、病院、学校などを訪問し、入居者や

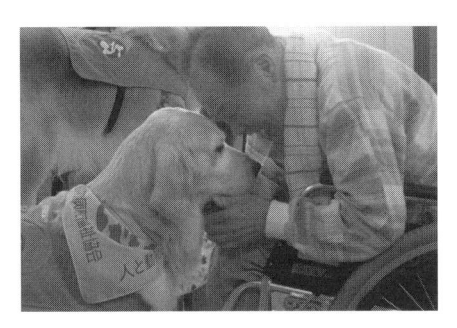

図7-5　人と動物のふれあい活動（CAAP）の一例：
高齢者施設への訪問（柴内昌子獣医師提供，写真撮影は大塚敦子氏）

患者に動物のもつ温もりや優しさに触れてもらう活動である〔図7-5〕。「愛玩動物看護師」は2023年に新たに誕生した国家資格で、獣医師の診療補助や動物の看護ばかりでなく、動物愛護と適正飼養の指導も主要な業務である。

さらに加えて、（1）災害時における救助犬を活用した人の救助活動、（2）愛玩動物の避難および救護を迅速に行う体制の整備、（3）野生動物の生態や行動を理解し人と適切に棲み分け共存することも、人と動物との共生社会を実現するうえで欠かせない。

2-5　健康づくり

福岡県のワンヘルス条例には、「人及び動物が共に、身体的、精神的および社会的に良好な状態で生きることができる環境の整備を促進し、調和のとれた自然環境と多様な動植物との関係の中で主体的に生きることができるよう、支援することを推進する。」と記されている。愛玩動物とのふれあいを通じた健康づくりも欠かせない。

前述したAAIのうち、特に動物を利用した人の疾病治療と健康向上の試み、すなわち動物介在療法（AAT）について少々詳しく紹介しよう。AATは「犬、馬などの伴侶動物の力を借りて、人の精神的あるいは肉体的な健康状態を向上させるために実施される補完医療の一種」である〔図7-6〕。健康機能の回復を通じて対象者の社会性を高めることが目標であるが、療法の過程で人と動物のより良い共生関係が構築されることも期待される。AATには、訓練された穏やかな性格の犬種が用いられることが多いが、馬やイルカなどを用いることもある。

AATの実施形態として、高齢者養護施設、学校、病院などにセラピー・ドッ

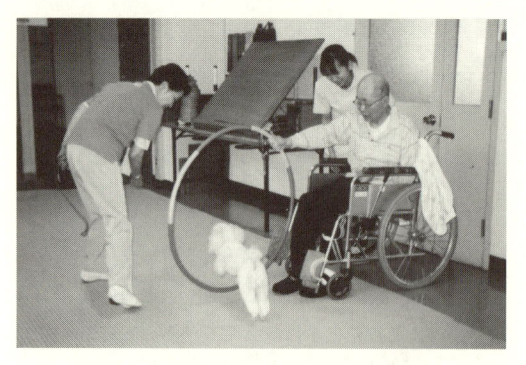

図7-6　動物介在療法（AAT）の一例：
（公社）日本動物病院協会（JAHA）の活動における作業療法 (柴内晶子獣医師提供)

グやセラピー・ホースなどを連れていく訪問型と、日常的にAATを実施している施設に治療を受けたい人が訪れる通所型とがある。AATは、原則としてすでに医療機関で一定の診断と治療を受けた患者に対して、医師、理学療法士、作業療法士、臨床心理士、看護師、スポーツトレーナーなどの医療専門家と動物の取り扱い専門家とが協力体制を構築して実施される。動物側は、インストラクターと呼ばれる指導員の指示のもと、ハンドラー（犬の場合）、あるいはリーダー（馬の場合）と呼ばれる実施員が動物の動きを制御し、患者と動物とのコミュニケーションが最適になるように努める。インストラクター、ハンドラー、リーダーは通常一定レベルの教育を受けた有資格者（アニマルセラピスト：民間資格）が務める。AATは、主にダウン症などの遺伝性疾患、脳性麻痺、自閉症、知的発達障害、中途障害などの患者を対象とするが、日常生活において疲労やストレスが蓄積している人や高齢者も対象となる。犬を用いたAATは、痛み、疲労、ストレス、イライラ、不安、悲しみ、怒りやすさの軽減と、落着き、喜び、快活さの増大に効果がある。また、高血圧患者ではストレスによる血圧上昇や交感神経緊張の緩和が、慢性心不全患者では循環動態の改善が観察されている。さらに、馬を用いたAATでは、乗馬による体幹の左右バランス改善、下肢内転筋の筋力バランス改善、上肢の機能改善、頭頸部の安定性改善などの効果が報告されている。このようにAATの効果については、医学的にも評価が高い。

2-6　環境と人と動物のより良い関係づくり

　福岡県のワンヘルス条例には、人の食と生産環境、農林水産物としての動物、

フードチェーンについても述べられている。「食の安全・安心」もワンヘルスの重要な実践項目である。同条例第9条第7項の内容をほぼそのまま掲載する。

　　環境と人と動物のより良い関係づくりは、人の健康は、健全な環境の下で生産された健康な家畜その他の安全な農林水産物等を食することで維持されること及び次の観点等を踏まえて推進するものとする。
　　ア）人の健康に有益な働きをする細菌の活用
　　イ）生産者と消費者の結びつきを深め、食の重要性や農林水産業の役割および意義に対する理解の促進に寄与する地産地消（その地域で生産されたものをその地域で消費し、又は利用することをいう）の推進
　　ウ）消費者が「食」に対する知識と「食」を選択する力を習得し、健全な生活を実践することができるようにする「食育」の推進
　　エ）生産および消費における環境への負荷の低減

3　ワンヘルスとヘルスヒューマニティーズ

　井上（2022）によると、「ヘルスヒューマニティーズ」とは、「保健・医療と芸術・人文学・社会科学を融合した新分野で、これらの分野の知識と実践がどのように医療者の教育と研究を進め変革していくか、患者・医療者・その間にいるすべての人の健康とウェルビーイングにどのように貢献しうるか探求すること」である。また、「アカデミックな一領域にとどまらず、持続可能な医療システムの確立とより健康的な社会の構築という共通目標に向かって、さまざまな人びとを結びつける学際的な運動でもある」という。さて、それではワンヘルスとヘルスヒューマニティーズの接点として、どのような実践が考えられるであろうか。ワンヘルスは人と動物および環境との関わりを扱うため、関連するほぼすべての実践項目が人の健康とウェルビーイングの向上にも貢献すると思われる。さらに、近年では、ワンヘルスに4つ目の健康・健全性として「国家及び国際社会の健全性」を加えるべきである、という意見もある（五箇, 2022）。今後は、獣医学、医学、生態学ばかりでなく、社会学、国際関係学、政治学、経済学などの人文社会学からのワンヘルス・アプローチも重要性を増していくと思われる。特に、本章で述べた動物介在介入（AAI）の分野において、動物の力を借りて人の健康を向上するという手法はヘルスヒューマニティーズの実践と密接に関連すると考えられる。

4 おわりに

　本章ではワンヘルスの歴史と定義、その実践について概略を述べ、ヘルスヒューマニティーズとの関連性についても少々言及した。「ワンヘルス」という多様な分野にまたがる社会公衆衛生的な概念が、人の健康増進とその社会的処方にどう役立つかを考えていただく一助になれば幸甚である。

文献

井上麻未：Health Humanitiesとは, 看護研究, 55, 540-551, 2022.

五箇公一：カエルツボカビと新型コロナにみる感染症の生態学的研究の意義—ワンヘルスの実践と今後の可能性〜動物・人・自然環境（I）, 日本獣医師会誌, 75, 221-231, 2022.

O'Neil, J.：Antimicrobial resistance: Tackling a crisis for the health and wealth of nations. *Review on Antimicrobial Resistance*, 2014. https://amr-review.org/Publications.html

参考website

国際獣疫事務局（World Organization of Animal Health: WOAH）websiteの記事、14 January, 2013
https://www.woah.org/en/ワンヘルス/

厚生労働省website
https://www.mhlw.go.jp

農林水産省website
https://www.maff.go.jp

環境省website
https://www.env.go.jp

福岡県ワンヘルスwebsite
https://www.pref.fukuoka.lg.jp/contents/ワンヘルス-fukuoka.html

Human Animal Bond Research Association website
https://habri.org/about/

Association of Animal-Assisted Intervention Professionals website
https://www.aaaiponline.org/what-is-aai-

日本動物病院協会（Japanese Animal Hospital Association: JAHA）アニマルセラピー 人と動物のふれあい活動（CAPP）website
https://www.jaha.or.jp/hab/capp/

動物介在教育・療法学会（Asian Society of Animal-assisted Education and Therapy: ASAET）website
https://asaet.org/about/ab03/

WWFジャパン　人と動物、生態系の健康はひとつ〜ワンヘルス共同宣言（2021/01/15）
https://www.wwf.or.jp/activities/statement/4540.html

第8章　生きる力へのアートの可能性
——批判的実在論・暗黙知のメカニズム・リアリスト評価

　本章ではセラピーやアクティビティなどさまざまなかたちで実践されている活動をアート・プログラムとして総称し、そこで結果として経験されていると思われる変化を「アート・プログラムによってもたらされる生きる力」と想定し、その探求のために相互に関連する3つのアプローチを検討する[1]。実在論に立脚する科学哲学である批判的実在論と、科学と芸術を同質のメカニズムとしてとらえる暗黙知の次元、そして、実際のプログラムのレベルでの探求方法としてサービス評価の研究法であるリアリスト評価（Realist Evaluation）である。ヘルスヒューマニティーズのコアに「生きる力」という問いをおき、アート・プログラムの可能性を理解する方法を提示する。

1　アート・プログラムと「生きる力」

1-1　アート・プログラムの視点

　ヘルスヒューマニティーズ（Health Humanities：以下適時HH）は、ヘルス・アンド・ウェルビーイングを目的にアート・アンド・ヒューマニティーズを方法とする実践的学際領域であり、特にアートを演ずる、行う（performing）、創造的、創作的（creative）、表出的（expressive）の点から特徴づける（第4章参照）。また、形態としては個的な活動というよりもグループ（小集団）が重視されているようで、参加者間での相互作用のダイナミズムが組み込まれている。

　HHにおけるアートには多種多様なプログラムが含まれるのだが、とりあえず次の3タイプに分類して本章での議論を進めたい。第一カテゴリーはセラピー系で、音楽療法や絵画療法などのように理論と方法面でセラピーとして体系化され確立されているもので、クリエイティブ・ライティング（creative writing）や演劇などまでを含む。第二カテゴリーはアクティビティ系で、地域社会の文化資源である美術館や図書館で実施される参加型でコミュニティ志向のもの、そして、第三カテゴリーは調理やガーデニングなど日常生活上の行為を対象とする

I・ADL系（Instrumental ADL：買い物などの操作的日常生活行為とActivities of Daily Living：心身面での日常生活動作）となろう。言うまでもなくこれは大雑把な分け方で、美術館での絵画鑑賞プログラムやクリエイティブ・ライティングのように、実践の内容と場によってカテゴリーをまたぐことは少なくないが、主たる特性からの分類により、多様性と種類の多さを確認しやすくしておきたい。対象者も一様ではなく、特定の資格要件をもつ専門家から趣味などで参加する一般の人びとまでとなり、内容には確立されたものからアドホック的に考案されるものまでが含まれる。狭い意味でのアートではなく、これらをまとめてアート・プログラムと総称する。

　したがって、本章では個別プログラムについてではなく、またカテゴリー別でもなく、アート・プログラムに共通した視点として、そのとき参加者に何が起きているのか、それはなぜかという問題を考えてみたい。この種のプログラムでは効果とその評価方法への関心が示されるが、内容の性質上厳密な測定には馴染まない。エビデンス論の格好のターゲットになりやすいが、エビデンス「は」何かを問う前に、そもそもエビデンス「とは」何かを問う必要がある。他方、現実的な関心に影響するので効果についての探求も重要であり、じつはこの問い自体が興味深い。さまざまなアート・プログラムの「参加者に何が起きているか」という問いである。実際にはそれぞれのプログラムが一定の目的と方法で実施されていて、経験的にはその効果は理解されている ・・・ だから実施され、内容も開発されている。多くの場合指摘されているのは、緊張や不安、落ち着きのなさといった状態が和らぎ、楽しみが生まれ、作業への意欲が湧き、他のメンバーへの自発的働きかけが起きるなどである。あるいは、元気が出る、元気になる、癒される、ストレスや生きにくさや苦痛から解放・開放される等々である。アート・プログラムを媒介とすることで、参加者によって共感の場（感情コミュニティ）が創出されるように思える。こうした変化は経験的には知られているが、その現象はどのようなメカニズムによって生起しているのであろうか。こうした変化は少なくとも参加者においては期待され予想されたものというよりも、結果として生じることのようである。経験されていることは観察によって、あるいは、人によっては自分の経験を後に振り返って記述でき、それが効果の確認になる。ただ、なぜそうした変化が生じるのかを、個別のプログラムのレベルではなくアート・プログラム全体について検討することはないように思われる。この問いは、ヘルスヒューマニティーズが領域特性として独自に提起できるものである。

1-2　生きる力の生成メカニズムの探求

　たとえば、HHの第一人者であるポール・クローフォドが、主要概念である「相互回復（mutual recovery）」の例として、著書や講演で紹介しているエピソードがある（Crawford, 2015, p.138）。ある精神科病棟で掃除も行き届いていない廊下を歩いていたとき、どこからかクラリネットが聞こえてくる。精神科の看護師であった自身が仕事に悩み落ち込む日々での偶然の出来事であった。素晴らしい音色は入院患者の演奏であり…

> 　私に衝撃を与えた。立ち止まり演奏に聞き入ると肩のこわばりは軽くなり、呼吸は落ち着き、表情はリラックスし、包み込まれるような雰囲気に目を閉じた。ゆっくりと口を上に向け、背筋を伸ばし、耳からだけでなくこの音色を深く吸収するかのように新鮮な空気を鼻からゆっくり取り込んだように記憶している。その時、もっともその時点では意識してはいなかったのだが、私は回復（recover）した。サポートを必要としている患者を私が回復させたのではない。この患者が私を回復させてくれたのである。この経験から私は、誰が誰を回復させているのかという問題を考え始めた。（Crawford et al., 2015, p.138, 筆者訳）

　後にこの患者がクラリネットの演奏者として英国では尊敬されているジャズ音楽家であることを知る。相互回復の例としての説明であるので直接の言及はないが、偶然の出来事なのでこのとき2人は直接のやりとりはしていないようで、患者はクローフォドが自分の演奏を聴いていることは知らなかったと思われるが、演奏している患者にとって意味のある行為であったことは言うまでもないであろう。

　「私は回復（recover）した」とは、どういうことなのだろうか。

　相互回復はアート・プログラムがもたらす効果を象徴するが、この例を含め全体としていえることは、参加する人たちは「生きる力」を得ている、エンパワーされているということである。本章ではこの力を実在するもの、つまり、直接はわからないが実際には存在しているものと設定し、それがどのようなメカニズムで生成されているのかを探索的に検討してみたい。エンパワーメントはカタカナで日常用語になっているが、empowerであるから、訳せば「力を与える」、名詞となると「力を与えられること」となる。そのpower＝力とは何か。第4章で、多様性と包括性を特徴とするHHの領域特性のコアに、日々を生きる力とは何か、

それは何によってもたらされるのかという普遍的な問いをおけるのではないかと提案したのであるが、ここでは、その力についての因果的推論に有効と思われる3つのアプローチを検討したい。

ここでいう「生きる力」は、アート・プログラムによってだけではなく、ヒューマニティーズの諸学問によってももたらされると考えられるが、両者の特徴は実践と知識、感情と言語といった対比で理解できよう。本章では知識と言語からではなく、実践と感情の視点からアート・プログラムについて取りあげる。アートによる生きる力の生成は、メディカルヒューマニティーズ（Medical Humanities：以下MH）と比較したときのHHの特性であり、多様な参加者の当事者性、生きるうえでの切実さへの対処にアート・プログラムが大きな力になっていると考えられる。

1-3 言語と感情の区別

ヒューマニティーズを知識と言語、アートを実践と感情とする対比を踏まえて、生きる力の生成メカニズムを検討するにあたり、1つの補助線を引いておきたい。言語を相対化するというか言語に対して一定の制御が必要であると考えられるからで、むろん言語を排除することは不可能であり、その必要もないのだが、生きる力が感情表現であり、その共有、つまり感覚や感性からの共感の力であり、それに相互性、共同性が関係するとすれば、言語に回収されない、あるいは言語に還元されない視点の設定が必要になる。言語を方法と位置づけてもよいだろう。HHがアート・アンド・ヒューマニティーズとしてあえて「アンド」で分けていることにもこの見方が反映されていると理解でき、ヒューマニティーズにおける言語の役割と、アートにおける実践と感情の役割を区別する。

たとえば、次のような場面がある（佐川, 2017, 第二章）。デイケアセンターで認知症の高齢者たちが戦時中の体験をグループで話し合っている場面で、話は噛み合わないのだが参加者の様子から、その場でのコミュニケーションは成立しているように見える。言語レベルでは断片化された記憶が語られ、それに他のメンバーが反応し別の断片的な語りにつながる。逐語録にすれば意味が噛み合ったやりとりには思えないのだが、戦争体験という共通の出来事があるため、意味のつながりではなく、それぞれの経験が感情として表現され、あるいは、感情を表現するために認知機能の衰えにより断片化された経験が語られ、意味内容でのつながりの場ではなく、感情表現でのつながりの場が形成されている。これは、言語コミュニケーションが崩れても感情交流が成り立つことを示唆している。

通常、コミュニケーションでは言語と感情は一体で、食い違いがあっても参加者によって相互調整されるものであるが、この例は日常的には気づくことのない言語と感情の関係の複雑さを示しており、この点については進化社会学の知見が参考になる。言語と感情は進化的には切り離して考えられるようで、感情のほうがより原初的とされる。すなわち、ホモサピエンス（現生人類）は発話能力を獲得するよりはるか以前に感情能力を進化させ、それが発話言語と、ひいては文化の獲得につながったと考えられている（Turner, 2000）。元来、ヒトは社会性の低い脆弱な動物だったが、感情を用いることで集団を維持し、社会性を獲得し、共感の力によって紐帯を形成してきたとされる。喜び、悲しみ、畏れ、怒りなどの基本的情動から社会的感情を発達させていった。したがって、言語と感情は相互依存的に発達してきたが、両者は独立した異なるメカニズムをもつと考えられる。ちなみに、絶滅したネアンデルタール人は言語をもたず、歌うようにコミュニケーションをとっていたとされている（佐川, 2017）。

　また、アルタミラやラスコーなどで発見された洞窟壁画もよく知られている。紀元前25,000年から15,000年の間とされる時代における人と社会（共同体）の関係が表象されていると考えると、ヘルスヒューマニティーズと親和的な問いである人間の本性（humanity）とは何かについて研究的関心が向けられている。たとえばグレーバーとウェングロウの著作（Graeber & Wengrow, 2021）は文化人類学者と考古学者による10年以上にも及ぶ協働の成果で、宣教師による先住民とのやりとりの記録など膨大な資料の検討からヨーロッパ史における人間観と政治形態を批判し、人と社会の関係が暴力や強制に依らない別様のものでありえたことを論じている。

　アート・プログラムの可能性を生きる力とその生成メカニズムから探求するうえで、こうしたいわば進化の刻印や別様の歴史解釈は参考になる。

2　ヘルスヒューマニティーズと批判的実在論

2-1　批判的実在論の概要

　本章で検討する3つのアプローチの最初は、科学哲学である批判的実在論（Critical Realism：CR）である。これは、英国の哲学者ロイ・バスカーによって1970年代に確立され、実証主義（事実は実在し客観的に明らかにできるという法則定立的立場）と社会構成主義・解釈主義（言語による意味の共通理解を社会的現実

の基盤におく相対主義的、共同主観的な立場。以下、社会構成主義とする）を共に批判して提唱された第三の科学哲学であり、現在、社会科学・人間科学の基礎理論として世界的な広がりを見せている（Bhaskar, 1975; Danermark et al., 1997; 木下, 2020, 2022a, 2022b, 2022c）。

批判的実在論は、温暖化などの地球規模の問題から国際的経済格差、貧困、虐待、孤独などの個人の内面世界まで、現在直面しているさまざまな問題に対して総体としての科学が十分対応できていないという問題意識を根底に、自然科学批判（Bhaskar, 1975）から科学を再設定し、そこからさらに社会科学批判（Bhaskar, 1979）に展開し、自然科学と社会科学に共通する科学の成立要件を提示する。複雑な内容のため、本章の課題との関連で、この科学哲学について説明する。

批判的実在論は、実証主義との関係では客観的実在を認め因果性の考え方を取り入れるが、実在を認識論の問題に置き換える近代科学の立場を批判する（認識論的誤謬）。他方、社会構成主義との関係では言語の役割の重要性は認めるが、現実の諸問題の物理的、物質的存在性を認め、現実的対応の必要性から相対主義の陥穽としてこれを批判する。言語は現実の世界に言及対象を持つ必要があるが、それは常に限定的だからである。実証主義も社会構成主義も存在論（そこに何があるのか）を人間（科学者、研究者）の認識論の問題（何を知ることができるか）に置き換えてしまっている点は共通しており、どちらも存在それ自体の対象化には限界があると批判する。つまり、「認識できないものは存在しない」という前提を批判し、存在論の復権を提唱する。中心に超越論的実在の概念をおき、実在は我々の知覚や意識から独立して存在し、直接には理解できないとする。しかも、この実在は具体的に安定したかたちで存在しているのではなく —— 発見が可能なかたちで存在しているのではなく ——、性質を変えながら現実の出来事や現象を生起させていると仮定される。原因−結果の単純な因果論ではなく、因果的メカニズムが働いているとし、その複雑な関係の説明を推論により試みるのが科学の営為であると主張する立場である。推論の方法では、演繹的方法、帰納的方法に加え、アブダクション（再文脈化）とリトロダクション（遡及的思考操作：XがXであるためにはどのような条件が必要か）の4様式が提案され、特に推論では、新たなアイデアを得るうえでのアブダクションとその成立条件を探索するリトロダクションが重要視されている。出来事や現象だけからでは原因は理解できないのであり、「経験的に観察できるものを超えていく」（Danermark et al., 2002, p.146）ために、思考実験としての推論が実践される。

科学の対象に関する重要な概念が、自存性（intransitivity）と意存性（transitivity）である。天動説と地動説の場合、あるいは、最近の例で言えば冥王星を惑星から

は外すという決定のように、自然現象は人間がどのように理解しようがそれとは関係なく起きているのであり、これが自存性である。一方、科学は人間の営為であり、人間が関与するので自然科学であっても意存的活動である。科学の対象は自存的現象であり、その説明が理論のかたちでなされるのであるが（意存性）、人間の理解は常に限定的であり、自存的現象を明らかにすることは原理的にできない。そして、この考え方は自然科学だけではなく、社会科学においても基本的に適用される。

　そうすると、アート・プログラムによってもたらされると考えられる「生きる力」は自存的であり、我々の知覚や意識からは独立して存在していて直接知ることはできないのであり、その理解の試みは意存的であり、我々にできることはそれを生起させるメカニズムを因果的に推論し、説明することになる。先のクローフォドの例や多くのアート・プログラムで経験的に確認されている変化は現象として理解されているので、「生きる力」の存在を想定し、そのメカニズムを推論しようとすることになる。

　批判的実在論は自然科学批判から科学概念を再構成し、その成立要件を提示するところから始まるのであるが、出来事や現象において異なる特性を持つ社会科学にも適用するという立場をとる。ここが重要なポイントになるのだが、自存性と意存性の概念を使うと、社会科学の対象は人間が関与する現象であるから意存的となるが、それが科学の対象となるためには自存的存在であるという前提が成り立たなければならない。自然科学は自存的現象を理解しようとする「一重の解釈学」であるのに対して、社会科学は人間が関与して生じた現象 —— 意存的現象 —— を人間が理解しようとする「二重の解釈学」になる（Danermark et al., 2002）。研究対象に設定する人間（agency, agent）を起点にすると、先行して存在している社会構造や文化構造はその人間に対しては自存的存在として影響を与えるが、影響を受けた人間はそれらの構造を維持することもあれば変革することもあり、この部分は意存的である。これは形態転換モデル、あるいは形態生成論モデルと呼ばれる。

　以上が通常の批判的実在論の説明であるが、筆者は強調されるべきもうひとつの重要な点があると考えている。社会を構成する人間を自存的存在とおくことである。つまり、ヒューマニティー、人間性とは何かは、直接は理解できないが実在するという前提に立つことで、自然科学における科学的探究の構図を社会科学にも適用しようとする。そうすると、社会科学だけでなく、人文科学も対象となる。これは問いであると同時に科学の対象としての人間観に関わることでもあり、この点を明確に論じているのは主要論者のひとりであるアーチャーで、「社会的

存在としての人間の自存的特性は、言語の意存性に解消されることはない」
（Archer, 2000, p.3, 筆者訳）と述べている。批判的実在論の人間観を端的に表現し
たもので、ヘルスヒューマニティーズと深いところで地続きになっていることが
わかる。本章で検討する「アートによる生きる力」は、ここに位置づけられる。

2-2　批判的実在論の分析的考え方

　批判的実在論では、実在は差異化され構造化された3つのドメインで構成され
るという前提に立つ。ある出来事や現象について我々が直接経験できる経験的ド
メイン（empirical domain）、直接に経験できる場合だけでなく、経験することの
できない場合を含めて現実に出来事や現象が起きているアクチュアル・ドメイン
（actual domain）、そして、出来事や現象を生起させる因果的メカニズムの根源で
あるリアル・ドメイン（real domain）である。出来事や現象の原因は我々の知覚
や意識から独立して存在し直接には理解できないリアル・ドメインにあり（超越
論的実在）、それが出来事や現象を直接生起させているのではなく、いくつかの
階層の間で性質を異にする特性が生成され、その相互関係のメカニズムによって
引き起こされると仮定する。我々は経験的ドメインにおいて出来事や現象を知る
のであるが、それは起きている出来事や現象のすべてではなく、ごく一部にすぎ
ない。自存的である自然現象も社会現象もオープンなシステムにおけるものであ
るとされ、偶発性を含め、そのメカニズムは完全には理解できないものとされる。
そのため、自然科学においては統制環境としての実験室が、社会科学ではそれに
対応するものとしての理論が、方法論の役割を果たす。ただ、批判的実在論から
すると、自然科学も社会科学も経験的ドメインの中でのことである。啓蒙思想の
時代を経て形成された近代的な人間中心主義が存在論を認識論に取り込むことに
なったとして（認識論的誤謬）、これを批判する。批判的実在論は経験論の批判
から知識の可謬性（知識は原理的に誤りうるもの）を前提に、因果的メカニズム
を推論し理論化することを提唱するもので、「経験的に観察できるものを超えて
い（か）」なくては、なぜある出来事や現象が起きているのか、その原因はわか
らない。
　実際にそれらが生起するのはアクチュアル・ドメインになる。因果的メカニズ
ムは複数の階層から構成され、それぞれがより基礎的な階層に基づいているとさ
れる。そして、階層内と階層間の両方で他と識別される特性が生成され、相互に
生起的につながっていて、この連鎖的生成作用を創発（emergence）と呼ぶ。つ
まり、出来事や現象の原因は最深部のリアル・ドメインにあるが、現実の出来事

や現象は「原因 → 結果」の単純な関係ではなく、階層的な相互関係があり、複雑なメカニズムの相互作用として生起している。

たとえば、ダナーマーク（Danermark et al., 2002）はこの相互作用を5つの階層に分け、最深部に第一階層として物理的現象をおき、学問としては物理学が対応するものとし、第二階層は化学的現象（化学）、第三階層を生物学的現象（生物学）、第四階層を心理的現象（心理学）、そして、第五階層を社会的現象（社会科学）としている。階層の区分はこれらに限られているわけではなく、その数と関係は個々の研究によって判断される。また、この5階層にしてもさらに細分化もできるし、特に社会科学、人間科学との関連では第四階層と第五階層は社会心理、政治、経済、文化などが含まれてくる。どのような出来事や現象を対象とするにせよ、因果的推論のためには特定の学問分野ではなく学問体系が動員されうるという考え方であり、科学哲学としての批判的実在論の原構造である。

階層性と創発の関係は、たとえばH_2Oの化学式で表されるものが水という物質であるように、各階層は独自の特性をもつが、それは次の階層では性質の異なる特性に変化し（創発）、前の階層には還元されない（水は火を消すが、水素と酸素は燃えやすく、また一定の温度により蒸発する）。原因が特定できればすべて説明できるという還元主義的な考えではなく、創発作用による特性生成の連鎖の結果として、ある特定の出来事や現象が起きている。

ごく概略的に批判的実在論の考え方を説明したが、アート・プログラムによってもたらされる「生きる力」の表出を我々が知ることができるのは、先に述べた緊張や不安、落ち着きのなさといった状態が和らぎ、楽しみが生まれ、作業への意欲が湧き、他のメンバーへの自発的働きかけが起きるなどによってである。経験的ドメインにおけるアート・プログラムに参加した人たちの反応であり、結果として生ずる肯定的な感情的変化と考えられる。セラピー系であれば音楽療法、絵画療法など療法別に、参加者特性であれば認知症者、身体的精神的疾患患者、緩和ケア対象者、ケアラー、専門職、そして一般の人びとなど、アクティビティ系であれば地域の文化資源を活用したさまざまなプログラムになるし、I・ADL系では日常生活場面の延長でのプログラムとなり、これらは組み合わせにより、主たる階層と既存の理論を探索し関連する他の階層との関係を検討できよう。病いの要素が加われば医学、医療の理論、看護の理論が動員され、関連する階層間に位置づけられる。たとえば、緊張が解ける、元気になるとはどういうことなのか。生理学的、生物学的、心理学的、社会学的、文化人類学的に、そして哲学など、それぞれの階層から生きる力はどのように説明されるかを検討し、相互の影響関係を推論していく。実在するが直接は理解できないという想定（超越論的実

在）によって、生きる力というきわめて人間的で実存的な対象に対してオープン
な探究が可能となる。このモデルを用いて、たとえば音楽療法といった個別の
アート・プログラムについて検討することもできよう。すでに明らかなように批
判的実在論のアプローチは学際的な構成になるが、超越論的実在の概念と普遍的
な問いの共有がコアとなることで、学際性を超えた統一的な方法論となる。チー
ムでの研究態勢が適しているのであるが、個人の研究であっても、自分の専門分
野に閉じるのではなく関連する他領域の知見を積極的に探索していく。

3　暗黙知のメカニズム

3-1　基本型としての暗黙知

　生きる力の生成メカニズムの探求に有効と思われるもうひとつは、M・ポラン
ニーの理論である（Polanyi, 1958, 1966; Polanyi & Prosch, 1975）。彼の理論は壮大
で、独自の科学哲学であり、その実践方法でもあり、実在の考え方を始め批判的
実在論と重なる部分が多い（木下, 2022a）。ポランニーは20世紀を代表する知の
巨人と称される科学者で、物理化学者としてノーベル賞級とされる世界的評価を
得ながら社会学と人文科学に方向を変え、自身の経験をもとに人間の創造力につ
いて理論構築を行っているので説得力がある。彼の理論でよく知られているのは、
暗黙知の概念である。ただ、残念ながらこの概念は、彼の意味とはかけ離れて理
解されている。暗黙知は一般に、「我々は言語化される以上のことを知っている」
といった意味で理解され、明確に言語化された形式知に対するもうひとつの知識
として説明されるが、「暗黙知」という知識の形態があるわけではない。暗黙
「知」と訳されていることも関係していると思われるが（原題は *The Tacit
Dimension*『暗黙の次元』）、これは着想を得る認識のメカニズム、つまり、一種の
機能のことであり、しかもこの働きは意識されないところに特徴がある。
　暗黙知の表現が定着しているので踏襲するが、これはポランニーによって科学
的発見のメカニズムとして考えられたものである。しかし科学者に限定されるの
ではなく、むしろ一般の人びとが用いている認識方法である。そして、最近翻訳
が出版された最晩年の著作『ミーニング―― 人間の知的自由について』(Polanyi
& Prosch, 1975) において、ポランニーは基本型である暗黙知のメカニズムを精
緻化し、科学から芸術、文化、神話、宗教までを体系的に論じ、理論化している。
科学論であり芸術論であり、科学者と芸術家を、異なる部分はあるのだがそれ以

上に本質的に同質の生成メカニズムの観点から統合的に説明している。サイエンスとアートを別々のものとしてではなく、人間の中で一体のメカニズムとして理論化を試みている点、特に結果ではなく着想、認識のプロセスを扱っている点で注目される。

　本章のテーマとの関連でポランニーの理論を簡単に説明してみよう。彼の理論は3つの主要概念に集約でき、基本的には部分と全体の統合化のダイナミズムに関わっている。人間は多種多様な情報や知識を膨大に蓄積しているが、それらは記憶として整序された状態ではなく漠然としているのであり、暗黙知のメカニズムとは、我々がある特定の関心をもつことで方向性が設定され（「志向性」）、明確に意識しているわけではない関連する部分的、断片的情報（「従属的感知」）から、ひとつのまとまりが理解されるに至る（「焦点的感知」）。これは、「from-to knowledge」という表現で説明されている。暗黙知の例としてよく紹介されるのは、雑踏の中で待ち合わせの相手を見つける場合、特定の人間を探すという志向性がまずあって、相手についての漠然とした状態にある部分的、断片的な情報が結びついて、相手が識別される。そして、その瞬間に自分の中で起きていたこのプロセスは消える、つまり、意識されない。

　このメカニズムが機能するうえで重要なのが志向性の概念で、現象学でも自己と外界との動的関係に関して同じ名称で主要概念になっており、基本的には同じ意味と理解できるが、人間は全く無秩序な状態のままいろいろな事柄を蓄積しているのではなく、もともとすべてが何らかの関心との結びつきがあるのであって、この点を抜きにして従属的感知からの焦点的感知は成立しない。そして、成立したときは、何が従属的感知であったのかは意識されない。

3-2　科学と芸術

　記憶が重要となるのは志向性と関係するからであり、ポランニーの理論では個人的知識（personal knowledge）の概念によって説明される。「個人的」とは抽象的な個人（individuals）ではなく、特定の存在であるその人（person, personhood）、すなわち生きられた経験の主体のことである。「すべての知は個人的知である」（Polanyi, 2022, p.53）のであって、個人的知識は科学者や芸術家の創造性や創作性の源であるだけでなく、すべての人間に本来的に備わっている特性であり、個別的志向性によって「from-to knowledge」が作動して科学者であれば科学的発見に、芸術家なら芸術作品に、そして、一般の人びとでは日々の生活において実践されている能力となる。特に「生きる力」の発現につながるのはその人、その

人に固有の個人的知識、その集積としてのそれまでの人生と考えられる。

　科学者による新たな発見においては、このメカニズムは精緻化される。個人的知識の概念が「客観的観察という理念に替えて」（2022, p.34）導入されていて、科学的発見は発見者自身の内的探究プロセスからもたらされる生成的なものであり、外部に発見されるのを待って存在しているものを単に発見するわけでも、できるものでもない。きわめて個人的なプロセスがあるということで、つまり、従属的感知から焦点的感知へというかたちでその科学者によって結果としてその発見が着想されるのだが、問題は発見の結果自体よりも、それを説明することが発見者にとって重要な作業となることである。一般には、待ち合わせの相手がわかればそのプロセスは意識されることはないし説明する必要もないが、科学者の場合には逆に、他の科学者の承認を得るために、その説明が重要になる。専門的に解決すべき問いが共有され、その解明が競合状態にあるからで、個人的知識から導かれた結果の承認を得るのは、優れて個人的な経験的プロセスを普遍的知識を目指す科学者集団が理解できるようにするための、一種の変換作業となる。科学にとって再現性が現実的だけでなく、象徴的でもあるのはこのためである。

　一方、芸術家の場合、基本的には同じメカニズムだが想像力や直観などによって詩、演劇、絵画、音楽などの作品となる。むろん、科学者にも想像力や直観は当てはまるのであるが（個人的知識による志向性）、科学的発見の場合は科学者によるそのプロセスの説明が求められるのと比べると、芸術家では結果は芸術作品の形で表され、作品自体によってプロセスの部分も一体的に表現されている。

　創造性のメカニズムは同じであっても、結果の評価で見ると芸術作品のほうが一般の人びととの距離が近い。科学的発見の評価は科学者集団によって行われる。一方、芸術作品では、その分野の専門家の評価もあるが、科学者集団ほど限定的ではなく、一般の人びともそれぞれが評価者になれる —— だから、鑑賞、観劇などが広く行われているわけである。作品が表す統合性は絵画や音楽のように多様な形となり、文学作品のように、具体的で豊富な創作的内容であることによって多様な読者の関心に応えるかたちで全体性を表すジャンルもある（Savarese, 2018; 田中, 2021）。たとえば、サヴァリーズの著作は、文学作品を彼が自閉症者たちと一緒に読む一種のエスノグラフィーである。ポランニーの理論からすれば、一般の人びとも自分で作品づくりをしているし、芸術家のそれを含め、他者の作品を鑑賞、観劇しているといえる。

　そうしているのはその人その人における志向性があるからで、強調して言えば、社会的に生きるとはそういうことである。趣味といえばそれまでであるが、そのときの没頭、楽しさなどには重要な意味がある。

アート・プログラムは、セラピー系、アクティビティ系、I・ADL系であれ、全体で見れば多様な刺激を提供する媒体であり、感性的刺激の宝庫であることによって、身体的・精神的に課題をもつ人びとが、人によって異なるそれぞれの志向性にあたる部分がどこかで確実に反応することで、「参加」の文脈がもたらされる。つまり、志向性と媒体がつながれば、プログラムに参加することによって、従属的感知から焦点的感知へと導かれる展開があり、科学や芸術のようにはっきり見られるわけではなくとも、また作品などの統合された結果の形にならなくても、さまざまな動作やグループでの相互行為においてその生成的プロセスが経験されていると思われる。おそらくそれは何らかの統合化の感覚といったものであり、感情の回路であり、これが共同経験され「生きる力」となるのではないだろうか。「結果として」生ずるのだとすれば、言語化されなくても感覚として焦点化されると考えられ、暗黙知の場合と同様のメカニズムが働いているとは言えないだろうか。生きる力とは個人的であるが、同時に、共同的なものであろう。

　換言すると、アート・プログラムが効果を発揮するためには参加者が素地を持っているということで、それは人びとが生きていくなかで培っていく自己表現の感覚的経験の集積であろう。志向性につながる記憶が、本人によって意識化されていなくとも素地としてあることで、プログラムへの「参加」となるであろうし、素地が薄い場合でもプログラムに参加すること自体で刺激を受け、志向性と従属的感知が言わば同時的に形成され焦点的感知につながるという新たな経験となる。いつからでも始められるのであり、アート・プログラムにはそうした意味での創発性があると思われる。特にアート・プログラムの効果が意図されたものというよりも「結果として」経験されたものであるとすれば、ポランニーの理論が関連する。

　本章のはじめに、言語の相対化と進化社会学の知見（発話能力より先に感情コミュニケーション能力が獲得されたこと）に言及した。疾患や症状や障害によって、関連するどのような理論が社会学・社会科学や心理学、生物学、生理学、そして医学、医療、看護などの分野にあるのかを探索し、因果的説明を試みることができよう。

4　評価研究法としてのリアリスト評価

　批判的実在論と暗黙知のメカニズムを踏まえ、アート・プログラムが参加者にもたらす効果を具体的に探究する方法として有効と考えられるのが、リアリスト

評価（Realist Evaluation：RE）と呼ばれる方法である（Pawson, 1989; Pawson & Tilley, 1997; Pawson, 2006, 2013; 木下, 2022）。さまざまな政策プログラムやヒューマンサービスの介入プログラムなどの有効性の評価という実践的課題に対して、単純な想定（if A, then B）ではなく、結果を導いたプロセスを因果的に記述分析する方法である。RCT（randomized control trials：ランダム化比較試験）に代表される実験的、疑似実験的な効果の評価方法を批判し、複雑な要因間の影響関係を組み込んだ評価方法の必要性を主張するイギリスの社会学者レイ・ポーソンを中心に1990年代に提唱され、国際的にも定着している。「これは評価研究が科学的地位を得るためのマニフェストである」と謳われているものである（Pawson & Tilley, 1997, p.xi）。費用対効果やサービスの公平性などへの関心が高まるなかで効果を明確に示す評価研究法が求められているのであるが、人間が関係する社会的なプログラムの場合、目的の達成度を明確に評価するのは通常困難である。対象者のうち、ある人たちには効果が見られても他の人たちはそうではないということが起きやすい。リアリスト評価は、効果が割れるという結果の問題は、評価方法が前提としている諸条件が明確化されないまま実施されているからであるとし、さまざまな要因が相互に関係しているのであるから、なぜその結果となったのか、そのプロセスを詳細に因果的視点から記述することを提案する。そのほうが、同じ介入プログラムを実施しようとする際に参考となる知見の提供、つまり、転用可能性を具体的に示すことができ、現実的な評価研究となる。

　ポイントは次の3点である。1つは、「誰に対して、いかなる条件下で、どのように効果的であるのか、その理由は何か（for whom, under what circumstances, how it works and why?）」という問いのセットであり、具体的なプログラムについてこの形で評価をまとめる。もう1つは、whyに関して推論のためのC＋M＝Oと呼ばれる構成モデルである（Pawson & Tilley, 1997, p.58）。Cは文脈（context）で、当該プログラムに影響を及ぼす、すでに存在している諸要因を指し、プログラムとの反応により結果（outcome）が生じる。その機序がM（mechanism）で、これを明らかにしようとする。文脈は一種の複合体として存在しており、規範や価値、制度や文化、現実的諸条件や空間特性などから構成されている。したがって、文脈のどの部分がどのような関係でそのプログラムと反応するか、その機序の理解と説明を試みる。3つ目は、この2つを実施するときのプロセスで、REでは投入されるプログラムを「理論（theory）」と呼び、その策定を含め、次の4段階で進める。C＋M＝Oに基づく理論の構成 → 仮説設定 → 実施・観察（データ収集と分析）→ プログラムの精緻化である。REが対象とするプログラムは目的に行動変容が組み込まれているので、このサイクルモデルにより現実に即した実

施内容にすることができる。

　リアリスト評価は基本的に政策と関係する介入プログラムについての評価方法なのだが、アート・プログラムの理解に活用できるのではないかと考えられる。むろん目的を明確に設定し、介入効果を評価するというREの図式に直接当てはまるわけではないが、結果にあたる部分（批判的実在論での出来事や現象にあたる）をできるだけ詳細に記述して確認し、上記の問いのセットとC＋M＝Oを関連付けることで、それが生起したプロセスに対して因果的推論をすることには有効であろう。どのような文脈と機序の結びつきによってある結果になったのかを事例からパターン化し、howとwhyの解釈を深めるためにポランニーの理論を用いることができる。アート・プログラムの場合に特化したかたちでの、REの4段階のサイクルモデルが考えられよう。

5　「生きる力」とアート・プログラムの理解に向けて

　本章では生きる力へのアート・プログラムの可能性について理解するための3つのアプローチを素描した。アプローチとして検討したものであり、実際に研究したわけではない。ヘルスヒューマニティーズの領域特性から個別の領域を横断して実施されている多種多様なアート・プログラムの可能性を「生きる力」の視点から検討するための提案であり、それぞれの専門家はもとより、関心のある人たちがチームとして参加することを期待している。第4章で論じたように、前身であるメディカルヒューマニティーズが医学をコア・ディシプリンとするのとは対照的に、ヘルスヒューマニティーズは特定学問をコアにもたない。「生きる力」のように普遍的な問いをおき共有することが、HHのコアを形成できるという考え方を示した。正解のないこの問いをおくことでオープンな探究が拓け、HHの特徴である社会運動的な展開につながる。

　本章で論じた3つのアプローチは相互に関係している点を、最後に指摘しておきたい。批判的実在論は「生きる力」を実在として設定し、実在は我々が直接理解できないところにあるとする。我々が観察によってわかるのは、癒される、なごむ、緊張が解ける、表情が和らぐ、他者とのコミュニケーションに自発的になるなどと形容されているアート・プログラムの参加者の変化である。こうした現象や出来事は、リアル・ドメインにある「生きる力」（自存的存在）がアクチュアル・ドメインにおける階層構造の相互の創発作用を経ていくことで現実に生じていると考えるので、その因果的生成メカニズムの推論が課題となる。還元主義で

はないので、ここには生化学、生理学から文化までの広範囲の学問分野が関連し、それぞれの分野からアート・プログラムによってもたらされる「生きる力」とは何かにアプローチすることになる。

ポランニーの理論は、バスカーが定式化した批判的実在論の生成メカニズムの理論を、科学者による科学的発見と芸術家の創造性のメカニズムとして説明するものである。ポランニーは実在論ではバスカーとつながるが、実在を超越論にはおかず発見可能なものとし、科学者としての自身の経験をもとにそのメカニズムを示した。バスカーは哲学者でありポランニーは科学者という関係であり、バスカーにはポランニーの著作（『暗黙知の次元』）への簡単な言及はあるが、直接の交流はなかったと思われる。ただ、生成と発見のメカニズムについて2人の見解は、一方が哲学的に理論化したものを他方が実践し、それをさらに理論化するかのような関係である。

そして、実際に行われているプログラムのレベルで「生きる力」の生成メカニズムを探求するうえで有効と考えられるのが、リアリスト評価である。「誰に対して（for whom)」で始まる問いのセットと C＋M＝O の構成モデル、それに実践と調査と分析（評価）によるプログラムの精緻化に向けたサイクルプロセスは、得られた知見の転用可能性を高める。

なお、リアリスト評価と批判的実在論の関係については論ずべき理論的な課題があるが、ここでは立ち入らない（木下, 2022c)。

本章のように「生きる力」といったかたちで視点を明示化していなくても、アートに関する研究や実践は非常に多い。社会学の関連でも、たとえば、アートの力が歴史の継承になる点で言えば、高校生による「原爆の絵」の制作とその後の演劇化までを探求した10年にも及ぶ研究（小倉, 2020）があり、またこの研究を含むアートの可能性を多様な実践例から検討した研究書（岡原ら, 2020）がある。教育社会学の分野でも、東日本大震災の体験とアート教育の可能性を、ミュージカルを例に研究したものがある（高橋編著, 2017）。

ヘルスヒューマニティーズは狭い意味での臨床の世界を超えて、ウェルビーイングの新たな人間学と呼びうるような、学際的ではあるが学際性を超えた実践領域である。

注

［1］本章は次に大幅な加筆をしたものである。生きる力へのアートの可能性：批判的実在論と暗黙知のメカニズムから、特集：ヘルスヒューマニティーズと看護、木下康仁、看護研究、vol. 55, no. 6, pp. 612-621, 2022

［2］Paul Crawford - Health Humanities: What's Up With Everyone? - YouTube. 視聴は 2022 年 9

月2日。

文献

Archer, M.：*Being Human: The Problem of Agency*, Cambridge University Press, 2000.

Bhaskar, R.：*A Realist Theory of Science*, Verso, 1975. 式部信（訳）, 科学と実在論 —— 超越論的実在論と経験主義批判, 法政大学出版局, 2009.

Crawford, P., Brown, B., Baker, C., Tischler, V. & Abrams, B. (Eds.)：*Health Humanities*, Palgrave Macmillan, 2015.

Danermark, B., Ekström, M., Jakobsen, L., & Karlsson, J. C.：*Explaining Society: Critical Realism in the Social Sciences*, 1997. 佐藤春吉（監訳）, 社会を説明する —— 批判的実在論による社会科学論, ナカニシヤ出版, 2015.

Graeber, D. & Wengrow, D.：*The Dawn of Everything: A New History of Humanity*, Picador, 2021. 酒井隆史（訳）, 万物の黎明 —— 人類史を根本からくつがえす, 光文社, 2023.

木下康仁：定本M-GTA —— 実践の理論化をめざす質的研究方法論, 医学書院, 2020.

木下康仁：批判的実在論の基本モデル, 看護研究, 55(2), 130-144, 2022a.

木下康仁：批判的実在論の発想と推論のダイナミズム, 看護研究, 55(2), 145-152, 2022b.

木下康仁：形態生成論アプローチとRealist Evaluation, 看護研究, 55(2), 153-166, 2022c.

小倉康嗣：高校生が描く原爆の絵とエンパワーの連鎖 —— トラウマ的な感情の継承をめぐって, アート・ライフ・社会学, 晃洋書房, 2020.

岡原正幸（編）：アート・ライフ・社会学, 晃洋書房, 2020.

Pawson, R.：*The Science of Evaluation: A Realist Manifesto*, SAGE, 2013.

Pawson, R. & Tilley, N.：*Realistic Evaluation*, Sage, 1997.

Polanyi, M.：*Personal Knowledge: Towards a Post-Critical Philosophy*, Routledge & K. Paul, 1958. 長尾史郎（訳）, 個人的知識 —— 脱批判哲学をめざして, ハーベスト社, 1985.

Polanyi, M.：*The Tacit Dimension*, Doubleday, 1966. 高橋勇夫（訳）, 暗黙知の次元, ちくま学芸文庫, 2003.

Polanyi, M. & Prosch, H.：*Meaning*, University of Chicago Press, 1975. 飯原栄一・小島秀信・山本慎平（訳）, ミーニング —— 人間の知的自由について, ミネルヴァ書房, 2022.

佐川佳南枝：記憶と感情のエスノグラフィー —— 認知症とコルサコフ症候群のフィールドワークから, ハーベスト社, 2017.

Savarese, R. J.：*See It Feelingly: Classic Novels, Autistic Readers, and the Schooling of a No-Good English Professor*, Duke University Press, 2018. 岩坂彰（訳）, 嗅ぐ文学、動く言葉、感じる読書 —— 自閉症者と小説を読む, みすず書房, 2021.

高橋満（編著）：成人教育の社会学 —— パワー・アート・ライフコース, 東信堂, 2017.

田中純：自閉症者と文学・芸術をめぐる問題圏－認知文学研究からプリベンション論へ, UP（東京大学出版会）, no.587, 43-49, 2021.

Turner, J. H.：*On Origins of Human Emotions: A Sociological Inquiry into the Evolution of Human Affect*, Stanford University Press, 2000. 正岡寛司（訳）, 感情の起源 —— 自立と連帯の緊張関係, 明石書店, 2007.

第3部　ヘルスヒューマニティーズの方法

第9章　方法としてのアートとセラピー

　本章ではさまざまなアート・プログラムを紹介する。1では、医療現場におけるアートを媒介とした活動「ホスピタルアート」が患者や医療スタッフの意識、さらに医療現場にもたらす可能性を示す。続く2では、1とは逆に、美術館というアートを扱う専門的施設が社会的処方、すなわちセラピーを担う可能性を示す。3では、パフォーマンス・アートの一種であり、コミュニティ作りに基づいた発達と学習実践プログラムである「ソーシャルセラピューティクス」（社会的癒しの実践）を紹介する。最後の4と5では音楽を媒介としたセラピーを取りあげるが、4は病院における音楽療法の実際を、5は福祉施設で暮らす一人の高齢者へ音楽を介して働きかけるというケアが行われた事例を報告し、これらを通して音楽療法の可能性を示す。

1　ホスピタルアート
── 境界を超えて想いをつなぐアートの力

　近年、医学の進歩は目覚ましく、テクノロジーとともに日々更新されていく医療技術は多くの新しい治療法を生み出している。その反面、細分化される専門性は、目に見えない壁を作り、さらに精妙な理解と棲み分けを求める。医療スタッフは日常的に新しいルールの解釈や技術の習得を義務付けられ、患者は自己責任という名の下に性急な選択を迫られる。功利性や利便性が優先されるあまり無機質になりがちな療養空間は、気づかないうちに人間味を排除し、意図せず患者や医療スタッフの心の余裕まで奪ってしまう。

　そのような状況下において、医療現場に充満するさまざまな問題を改善するための対策として、四国こどもとおとなの医療センター（以下当院）では2013年開院以来10年にわたり、「ホスピタルアート」を導入してきた。アートの持つ未知なる力を、理論とエビデンスで構築された病院に、問題解決の手法として導入することによって臨床現場にどのような変化が起こったのか。この節では、これまで当院が実践してきたいくつかのアートプロジェクトを通じての気づき、患者や

医療スタッフの意識の変化、医療現場にアートがもたらす可能性について紹介する。

1-1　アート導入のきっかけ

　2013年、当院は地域の成人医療を担ってきた善通寺病院と、小児医療を担ってきた香川小児病院が統合され建設された。香川県善通寺市に所在し、病床数689床、51の診療科を標榜する総合病院である。小児医療から成人医療、重症心身障害児・者医療、人びとの誕生から看取りまで、ライフサイクルのすべてをサポートする、地域の中核病院としての役割を担っている。

　開院に際し、院長である中川義信氏（以下中川院長、現在名誉院長）は全面的なアートの導入を決定した。導入のきっかけは、2009年、前身である香川小児病院児童思春期病棟に楠の壁画を描いたことに遡る。

　当時、写真家として、またNPOアーツプロジェクト[1]のメンバーとして活動していた著者は、ある日、取材で訪れた香川小児病院で中川院長と出会い、その雑談の中で、殺風景な児童思春期病棟を明るくしたいので壁画を描いてほしいと依頼された。

　病院の所在地である香川県善通寺市は弘法大師空海の生誕の地[2]であり、国内外から多くの巡礼者が心の救済を求めて訪れる。著者は病院から徒歩5分ほどの総本山善通寺にある樹齢1200年の楠を壁画のモチーフに選んだ。人の心は移ろいやすく、善悪の価値は政治や、時の流れによって翻弄される。だが、この楠は1200年前も今も変わらない。その安定した存在こそ、児童思春期病棟に必要なものではないか、と直感したからだ。

　画家でありNPOアーツプロジェクトのメンバーでもあるマスダヒサコ氏に相談、楠の下絵を細かくパーツに分け、あえて時間をかけて塗り絵のように完成させていく、という全員参加の手法を考案した。それはアート導入の入り口で壁となる、「技術的能力の差」「好み」「作品の市場価値」などによって敬遠されることなく、誰もが病棟を明るくするという同じ目標に向かって楽しみながら参加できるようにという思いからだった。画家も患者も医療スタッフもデザイン科に通う高校生も、ボランティアも、立場の違う人びとが自分のパーツを担当することで壁画を完成させてゆく。病棟という場は、そこに関わるすべての人が作り出している環境であり、だからこそ、誰一人排除することなく尊重され、一緒になって仕上げるのが自然なことだと考えた。

　その制作の過程で病棟の患者には決して無理強いせず、自然な参加を促した。

患者のその時の気分によって、「参加する自由」と同じように「参加しない自由」も大切にした。

　壁画が完成したとき、病棟にいくつかの変化が起こった。まず、ある看護師が「今まで病院が古いということは患者さんに申し訳ないことだと思っていたけれど、壁画を描いたことで古くてもいい、と思えるようになった。」と話してくれたのだ。その他の医療スタッフも自ら壁画を描いたことにより、「自分の病棟」という意識が芽生えたようだった。それまで廊下の隅に積み上げられていたダンボールがなくなっていたり、殺風景だった食堂のテーブルに花が飾られたりという、自らの手で病棟を綺麗にしようという、小さな変化も見受けられた。また、壁画の噂を聞いて地方メディアを始め地域住民が、活動に興味を持ってくれるようにもなった。なかでも一番の変化は、長年にわたって患者の苛立ちによって傷つけられてきた病棟の壁が、傷つかなくなったという事実である。さらに別の病棟の看護師長から中川院長に「私たちの病棟にも描きたい」という自発的で前向きな要望があげられ、壁画プロジェクトが継続されることになった。全員参加型の壁画制作という改善への過程は、さまざまな次元で同時に、思いがけない良い変化をもたらした。中川院長はそれら一連の過程を体験、その効果を実感したことから、予定されていた新病院の建設に際して、急遽全面的にアートを導入することを決定したのである（紫牟田・森, 2023）。

1-2　思いやりの循環を呼ぶ仕掛け作り

　現在、当院には全国各地にいるボランティア（約200名）からランダムにプレゼントが届く。このプレゼントは病院の壁にある小さな扉19箇所に、メッセージカードとともに忍ばされる。気に入った人なら誰でも持って帰っていいという仕組みだ。開院以来多くの人がその匿名のプレゼント作りに参加し、人を励まし、また励まされてもきた。この小さな扉は、病院建築の際に急遽設計変更を依頼して実現した。

　このアイデアは精神疾患のある患者たちとの対話から生まれている。前述した香川小児病院での壁画制作の過程で、初めは著者に対して冷ややかな対応をしていた患者たちも、徐々に打ち解けてくれるようになり、やがて何人かの患者と親しくなった。ある日、患者が著者のところにやってきて入院中に作ったぬいぐるみをプレゼントしてくれた。ぬいぐるみを差し出す手首には無数の傷があった。病棟を訪れるたびに届くプレゼントに、著者ばかりがもらうのは申し訳ない、と伝えると、ではこれから手術を受ける子どもたちにプレゼントしてほしいと言う。

手術室担当の看護師にそのことを伝えるととても喜ばれ、つなぎ役を引き受けてくれた。何度かそんなことを繰り返しているうちに、著者はその患者に自分で看護師に作品を手渡すことを提案した。著者を介することなく看護師から直接お礼を伝えられたほうが、嬉しいのではないかと思ったのだ。しかしその答えは予想とは違っていた。患者はあくまでも匿名にこだわった。その理由は、個人が特定されるとそこに義務感が芽生え、そのことによって自分自身が勝手にプレッシャーを感じてしまい、楽しくなくなる、ということだった。また、その看護師に対しても、患者に会うたびに「お礼を言わなければいけない」という義務を、意図せず生まれさせてしまうことが嫌なのだと話した。彼女の内面の洞察と分析に著者は深く納得した。患者は「病院では何かをやってもらうことばかりで自分は生きていてもいいのだろうか、と思ってしまう。こうして誰かが自分の作ったものを喜んでくれることだけで十分嬉しい。それ以上はいらない。」と語った。つまり患者が欲しかったのは「報酬」ではなく、誰かに必要とされるという「与える側の体験」と「自分の表現が受け止められたという密かで素朴な歓び」だったのだ。

　当院の壁にプレゼントを忍ばせるいくつもの小さな扉を作ったのは、そんな患者たちのささやかで切実な気持ちを、無理のないかたちで循環させるためだった。

　2023年現在、当院の児童精神科の患者たちは、時に医師と、看護師と、ソーシャルワーカーと一緒に、著者が運営を担当するボランティア室を訪れ、その小さな扉に忍ばせるプレゼントを作り、思い思いの表現活動をしている。それは治療ではない。あえて言うなら「ボランタリーな自己表現活動」だ。彼らはこの部屋でプレゼントを作るため絵を描く、手芸をする、といったものづくりをする場合もあれば、何もせず、雄弁に語る母親の隣で、黙って座っていることもある。この部屋では黙って座っていることも切実な表現であるととらえている。そしてその様子を注意深く観察すれば医師やソーシャルワーカーに必然的に様々な気づきを与え、次の新しい表現を誘発する。それらを長期的な眼差しで見れば、回を重ねるごとに患者の表現も医療スタッフの表現もお互いによって影響しあっていることに気づく。

　患者との対話から生まれたこの小さな扉の取り組みは開院後10年が経つ今も、義務や責任、報酬など余計なバイアスに影響されることなく継続されており、患者やボランティアの純粋なものづくりの楽しみと思いやりの気持ちだけを循環させ続けている（アートミーツケア学会編, 2021）。

1-3　ホスピタルアートとは作品のことでなく、その過程も含めた病院づくりのこと

　開院後すぐに取り組んだ「霊安室から駐車場までの通路改善プロジェクト」は、看護部長からの「お見送りの最後の通路が殺風景で胸が痛む」という言葉からスタートした。まずコンクリートむき出しだった通路両側の壁を白く塗り、画家の島田玲子氏に相談してさまざまな青い花の雛形を用意し、壁画制作に参加したスタッフには好きな花を選んで壁に模写してもらうことにした。そして亡くなった方に花を手向けるような気持ちで描いてほしいとお願いした。最終的に177名の医療スタッフが参加した。そこで私は驚きの光景を目の当たりにした。描きながら何人もの医療スタッフが涙を流していたのだ。自身の母を看取ったときのこと、看護師として患者の家族に寄り添って歩いたときのこと、若くして亡くなった夫の分まで花を描きたいと申し出てくれる医療事務スタッフもいた。お腹の中の子どもの分まで描いてくれたスタッフもいた。青い花を描きながら、それぞれが自分の心の中にあるさまざまな死に対する感情と向き合っているのがわかった。

　このプロジェクト実施後、看護師から報告があった。亡くなった我が子を抱いて通路を歩いていた母親が、無数の青い花の横にシルバーのペンで書かれた無数のイニシャルを見て、「これは職員さんが描いてくれたのですか」と質問されたそうだ。看護師がそうだと答えると「この子は天国に行けます、ありがとう」と、涙を流して感謝されたという。あの通路でそんなことが起こるとは思いもよらなかった、と、報告してくれた看護師も電話越しで涙を流していた。患者追悼のための青い花は、医療スタッフの感情に花を手向ける行為でもあったのだ。それ以来実施したどのプロジェクトでも、医療スタッフの痛みを意識するよう心がけた。病院という場所は患者の治療を優先にシステム化されているため、医療スタッフの痛みは見過ごされがちだ。しかし、どんな素晴らしい医療も、医療スタッフを通じて患者へと届けられる。その医療スタッフの痛みに気づくこと、ケアすること、それは良い医療を提供することに直結している。

　ナイチンゲールは著書『看護覚え書』の中で、「病気とは毒されたり衰えたりする過程を癒そうとする自然の努力のあらわれである」と述べている。病院における問題も同様に、「問題は癒されようとして起こってくる現象」としてとらえることが大切である。問題を忌み嫌い、専門家任せにし、少しでも早く抑える、一刻も早く排除することにのみ終始するのではなく、自分ごととして直視し、そこから改善への対話を始めれば、私たちはその過程で多くの大切なものを手にす

ることができる。問題そのものを病院がさらに良くなるための過程として受け止める覚悟が必要なのである。

後日画家の島田玲子氏に報告したところ、「自分の絵がお役に立てて心底満たされた気持ちになった。画家冥利につきる。」と話していた。また、ある医師は「医師は患者が『死』を迎えるまでは全力でサポートすることができる。しかし、『死』という壁に直面した瞬間に、何ひとつできることがなくなる。でもこうして壁画を描くことで気持ちを伝えられる。アートによって『死』の向こうにもできることがあると知った。」と感謝を言葉にした。

それは壁画制作を通じて誰かが誰かを想う気持ちが患者と医療者、画家と病院、現在と過去、生と死といういくつもの境界を越え、優しく広く循環した瞬間だった。

1-4　「アート」は循環する

当院のアートはアートの専門家である作家の描いた「作品」を展示することによって、鑑賞者に「癒し」を与えるという、「与えられる側」と「与える側」に二極化した一方向のエネルギーの流れによって起こる心理的回復だけを目的としているのではない。当院のアートは院内に患者と医療者、さまざまな専門分野を超えてつながるフラットな場をつくり、そこに集い、それぞれが抱える「痛み」を共有することから始まる。そして、そこでの対話から生まれた気づきと発想を元に改善を重ねることによって新しい病院の在り方を模索する、「全員参加型の病院づくり」であり、そこに関わるすべての人が、より良い病院を作るために継続して参加、実践する自発的な表現活動のことを意味している。その過程において、部署や立場を超えた新たなつながりと循環が生まれる。その流れこそ、病院にアートがあることの価値となっているのである。

つまり当院ではアートを静的な「作品」としてではなく、動的に循環する、より良い病院づくりの「過程」としてとらえているのである。

当院のアート活動は開院から10年が経つ現在でも「新しい病院の在り方を模索し続ける」という視点で実践されている。実際、経営者として病院にアートを導入した中川院長は著書の中で、「私はホスピタルアート（という概念）を導入したわけではない。職員が落ちているゴミを拾えるような美しい病院を作ろうとしただけだ。」と述べている（中川・森, 2022）。つまり経営者としてホスピタルアートという概念に共感して導入を決定したのではなく、「まだ誰も見たことのない美しい病院づくり」を続けていく過程で偶然アートに出会い、その力に触れ

たことで心を動かされた、というとらえ方なのである。そこにはアートをあらかじめ「善なるもの」としてとらえるのではなく、「未知なるもの」ととらえるフラットな視点がある。アートの一側面である科学的に実証されたセラピー効果や、政治的、社会的な意義、経済効果だけを期待していたのではない。つまり、この決定にはアートの導入による失敗も含まれている。失敗をも包摂した未知なるアートの力を見いだす、医療とアートが共に手を携え領域を超えて取り組む挑戦であり、投資なのだ。それはアートが時に薬にもなり毒にもなる、ということを覚悟しているということでもある。これは医療現場にアートを導入する側にとって、最も大切な視点であると著者は考える。「良いアート作品、アートの良い部分」だけを導入するのではない。関わるすべての人びとと共に考え、実践し、修正を重ね、変化し続ける「病院作り」。その失敗も含めた試行錯誤の過程、挑戦こそが、アートそのものだととらえる新しい視点なのである。

　さらに導入には、土地の文化も大きく影響してくる。当院の場合、地域に「お接待」という文化があり、見ず知らずの巡礼者をあたたかく迎え入れる風土があった。お接待は目に見えない弘法大師空海の存在を巡礼者の背後に想像し、お供えをさせていただく、という前提の物語があるため、お接待は「してあげる」のではなく「させていただく」ものなのだという。つまり「与えた」瞬間に「与えられる」という相互作用が生まれる仕組みなのである。実際当院に関わるボランティアたちの多くは「自分の生きがいや楽しみとしてさせてもらう」と語る。背景に「お接待」という文化があるからこそ、見えない、でも確かに「ある」、未だ見ぬ何かに対して価値を見いだす感性が育まれている。そのような「場」の持つ共感力や想像力がアート活動を育て、継続するひとつの要因であると著者は考えている。

1-5　「これから」のアートの役割

　これまでの事例から、さまざまな分断が起きやすい医療現場において「全員参加の病院づくり」という視点でアートを導入することによって、院内にフラットな関係性が生まれたことがわかる。その場では、それまでの医療スタッフと患者という「与える」「与えられる」という一方向の流れが反転し、循環し、結果的に患者には利他表現の場を、医療スタッフには自己表現の場を作った。そのことによって、結果的に両者の境界をぼやかし、「共に病院づくりに参加する」という新しく目指すべき共通のビジョンを持つことができたのである。

　医療現場において、意識する、しないにかかわらず、患者と医療スタッフは常

に影響しあっている。患者に最先端の医療を提供する、という視点は大切だが、同時に患者の表現の中にこそ回復へのヒントが隠されていることも忘れてはならない。また、より良い療養環境を作るためには、患者の痛みに寄り添うことと同様に医療スタッフの痛みに寄り添うことも重要である。なぜなら患者の痛み、医療者の痛みは別々の場所に存在しているのではなく、同じ場所で影響しあい、循環しているからだ。そして最も重要なのは、私たち一人ひとりが互いに他者に影響を与えあう表現者であるという自覚を持つことである。私たちの日常は意識すればたくさんの表現の集積でできている。1分1秒私たちは表現を選択している。目の前で途方に暮れている患者に、医療スタッフが今、何と声をかけるのか。どんな振る舞いをするのか。それによって患者は生きる力を失いもすれば、強く励まされもする。

　これまでバラバラに存在してきた個々の表現を問い直し、循環させ、尊重しあい、つなぎ合わせることで活性化し、同じビジョンに向かって統合させるための創造性。それこそが当院で「ホスピタルアート」と呼ばれている「全員参加型の表現」なのである。

　2017年に施行された文化芸術基本法においても「（略）文化芸術の固有の意義と価値を尊重しつつ、観光、まちづくり、国際交流、福祉、教育、産業その他の各関連分野における施策との有機的な連携が測れるよう配慮されなければならない」（文化芸術基本法第二条10）と示されている。有機的なその力は決して新しい力なのではなく、これまで作品性や作家性の強い光の影に隠れて見えづらかった、でも確かに存在してきた人の想いをつなぎ、新たなものを生み出し続けるアートが育んできた土壌なのである。目に見えるものだけでなく、それを支える神秘的で未知なる力にこそ注目したい。人の想いをつなぎ合わせるフラットな場として、メディウム[3]になることこそ、これからのアートに求められる新しい役割ではないだろうか。

注

［1］NPOアーツプロジェクト：2004年イギリスのアート活動に触れ感銘を受けた森口ゆたか（現　近畿大学文芸学部教授）がその活動に「ホスピタルアート」と名づけ、日本に持ち帰り、岩尾　啓子と共に立ち上げたNPO。2023年現在 代表 森 合音　https://arts-project.com
［2］弘法大師空海：平安時代初期の僧。唐（中国）に渡り密教を学んだのち帰国、真言宗という　宗教を開いた。四国遍路には空海によって選ばれた88の寺院を巡ることで救済を得られるとい　う言い伝えがあり、現在も国内外から巡礼者が訪れる。2023年、空海生誕1250年。
［3］メディウム：Medium（媒介）
　　• 絵の具を作るために顔料と混ぜる溶剤のこと
　　• 要素と要素をつなげるために用いられる媒体のこと

- 「神の言葉を人に伝える媒介者」

文献

アートミーツケア学会（編）, 需要と回復のアート, アートミーツケア学会叢書3, 生活書院, 2021.

中川義信・森合音：扉を開けば見えてくる新しい病院のかたち, Parade Books, 2022.

ナイチンゲール, F.：久間圭子（訳・編）,「新訳」看護覚え書 —— 看護の真髄を学ぶために, アセナ
　国際学術研究所, 2010.

紫牟田伸子・森合音：痛みを希望に変えるコミュニティデザイン, 筑摩書房, 2023.

2　いかに美術館は「アートの力」を伝えていくか？
　── 滋賀、モントリオール、マンスフィールドの事例から

2-1　事例1：滋賀県立美術館とアール・ブリュット

　パリのポンピドゥー・センター（国立近代美術館）やフィラデルフィア美術館など、アール・ブリュットのコレクションを形成する美術館が近年増えている。それは今後の社会にとってどのような意味を持つのだろうか。

アール・ブリュットとは何か？

　現在私が勤務している滋賀県立美術館は、日本で唯一アール・ブリュット（art brut）を収集方針のひとつに据えている公立美術館である。1984年に開館した滋賀県立美術館が収集方針にアール・ブリュットを加えたのは2016年度と最近のことで、2023年12月現在、滋賀県立美術館のアール・ブリュットのコレクションは731点（寄託は除く）を数える。これは国内はもとより、世界的に見ても有数の規模と言ってよい。

　「brut」とは英語では「raw」、したがってアール・ブリュットを日本語に訳せば「なまのアート」となる。その言葉＝概念をつくりだしたのはフランスのアーティストのジャン・デュビュッフェ（Jean Dubuffet：1901-1985）である。批評家と言えるほど著作も多い。そんな彼が1949年に発表した「文化的芸術よりも好ましいアール・ブリュット」というエッセイの一部を紹介しよう。

　　　それ［引用者注：アール・ブリュット］は芸術的文化によって汚染されない人びとによって作られ、それゆえ知識人の場合とは反対に、模倣がほとんどあるいはまったくない作品のことだ。従ってその作者たちは、すべて（主題、利用する素材の選択、置換の方法、リズム、書き方など）を自分自身の奥底から引き出して

くるのであって、古典的芸術や流行の芸術という月並みな作品からではない。そこには作者によってひたすら自分の衝動から、あらゆる面にわたって完全に創りなおされた、まったく純粋で、なまの芸術活動が見られるのだ。(Dubuffet, 1949/2012, pp.118-119)

　ここに確認できるのは、人間には本来創造力が備わっているという信念である。だがそれは多くの場合、「芸術的文化によって汚染」されてしまう。社会の中で生きる過程で、常識や規範を内面化することで損なわれてしまうのだ。でも時には、過去の傑作や流行とは関係なく、自分の衝動に忠実になって純粋な芸術活動をすることができる人がいる。彼らは、作品のすべてを心の奥底から引き出すことができる。そうやって生まれた作品は、なまなましさをもって見る者の心をゆさぶる。別の場所でデュビュッフェは、芸術は眼ではなく精神に訴えるものだとも語っている（Dubuffet, 1949/2012, p.133）。

　実際にはどうした人が、芸術文化によって汚染されないのか。

　デュビュッフェはアール・ブリュットの名の下に作品を自ら集めていた。その大半が、精神疾患のある人たちによって描かれたものである。その他は、降霊術師や孤独に住んでいる高齢者によるものなどであった。もちろん、疾患や職業が人間に創造力を与えるわけではない。デュビュッフェ自身も、「消化不良患者の芸術や、膝の悪い人の芸術というものが無いと同様に、狂人の芸術というものは無い」と注意を促している（Dubuffet, 1949/2012, p.119）。

　なるほどそれは理論として正しい。ただ、現実問題として、芸術的文化に汚染されないためには、社会から物理的あるいは心理的に断ち切れている必要がある。そして精神的あるいは知的に社会との間に障害がある人たちは、そういう状態に置かれている可能性が高い。それゆえ彼らがつくるモノの中には、アール・ブリュットと呼ばれる作品を見いだすことができる確率が健常者に比べると高くなるのだと言うことはできるだろう。

展示の難しい作品

　そんなアール・ブリュットを美術館で展示するのは簡単ではない。なぜかと言えば、作り手がアマチュアだからである。

　プロであれば、作り手自らが「なぜつくるか」「どのように展示したいか」「なんの意味がこめられているのか」について語ってくれる。それらすべてが正しいわけではないけれども、本人の発言を手がかりにしながら、美術館で働くキュレーターは最終的な判断をしていく。

しかし、アール・ブリュットの場合、作り手は基本的に誰かに見せようという意志を持っていない。見せるためにつくるのではなくて、つくりたいからつくる。だからこそ純粋さやなまなましさが保持されるのだ。そこには作り手本人による説明などまず期待できない。説明があったとしても、むしろ饒舌に過ぎたり支離滅裂だったりする。

　アール・ブリュットを展示しようとする場合には、作り手の沈黙あるいは過度な饒舌に向き合わなければならない。時にはフラストレーションを感じる。そしてプレッシャーも感じる。なんといっても今自分が展示しようとしているのは、作り手の「生（life）」そのものといってよいほどなまなましいものなのだ。それをどのように展示室に配置したらよいのか。どのような言葉＝解説をそこに添えるべきなのか。すべてを、孤独のうちに決めなければならない。

　そもそも言葉を書き添えるのも適切ではないのかもしれない。精神科医の斉藤環は、かつてアール・ブリュットとの向き合い方の倫理的姿勢として、「批評の禁止」「鑑賞の禁止」「診断の禁止」「目撃し、関係せよ」の4つを挙げていた（斎藤, 2008, pp.164-166）。もしこれが正しいとするならば、それは美術館の通常のふるまいとはおよそ異なる。

　なぜそうした難しさがあっても滋賀県立美術館はアール・ブリュットを見せようとするのかと言えば、人間に本来具わっているはずの創造力の不可思議さを伝えること、そしてそうした創造力に共感する力が人間に具わっていることを伝えることもまた、美術館の役割だと考えるからである。それは、美術館が「アートの力」を信じて、あるいは「アートの力」を感じてもらうべく活動をするということでもある。

　幸い、今の時代は言葉ではなく映像に頼ることができる。もちろん映像だって、なにを撮影しどう編集するかという判断のプロセスにおいて解釈が入り込んでくる。だから、撮影のコンセプトは念入りに決めなくてはならない。間違っても、感動をあおるようなことをしてはならない。見る人が、つくる現場をただただ「目撃」し、それでいてその後も持続して「関係」したくなるような、そうした映像を撮って作品とともに展示する。それが現時点で私が考えるアール・ブリュットの最良の展示方法である。もっとも、作り手が孤独につくることを強く求めるなど、撮影がそもそもできないケースも多々あるのだが・・・。

　難しさばかり強調してしまったけれど、実際には様々な局面で助けてくれる人がいる。アール・ブリュットの場合、必ずと言って良いほど、作品を世に引き出してくれた理解者がいる。それは家族であったり友人であったり隣人であったりする。病院の医師や看護師、福祉施設の支援員の場合もある。作り手のことやそ

こで生まれる作品のことを誰よりもよくわかっているけれどもそれを言語化したことはあまりない人たちに、インタビューを重ねてなんとか言葉を引き出す作業はなかなかに楽しい。そこではアートワールドの用語や常識は通用しない。「なぜあなたがたキュレーターに作品の良し悪しが判断できるのだ」「この作品は一点しかなくすごく貴重なのに、なぜそんな金額なんだ」と平気で聞かれる。しかし、そうした対等性を前提にした環境に身を置くことで、アート業界が閉塞的であることとアートが期待されていることとを同時に思い知る。それは、美術館という、ともすれば権威的な組織となりがちな場所に身を置く者にとって、むしろ望ましいことである。だから、ひとりでも多くの美術（館）関係者がアール・ブリュットに一度は関わって欲しいとすら思う。それは、今後、美術館がアートの力を信じていくため、伝えていくためには、きっと必要となる経験である。

　さて、以下では、アール・ブリュットを収集・展示するのとはまた別の形で、アートの力を信じている／伝えている美術館の事例を紹介することとしたい。

2-2　事例2：モントリオール美術館と「ミュージアム処方箋」

　人口178万人の都市モントリオールに、年間117万人（そのうち教育部門への訪問者数は30万人）が訪れる美術館がある。その先駆的な試みとはどのようなものだろうか。

美術館と医療機関との連携

　美術館が行う社会的処方には認知症や高齢者を対象とするものが多い。そうした中、認知症以外の対象に向けたプログラムで近年注目を集めているのが、モントリオール美術館である。彼らは2018年11月、カナダ仏語圏医師協会と協働して「ミュージアム処方箋（Museum Prescriptions）」をスタートさせた。

　このプログラムでは、カナダ仏語圏医師協会に属する医師たちが、うつ病、糖尿病、その他の慢性疾患を持つ患者に対して、モントリオール美術館の訪問を年間50回まで処方することが許されている。もちろんそれは従来の治療の補助という位置づけである。しかし従来の治療ではなかなかできなかったことを実現できる可能性を秘めている。というのも、その処方箋では「大人2名と17歳以下の子供2名まで入場可」となっているのだ。

　つまり、本人以外も無料で来館できる対象にしている。しかもその同伴者は、いわゆる家族に限られず、友人でもよいし介護者でもよい。本人以外の人が治療に自然に関われるようになっているのだ。

ここに確認できるのは、誰かが精神的に厳しい状況に陥った時に、なるたけ他の誰かが一緒に美術館を訪れてほしい、そうすれば「効果」も最大限にあがるはずだという信念である。また、大変なのは本人だけでない、それを支える人達も癒やすべきなのだという意志も確認できるだろう。無料で来館できる対象を増やした場合、美術館の収入は減少する。しかし、社会全体で見たらどうか。少しでも早く回復できる方法を考えた方が、社会保障のコストを下げることができるのではないか。楽観的に過ぎる話かもしれないし証明には時間がかかるかもしれない。だとしてもまずは実証実験をしてみることが重要ではないか。そうした姿勢が今の社会においては重要であることを、モントリオールの事例は教えてくれる。

　「ミュージアム処方箋」で助かるのは、患者やその周囲の人物だけではない。カナダ仏語圏医師協会の会長でありマギル大学家庭医学・救急医学科の准教授でもあるエレーヌ・ボワイエは同協会のホームページにおいて、医師にとって悪い知らせを伝えるのは決して簡単なことではないですよね、と述べたうえで、次のように語っている。

　　　私たちはいつも自問しています。「これ以上、何ができるのだろうか?」と。これからは、患者に対して少なくとも幸せな一時を提供することができるのです。今、私たちは少なくとも、患者本人とその家族、あるいはその友人のために、ミュージアムへの無料アクセスという、悲しみを乗り越えるための素晴らしい方法によって、幸せなひとときを提供することができるのです。[1]

　この発言に見えるのは、相互回復（mutual recovery）が大事だとする考え方である。まさにヘルスヒューマニティーズが重視しているものだ。医師が「あなたはうつ病です」と病名を宣告する際、薬を処方するだけでなく、それとあわせて「効果があるという研究結果もありますし、あそこの美術館に無料で行ける処方箋も出しておきますね」と言えたらどうだろう。その場にいる看護師も「お大事に」だけでなく「美術館でお気に入りの作品が見つかるとよいですね」と言えたらどうだろう。しかもその美術館では、さらにさまざまなプログラムが用意されているのである。地域が受け入れてくれ、孤独にさせないというメッセージが、モントリオール美術館の「ミュージアム処方箋」には含まれている。[2]

教育とウェルビーイング

　モントリオール美術館には、《モナ・リザ》や《星月夜》のような美術史上の傑作があるわけではない。けれども彼らには、美術館が有する教育系の施設とし

ては北米最大の3588㎡という規模を誇るミシェル・ド・ラ・シュヌリエール学習芸術センターがある。

そのセンターのホームページには「アートがウェルネスや心身の健康にポジティヴなインパクトを与えるというのがモントリオール美術館の確固たる信念であり、その新しい考え方はミュゼオセラピー（museotherapy）として知られています」と高らかに書かれている。そこには常勤のアートセラピストもいるし、アートセラピーのためのスタジオもある。医療相談室すらある。また「アート・ハイブ（Art Hive）」と呼ばれる、ワークショップのための部屋もある。医療や地域社会についての専門家たちが力を合わせてミュゼオセラピーの発展に努めている。大学との協働も多く、アートが健康にどのような影響を与えるかを科学的に測定するための共同研究プロジェクトを十数件抱えている。また他の美術館との連携も行っていて、リール美術館とダラス美術館とともに自閉症スペクトラムを持つ観客のためのプログラムも開発した。

そんなモントリオール美術館に来る患者は実にさまざまで、ホームページでは「拒食症や過食症などの摂食障害、自閉症スペクトラム障害（ASD）、知的障害のある人々、乳がん患者、不整脈、てんかん、言語障害、感覚障害、精神衛生上の問題を抱える人々、高齢者、アルツハイマー病患者」が来たと報告している。

2-3　事例3：マンスフィールド・ミュージアムの社会的処方

「社会的処方」の本場である英国の美術館は、どのような社会的処方のプログラムを実践しているのか。

傷つきやすい女性たちのためのワークショップ

ここではマンスフィールド・ミュージアムの事例を紹介することにしたい。[3]なぜなら、そのワークショップにおいて「金継ぎ」という、日本にもなじみ深い技法が登場するからである。

マンスフィールドは英国の中で、最も恵まれない地区・自治体の20％に入っている。そこでは多くの女性たちが、困窮の中で、家庭内暴力や性的虐待を受けトラウマとなっているのが社会的課題である。そこでマンスフィールド・ミュージアムが企画したのが、2年間のプログラム「アートの力（Art Power）」である。その目的は、実際に手を動かして制作することが持つセラピー効果を通じて参加者たちが自らを誇りに思えるようなること、である。

マンスフィールド・ミュージアムはまず参加者を探すことから始めた。対象が

はっきりしているので、社会的処方をすでに実践している人たちや労働年金局の家庭内暴力のチームにコンタクトをとったという。そうやって参加者が集まると、粘土、版画、織物、フェルト、金属の5つのグループに分かれてもらった。2年をかけて、それぞれの素材にじっくりと取り組むというわけである。

参加者は制作のアイデアを探すべく、収蔵庫に入ることもできた。ピーター・ブレイクが女性レスラーを描いた1968年の作品やヴィクトリア朝時代の工場主の妻の肖像画などを見つけ出し、そこからインスピレーションを受けて自分たちの物語を紡ぎ出していった。その上で、フリーランスのアーティストやアートセラピストの指導のもと、ワークショップで作品を制作したのである。

マンスフィールド・ミュージアムはこのプロジェクトの目標を「自信をつけること」「友人やつながりを作ること」「創造に誇りを持つこと」「場（place）に対する感覚を高めること」「プロジェクト終了後も長期的な支援を継続すること」に定めていた。つまり、作品をつくることではなく、ワークショップで手を動かしているうちに、無意識にグループのなかで話が弾むこと、その話を通じて新たな友情と対等なネットワーク（peer network）が生まれることが目的となっていたわけである。

プロジェクトに登録した女性の数は62人で、そのうち40人が実際に参加し、31人が定期的に参加したという。24回開催されたワークショップのうち、アーティストが8回、アートセラピストが4回を担当した。プロジェクトの2年間にわたり健康上の成果をモニターするべく、参加者のインタビューは毎月6回行ったという。小規模なミュージアムにしては大規模な事業であるが、このプログラムについてマンスフィールド・ミュージアムはエスメ・フェアベアン財団（Esmée Fairbairn Foundation）から資金援助を受けている。

ウェルビーイングのための評価方法

ここで注目したいことが2つある。

ひとつは、このプログラムの成果を評価するために「Warwick-Edinburgh Mental Wellbeing Scale」が採用されていたことだ。これはメンタル・ウェルビーイングの改善を目的としたプロジェクトやプログラムや政策の評価をすることを目的に、2006年にスコットランド公衆衛生局がウォーリック大学とエジンバラ大学に委嘱する形で開発されたものである。こうした評価基準を行政機関が研究機関と連携して用意していることによって、社会的処方のプログラムを企画して実行する側も、意欲的かつ先駆的な取り組みをすることができるし、それを財政的に支援する財団もプログラムを信頼することができる。

もうひとつは、マンスフィールド・ミュージアムのワークショップの内容自体は、日本の美術館でもしばしば行われているものであることだ。違いは、地域に位置する文化施設として社会的処方を行うのだという信念のもと、参加者を限定し、2年間と長期間に設定し、目的を明確にし、そして評価まできちんと行っていることだろう（もっとも、評価のフェーズをきちんと組み込めるのは、第三者による評価のための scale が用意されているからでもある）。

　興味深いのが、タイルが窯の中で割れてしまった際に、それに対応するべくはじめた金継ぎに参加者たちが熱中したというエピソードである。割れたタイルを金で継ぐことによって生まれるのは、見た目は元とは少し違うけれども用途は元と同じもの、である。しかも受けた傷は、金により美しいものへと変容している。そうした再生の技法と、トラウマを抱えながらの生活から自己を再構築しようとしている現状との間に、参加者たちはアナロジーを見出したのだ。

　金継ぎのワークショップ自体も日本各地の美術館で開催されている。滋賀県立美術館でも実施したことがある。しかしそれが潜在的に持っているセラピー的効果への意識はなかったと告白せざるをえない。

　マンスフィールド・ミュージアムの事例を見てもわかるように、日本の美術館が実施しているプログラムの中には社会的処方として活用できるものは少なくない。税金という公金が投入される公的機関であるならば、民間のカルチャーセンターが提供するワークショップとは異なる社会的使命に基づいたプログラムを意識的に実施すべきだと、美術館の運営に携わる者として自戒をこめて思う。

2-4　知恵をもって生き延び、発展する

　予算がシュリンクしていく一方で美術館に対する期待と要求が増えている中、ワイズ・スペンディングにも限界がある。美術館の活動を展開していくための予算を獲得する秘策はあるのか。

医療や教育と連携する理由

　今後の日本の社会において、美術館は社会的処方を担う重要なアクターとなるべきだなどと言ったら、現場からは反対、批判の声があがる可能性が高い。日本の美術館の置かれている状況はきわめて厳しい（あるいは貧しい）からである。非常勤、それも会計年度任用職員という身分の安定しない雇用形態での学芸員が増えているなかで、中長期の新規のプロジェクトを責任もって実践することは困難である。

そうだとしても、いや、だからこそ、社会的処方を視野に入れたプログラムを計画していくことが、日本のミュージアム全般を再生させるための切り札になるのではないかと私は考えている。

　文化に関わる人達は芸術文化が社会にとって必要であるという考え方を当然視していて、その考えを説明すれば、財政を監督する側がその必要性を理解してくれ、予算をつけてくれるのだろうと期待している。

　だが、ミュージアムなんかよりも、病院（医療）や学校（教育）の方に限られた財源（税金）をまわすべきだという意見は根強くある。それが大半だとすら言ってよい。しかも日本の社会と経済は、今後間違いなくシュリンクしていく。

　ならばどうしたらよいか。医療や教育と張り合うのではなくて、手を取り合うべきではないか。そもそもカナダや英国のミュージアムが医療や福祉の分野と連携してきたのは、それが今後の社会において重要だから、という崇高な理由だけではない。プライベートな場で聞いた話ではあるものの、英国のある美術館関係者によれば、医療の分野と協働しなければ予算を獲得できないという厳しい現状がかつてあったからこそ、今の状況があるのだ。

　自分たちのリソースと社会状況を見極めて、予算を獲得できるプログラムを決めていく。運営という観点ではごくあたり前のことである。社会的処方が重視されている状況になっているというのは、それに読みかえうるプログラムを実際には実践してきたミュージアムにとってはむしろ追い風である。しかもマンスフィールド・ミュージアムがそうであるように、社会的処方は、物理的な規模は小さく有名な所蔵品もないミュージアムでも可能なのだ。地域に根ざすという意識があれば、むしろそうした小規模館の方が向いているとすら言える。英国の地方自治体協議体のホームページ上において、マンスフィールドの担当者はこう報告している。

　　当館の学芸員は、マンスフィールド・ミュージアムをコレクションを持つコミュニティセンターだと表現している。すでに地元にがっちり組み込まれたハブとなっているこのミュージアムは、地元の人々をサポートするという社会的役割を確立してきた。しかし、ミュージアムが持っている可能性の限界にはまだ達していないので、恵まれない女性たちに手を差し伸べるプロジェクトを提供するのに適していたのである。[4]

社会的処方とアワード

美術館による社会的処方を促進していくためにはどうしたらよいか。参考にな

るのが、英国の博物館協会（Museums Association）が2018年に立ち上げた「ミュージアム・チェンジ・ライブズ・アワード」である。これは、英国の観客やコミュニティの生活に変化をもたらしたミュージアムおよび個人の功績を称えるもので、現在のところ、ミュージアムを対象としている「ベスト・ミュージアム・チェンジ・ライブズ・プロジェクト」「ベスト・スモール・ミュージアム・プロジェクト」「脱植民地化ミュージアム・アワード」の3部門と、個人を対象としている「ラディカル・チェンジメイカー・アワード」が設定されている。毎年各部門3館・人がノミネートされ、受賞者は500ポンドの賞金が与えられる[5]。賞金よりも名誉のために各館が工夫を凝らすことになり、ひいては美術館による社会的処方が促進される。すばらしいアワードである。

　2022年4月に日本では博物館法が約70年ぶりに改正された。追加された文言のひとつに「文化観光」があるように、現在、日本のミュージアムに期待されている役割のひとつはまちおこしである。そこに垣間見えるのは、観覧料や地域への波及効果などアートで収入を上げていくという考え方にほかならない。なるほど確かに、優れたアートには人を惹きつける力がある。遠くから人を呼び込めることもあるだろう。しかしモントリオール美術館やマンスフィールド・ミュージアムの事例が示すように、美術館の力、アートの力はそれだけではない。美術館がアートによる社会的処方を実践し地域社会にがっちり組み込まれたハブになっていくことで、社会保障のコストを下げていけるかもしれないのだ——そんな可能性を美術館はもっと主張していく必要がある。美術館の社会的処方という試みはまだ始まったばかりであるが、アートの本質が本来どこにあるかを考えれば、このもうひとつの道を捨てることがあってはならない。それはあまりにも明らかである。

注

[1]　https://www.medecinsfrancophones.ca/un-projet-pilote-novateur-pour-le-mieux-etre-des-patients-par-lart-prescriptions-museales-mbam-mdfc/（2023年12月19日アクセス確認）和訳は筆者。
[2]「ミュージアム処方箋」を実践するところは、ブリュッセルや台湾など世界各地に増えている。なお国立台湾博物館が発行しているマニュアルは東京都美術館により日本語訳が公開されている。https://www.tobikan.jp/media/pdf/2022/ac_museum.pdf（2023年12月19日アクセス確認）
[3]　マンスフィールド・ミュージアムは小規模であるが、美術作品だけでなく歴史資料も有している。それゆえ本稿では美術館ではなくミュージアムと訳しているが、社会的処方のプログラムはアート・セラピーそのものである。
[4]　https://www.local.gov.uk/case-studies/art-power-mansfield（2023年12月19日アクセス確認）
[5]　スポンサーは、ミュージアムや文化遺産のコンサルティング会社のPLB Ltd.である。

文献

Dubuffet, D.：*L'art brut préféré aux arts culturels, la Compagnie de l'Art Brut*, Paris, 1949.

斎藤環：アールブリュットと「関係」すること，はたよしこ（編著），アウトサイダーアートの世界，紀伊國屋書店，2008.

末永照和：評伝ジャン・デュビュッフェ ── アール・ブリュットの探求者，青土社，2012.

3　ソーシャルセラピューティクス
── ことばのパフォーマンス・アート

3-1　ソーシャルセラピューティクスとは

ソーシャルセラピューティクスのはじまり

ソーシャルセラピューティクスは、心理学の内在的な批判から提案された新しい心理学プログラムである。これはロシアの心理学者レフ・ヴィゴツキーの発達の考え方と、ウィトゲンシュタインの言語論を基礎に、コミュニティ作りに基づいた発達と学習実践プログラムである。その際自然科学には依拠せずに、むしろパフォーマンスアートに範を求めて、私たちの新しいパフォーマンスの創造を強調するプログラムである。

これは米国ニューヨークの科学哲学者フレド・ニューマン（1935-2011）と発達心理学者ロイス・ホルツマンとその仲間たちが、ニューヨーク市の街中での50年にわたる文化創造実践の中で作り上げた心理学である。

ベトナム反戦運動と人種差別反対運動で沸騰する1960年代の米国で、大学という象牙の塔に守られた哲学教育に見切りをつけたニューマンは、勤務していたニューヨーク市立大学を1968年に辞め、街場へ出た。そして仲間たちとともにコミュニティ作りと文化創造実践をニューヨーク市の街中で開始した。この活動はIF/THENという奇妙な名前の、いわば哲学実践の私塾のようなものだった。

ニューヨークタイムズ1968年12月1日付記事「因習を超えた学校 ── 学生と教師がともに生活する学校」にニューマンたちの当時の活動の様子が記されている。「… 専任教員とボランティア講師が指導する、哲学や科学、文章創作などのコースが開講されている。この組織は、共同生活と学びが一体となったもので、毎日数十人の訪問者が、窮屈なアパートを歩き回り、議論したり、『桜の園』の朗読劇をやったり、スパゲッティとシチューの夕食を食べたりしている。授業は固定されないように、わざとくだけたスタイルにしてある。…」

この実践は順調に発展し1973年には「変化のためのセンター（Centre for

Change)」と改称し、マンハッタンアッパーウエストサイドに移転した。このセンターには、無料の医療クリニック、小規模実験学校なども併設されていた。この時期参加者たちから相談が多かったのが「心の痛み」の問題だった。ニューマンはソーシャルワーカーをしながら、この心の問題を解明しようと、自分の専門である科学哲学の観点とくにウィトゲンシュタインの言語論に基づいて、心理学の哲学的探求を開始した。科学哲学者であるニューマンにとっては、自然科学を標榜する心理学が、科学の基本前提を満たしていないにもかかわらず、心理セラピーがなぜ人びとに癒しをもたらすのか、これがニューマンにとっての最大の謎だった。

またこの時期ニューマンの運動に合流した、ロックフェラー大ポスドクのホルツマンからロシアの心理学者レフ・ヴィゴツキーの心理学がもたらされると、ソーシャルセラピーが誕生することになり、センターには心理セラピーのクリニックも開設された。その後ニューマンの運動はさらに発展して、1979年には「ニューヨークソーシャルセラピー研究所」が創設され、心理学研究も心理セラピーの考え方もさらに先鋭化した。

この研究所は、1983年マンハッタン中心部に移り「ソーシャルセラピー研究所」に改称し、勤労者文化センター、教育センターを備え、ニューヨーク市内4箇所に心理セラピーと医療のための診療所を持つようになった。

ところで、ここでいう文化センターとは劇場でもあった。ニューマンらのアクティビズムは公的セクターから独立し、個人寄付と参加者の会費と多くのボランティアの協力で賄われる活動だったのだが、多くのパフォーマンスアーティスト（俳優、演劇関係者、ダンサー、歌手、美術家など）が文化創造アクティビストとして参加していた。ニューマンたちの運動は、多様なパフォーマーたちの参加を得て、パフォーマンスによる発達プログラムとなっていった。

こうして、ヴィゴツキーとウィトゲンシュタインとパフォーマンスという、きわめて斬新なアレンジメントが作られた。それと同時に、ソーシャルセラピーは診察室の中でのセラピストとクライエントのワークであることを止め、より広いコンテクストにおけるコミュニティ作りと、それに基づく発達・学習の実践ともなり、名前もソーシャルセラピューティクスと変えたのである。診療室で使われるセラピー（治療法）から、より広いコンテクストでも応用可能なソーシャルセラピューティクス（社会的癒しの実践）に変貌したのである。

ソーシャルセラピューティクスの実際
ソーシャルセラピューティクスは、一言でいえば人びとの停滞してしまった発

達と学習に再点火するアートである。私たちは、各人が置かれたさまざまな社会経済的条件によって、十分に発達を遂げられずに止まってしまう場合も多い。あるいは、性別や人種その他の社会的カテゴリーに縛られて、自分自身の発達を止めてしまう場合も少なくない。ソーシャルセラピューティクスは、グループやアンサンブルでの話し合いや遊びの活動を通して、現在の固定されてしまった行動を、新しい未来のパフォーマンスに変えていくのである。

　ところでソーシャルセラピューティクスを学校教育実践に用いた事例に、バーバラ・テイラースクールがある（Holzman, 1997）。この「成長のための学校」は、1985年から1997年までの12年間にわたって運営された、ヴィゴツキーの発達の最近接領域アイデアに基づいたラディカルな実験学校だった。固定したカリキュラムもなく、生徒たちと教員たちが朝の話し合いで、その日の学習内容を決めていくという学校だった。その日に訪問予定の大学の物理学教授を中心に、科学実践を皆で真似してみたり、点字に興味を持った子を中心に盲の世界を体現しようと遊びが始まったりする。この遊びへの参加は自由で、自主的に大学受験のための勉強をしている高校生もいたりする。具体的な様子を事例で見てみよう。

【事例1】

　11歳のジャスティンとレンという大学院生の学習支援ボランティアの事例である。ジャスティンは癲癇持ちで、予定にないことを言われると、その場で癲癇を起こし床に寝転がり、泣きわめくというような子だった。しかし、演劇パフォーマンスの環境では、ジャスティンは全く違った姿を見せることができる。

　ある日サーカスの道化が演じるコマーシャルシーンを2人が遊びで演じている。レンが、「ジャスティン、今日は言語療法士の所に行けなくなったよ」と伝えると、いつものジャスティンのように叫び声を上げ、床に寝転がって泣きわめいた。

　次にレンが観客を見渡してしばし間をとり場面転換を知らせた。そして封筒から紙で作った小さな玉を取り出しジャスティンの口元にそれを持っていき、これを飲ませるパフォーマンスをする。レンは「魔法の薬、マチョーレ・パルツ」とスペイン語で高らかに宣言する。ジャスティンが薬を飲んだふりをしたのち、2人は再度同じシーンを演じ始める。「ジャスティン、今日は言語療法士のところに行けなくなったよ」。ジャスティンは静かにレンを見上げて、「そうなの、じゃあ家に帰ろうかな」と言う。このマチョーレ・パルツのコマーシャルが終わると観客の他の子どもたちや教員たちが大きな拍手喝采を送った。（Newman & Holzman, 1997, p.128）

この事例では、ジャスティンは、レンや拍手をくれた他の子ども達や職員の助けを借りながら、演劇的パフォーマンスを実行できる環境を作っている。この環境に助けられて、いつもの癇癪持ちの自分ではない、予定の変更にも冷静に対応できる違う自分になっている。

　この事例は固定された現在の自分のあり様を超えるという意味で、成長と発達のプロセスを再始動する事例である。コミュニティの仲間の協力を通して、現在の自分を超えていくという意味で、ヴィゴツキーの言う「発達の最近接領域」（ヴィゴツキー, 2003）の具体的な実践例だと言える。またこの事例は、演劇的な遊びの事例でもある。仲間たちと創造した環境は、サーカスの一場面で道化の振りをする、つまりごっこ遊びの環境である。さらにこの遊びを仲間や教員たちの前で披露するという演劇的な環境でもある。遊びと演劇、つまりはパフォーマンスの環境づくりである。

　ソーシャルセラピューティクスとは、この事例のように、発達を可能にする環境を、社会的に共同的に、遊びを通して演劇的にパフォーマンスすることで、発達をもたらそうとする実践なのである。

3-2　ことばのパフォーマンス

ウィトゲンシュタインの像

　すでにソーシャルセラピューティクスは、ヴィゴツキーの発達心理学とウィトゲンシュタインの言語論をもとに作られたと述べた。ヴィゴツキーのインパクトは上述した通りである。それではウィトゲンシュタインのインパクトとは何だろうか？

　ところで、ソーシャルセラピューティクスは、いわゆるトーク・セラピーの一種である。医学・医療的方法ではなく、ことばのやりとりに注目して、ことばのやりとりの質を転換しようとするアプローチである。言語を通して生活の質に転換をもたらすアプローチである。グループ、アンサンブル、チーム、コミュニティにおけることばの実践の中で、ことばの質の転換を創造して、先述の発達の最近接領域を作り出すというアプローチだと言える。

　このことばの質の転換についてニューマンとホルツマンは、ソーシャルセラピューティクスの支援によって「"我々を囚われの身にする像"の存在を暴露し、その像を吟味し、新しいもの、つまり新しい語りと無数の別種の新しい情動／新しい情動の語り方を創造する」（Newman & Holzman, 1997, p.125）と述べる。先ほどのジャスティンの例で言えば、寸劇仕立てのパフォーマンスで、癇癪持ちと

いう姿への固定が暴露され、新しい言葉遣いと新しい生の形が創造されたのだといえよう。

このようにソーシャルセラピューティクスとは、ウィトゲンシュタイン（1976）の言語像の概念を利用して、ことばの意味の探求を持続し、豊かな意味づけに拡張するアプローチである（茂呂, 2023）。

さて、哲学者の古田（2020, p.129）は、ウィトゲンシュタインの像を「物事に対する特定の見方や活動の仕方を大雑把に表す物言い」と「物言いをするときに人が抱いているイメージ」と解説する。

たとえば、以下の事例2も大雑把なイメージである像に基づく物言いである。

【事例2】決定論の言説（古田, 2020, p.122）
「人間の行動は自然法則に支配されている」
「人間は自由ではなく、その行動は自然法則によって決定されている」

このような物言いは、一見自然科学的な命題にも見える。科学的命題であるかのように心理学の教科書に記載されているかもしれない。

しかし、古田（前掲）によれば、これらは事実主張としては現在のところは意味不明である。いつの日か、そのようなことが明らかになるかもしれないが、今のところは、科学を信奉している人の一種の信仰告白にすぎない。あるいは自然科学的な探究をしようとする場合に、探求する人が探求計画の大枠を述べているにすぎないのである。

ADHDの像

「ADHD」は、最近私たちが頻繁に口にするようになったことばである。これも、一種の像である。では、どのような像に基づくのだろうか。像である場合、そのあやふやさをどのようにして超えるべきなのだろうか（茂呂, 印刷中a）。

【事例3】ADHDということば・概念（鯨岡, 2007, p.19）
A 「いまの状態像は分類基準によればADHDですね」
B 「この子はADHDだからこの状態なのですね」

ところでADHDを含む発達障害診断は、症候群診断である。Aはこの診断手順を実施したとの報告と理解できる。

症候群診断とは、子どもたちの状態像（いまここに見られる指導の難しさや子育

ての難しさなどの状態）に割り当てられたラベルであり、過去の症例を集めて決められた診断基準と、子どもの現在の状態像をマッチングしてどのようなラベルを与えるかを判断する診断である。

　鯨岡（2007）は、事例3のBはもともと症状に対するラベルにしか過ぎないものを、因果関係を持つ原因へのすり替えが生じていると指摘する。実際、Bのような発話は学校現場では珍しいものではなくなっていると指摘する新聞記事もある（井艸, 2022）。以前なら児童同士のトラブルは、児童間の関係性や家での様子などが職員会議で話し合われていたが、今は児童暴力事案で暴力を振るった子が「発達障害だから」と安易に原因帰属することで済ましてしまうという。時には教員が「診断する」場合もあるという。これはまさに鯨岡の言う「すり替え」である。

　ところでウィトゲンシュタイン哲学を専門とする大谷（2020）は、像が特定のモデルと結びつくことを指摘する。モデルとは像を解釈する際の典型的な状況であり、あることばの像を理解するうえでの典型的なやり方を指す。

　Bの場合、ADHDだからこうだということで、何かしら科学的な説明が与えられるというモデルに依存していると解釈できる。「科学っぽい」言い方をすることで、何かしら説明を果たしたような気にもなるのかもしれない。しかし実際には何も説明できていないし、それどころか教育や発達支援の現場に混乱をもたらしているのである。

　ここで事例3のAもまた、ひとつの像であるということにも注意を促しておきたい。児童精神科医の滝川（2007）は、近代医学では、どこ（病気の部位）が、何によって（病気の原因）、どのように障害が起きるのか（病理）の3点セットの物理的・生物学的証拠で診断するのに対して、精神医学ではそうはなっていないと指摘している。アスペルガー症候群（自閉スペクトラム症）の診断が、ネフローゼ症候群（尿に蛋白がたくさん出てしまうために血液中の蛋白が減り、その結果むくみが起こる疾患）の診断とは異質だと指摘する。後者は、レントゲン写真、細胞診、生化学検査などの物理的・生物学的エビデンス（証拠）に基づいて下されるものである。

　これに対して、発達障害は、子どもの問題と失調行動を見たり（間接的に聞いたり）して、評価するもので、滝川（前掲）は診断というよりも判断と呼ぶのがふさわしいとも述べている。つまり、両者は同じ「症候群」のことばを使いながら、病気の症状をカテゴリー化（仲間分け・分類）をするのだが、相当に異質な実践をしていることになる。事例3のAもまた、特殊な像のもとにあるのだ。そして一見自然科学的な像のもとで発せられてはいるのだが、自然科学としての完

成度には大きな差があることを認める必要がある。

　それでも、事例3のAとBの質の差は明らかである。Aが自然科学的探求に基づいた実践的取り組みを背景にしているのに対して、Bは戯言レベルの質であり、何も確かなことを言っていない。何らかのことばを用いることは、いずれにしても何らかの像にとらわれるのは避けようのないことである。必要なのは、Bのような発言の質の悪さを特定することができ、同時にそれを超えようとすることである。もしBを「この子はADHDと診断されているけれど、こんなこともできた」という発見のスキームにするとしたら、教育実践の場は、違った質の場になることができるのではないだろうか。

パフォーマンスの創造

　ソーシャルセラピューティクスは、ウィトゲンシュタインの像を利用して、このような質の転換を図ろうとするアプローチである。今までとは違う、別種の行為、別種のことば、別種の関係性を発達させるアプローチである。

　ソーシャルセラピューティクスにおける、像をジャンピングボードにした、新しいパフォーマンスの創造を理解するために、次の事例を吟味してみよう。

　【事例4】ミリーの事例

　40代半ばのイタリア系のミリーはソーシャルセラピーグループに1992年に加わった。その当時、時折イキイキとするのを除けば、ミリーはひどいうつ的状態にあり、疲れ切り消耗していた。断酒プログラムに参加していたにもかかわらず、周期的にクラックを使用し飲酒し、自分がダンスし歌い詩を書くには"年をとりすぎて"、自分の人生は終わりになり夢も"死んだも同然"と思いながら生活していた。

　ミリー：そうね、うつと前について話すね。ずっとうつ状態で前に進むことができていなかった。2週間くらいずっと病気だった。2つのグループセッションを休んでしまった。先週も具合が悪く、その前の週も来れなかった。これからも具合が悪いときは、来れないと思う。

　（中略）

　ソーシャルセラピスト：伝統的セラピーでは、抑うつの原因を探そうとしますが、それは何になるのでしょう。私たちが見つけたいのは、どうしてあなたが抑うつ以外のことが何もできなくなるのか、ということです。これはプラグマティックな問いではありません。あなたが抑うつについて何をするかを発見できたら、何が抑うつの"原因"なのかを発見できるでしょう。私の考えでは、"そ

れ以外の"何かを想像することによって、それが何かを発見できるのです。

（中略）

　グループでの20年間で、ミリーは徐々に"生気を取り戻した"。グループでは自分自身について話し、他の人が話すのを支援した。このようにして自分の生と創造力を再生したと彼女は語った。歌い、踊り、詩を書くことも始めた。いくつかのカスティロ劇場の作品にも出演した。そして再婚もした。今や自分を"基本的には幸福で満足した人物"と思うようになったと語った。(Newman & Holzman, 1997, pp.117-123)

　この事例において、ミリーの言説を支配している像とは、うつによる決定という像だと言える。私はうつである、故に私は動けない（役に立たない）、故に前回のグループセラピーにも出席できなかったというミリーの三段論法は、うつの決定論と狭く古い形式論理学の適用で作られている。

　長期にわたるコミュニティビルディングの過程で、セラピストとコミュニティの仲間たちと共同での「抑うつ以外に何かできること」に関する気長な探求が、ミリーに変化をもたらした。うつの決定論と形式論理で構成された語りは、一見もっともらしく聞こえるが、やはり像に制限されたものにすぎない。「それは大雑把」で不確かなイメージにすぎないものであり、それに代わる多種多様な実践活動が可能なのである。

　パフォーマンスに言寄せれば、ソーシャルセラピストの活動は、舞台監督のやることに近いものということができる。セラピストはセラピーグループでの活動の中での、患者の生を持続的に創造する即興劇だということができる。参加者全体が進行中の会話の創造に共同で関わりながら、セラピストは情動の言葉あそびを遊ぶことを通して、生活の形式をパフォーマンスとして発達させ、導くのである。

3-3　おわりに ── ソーシャルセラピューティクスの可能性

　ソーシャルセラピューティクスとは、ヴィゴツキーの発達の考え方を、ウィトゲンシュタインの像をジャンピングボードにして拡張するというアプローチである。その可能性の一端を共有することが本論の狙いであった。

　自然科学的心理学との関係では、ヘルスヒューマニティーズと重なり、自然科学に傾きすぎた方向性を人間科学の方に引き戻そうとするアプローチだと言える。

　パフォーマンスアプローチに基づくソーシャルセラピューティクスは、セラ

ピールームを飛び出し、新しい学校、貧困の子ども・若者支援の現場、企業の研修の場面、病院のレジリエンス研修、演劇パフォーマンスの創作過程、政治的アクティビズムなどに広がっている。地道な動きであるが、成長と発達のさまざまな場面で利用されつつある（茂呂, 印刷中b）。

文献

古田徹也：はじめてのウィトゲンシュタイン, NHKブックス, 2020.

Holzman, L.：*Schools for Growth: Radical alternatives to current education models*. Routledge, 1997.

井艸恵美：「発達障害」は学校から生まれる, 東洋経済オンライン, 2022. https://toyokeizai.net/articles/-/535853?page=3

鯨岡峻：発達障碍ブームは「発達障碍」の理解を促したか, そだちの科学, 8, 17-22, 2007.

茂呂雄二：パフォーマンス心理学とは, 香川秀太, 有元典文, 茂呂雄二（編著）, パフォーマンス心理学入門 ―― 共生と発達のアート, 新曜社, 2019.

茂呂雄二：状況の不確定性とパフォーマンスが作る認知の能動性（オーガナイズドセッション09「認知の能動性 ―― ゲシュタルト心理学、環世界、状況依存性‥‥を切り口として」）, 日本認知科学会第40回大会発表論文集, 859-860, 2023.

茂呂雄二：心とことば ―― ことばの実践が作る心の営み, 茂呂雄二 他（編著）, 新しい言語心理学, ひつじ書房, 印刷中a.

茂呂雄二：はじめてのパフォーマンスアプローチ心理学 ―― ヴィゴツキー・ウィトゲンシュタイン・ソーシャルセラピューティクス, 新曜社, 印刷中b.

Newman, F. & Holzman, L.：*End of Knowing: A New Developmental Way of Learning*. Routledge, 1997.

大谷弘：ウィトゲンシュタイン ―― 明確化の哲学, 青土社, 2020.

滝川一廣：発達障害再考, そだちの科学, 8, 9-16, 2007.

ヴィゴツキー, L.：土井捷三, 神谷栄司（訳）,「発達の最近接領域」の理論, 三学出版, 2003.

ウィトゲンシュタイン, L.：藤本隆志（訳）, 哲学探究, 大修館書店, 1976.

4 病院における音楽療法の実際

　音楽療法というと、心身の健康状態における維持や改善、QOLを向上するために行われる活動を幅広く指すが、今回は医療的音楽療法（病院における音楽療法）について焦点を当て説明する。呉（2014）は「疾病に罹患して医療的施設にかかっている人に、音や音楽を用いて、身体的、精神的、心理的、情緒的な状態の改善や維持のための援助を行う行為」と定義している。本節では、病院において音楽療法士がどのように音楽療法を行っているかを説明する。一見、患者に対して音楽を奏でている姿が想像されるが、どのようなことを考慮して音楽療法に臨んでいるか等を、具体的に事例を通して記述する。

4-1 病院における音楽療法の特徴

　音楽療法の重要なアスペクトは、ブルシア（Bruscia, 1998）が述べているように、音楽療法における音楽は、音楽をただ使用しているのではなく、音楽経験の使用である。たとえば、音楽療法の目的が教育的なものであった時、学習するというプロセスそのもの自体を音楽の中で経験している。療法的なものである場合、患者は問題となっている感情や人間関係を音楽経験として取り組むと同時に、音楽を通して解決や変容を経験することとなる。音楽療法士と患者のどちらかが音楽を演奏している場合でも、音楽療法士が患者との関係性の中で療法的に音楽を経験している時に音楽療法は行われている。

　病院での音楽療法は主にスピリチュアルケア、サイコセラピー（心理療法）、リハビリ、療育／教育、家族ケアを目的に行われる。その際、音の環境づくりも大切な役割となる。たとえば、緩和ケア病棟にはグランドピアノが設置されている多目的室がある。コロナ禍においても、患者のニーズにより、その近くの部屋に入院している患者と家族は、部屋にいたままドアを開けて自分の好きな曲を生演奏で聴くことができる。ただし、音楽は聴く人によって聞こえ方・感じ方が異なり、音楽を楽しみにしている患者、病状が悪化し辛い状況に置かれている患者、音楽家で音楽を聴くことそのものが仕事となり気持ちが安らがない患者など、音はある一定の範囲で聞こえてしまうため、様々なニーズがあることを把握かつ配慮した上で使用する必要がある。もう1つの例として、NICU／GCUでの音楽療法がある。対象児となるのは在胎週数が28週以上と言われており、その病状や様子、保育器に入っている、覚醒している、眠っている、ミルクを飲んでいる、母親に抱っこされているなどに配慮し音を使用しなければならない。その際、スタンレイ（Standley, 2003）が言っているように、使用する音楽は、変化が少なくできるだけ単純で覚醒反応の少ないものを用いる（たとえば、伴奏無しの声、または声と伴奏楽器が1つ、音量が一定、女性の歌声、やや高い音の旋律など）。たとえば、対象児から距離を調整しやすいウクレレを伴奏楽器として使用し、歌いかける。

　以下に病院による音楽療法の特徴を3つ説明する。

チームの一員としての音楽療法士
　病院で音楽療法をする際、チームで行う。医師、看護師、看護助手、チャプレン、保育士、CLS、OT/PT、ST、臨床心理士、教員、ボランティア等患者を支えるチームの一員として行う〔図9-1参照〕。患者のニーズに合わせて、他職種

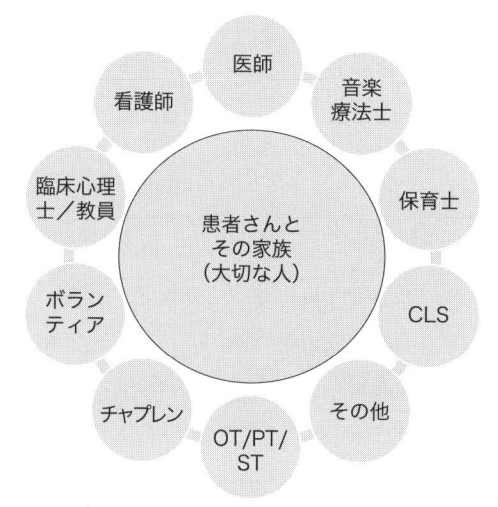

図9-1　患者を支えるチームの一員としての音楽療法士

と連携する。スピリチュアルペインを訴えている患者にはチャプレンと、子供の患者には保育士とCLSと、QOLを上げたいリハビリを頑張りたい患者にはOT/PTと、柔軟に対応し連携していくことが必要である。

　たとえば、リハビリにおいて左右同じ速さで歩くことを目的としている神経内科の患者に対しては、音楽療法の中で、患者の今の気持ちに合う好みの音楽を一緒に探り、その音楽をOTが行っているリハビリの速さに合わせて録音してリハビリ時に使用する。そして、音楽療法の中でもその曲と速さを聞きながら、歩いているイメージをしてもらう等相互的にリハビリを促すよう協力することもある。緩和ケア病棟に入院の患者におけるQOLの向上やその人らしさを支えるためのリハビリの場合においては、歩けなくなる・動かせなくなるといった負の部分に患者の目がいかないよう、音楽療法で気分を逸らしたり、マッサージをしながら音楽を聴いたり、音楽療法を行う部屋に来ることをリハビリとしたりとうまく連携して行うことが多い。

　このようにチームの構成やニーズによって音楽療法士の役割が、音楽を前面に出すか、話すことを前面に出すか、その両方となるのか、その時によって役割や求められることが変化することに、敏感に対応していく。

形式や方法の多様性

　音楽療法は個室で1対1で行われる個人音楽療法と、人が集まれる少し大きな

部屋で数名の患者が一緒に行うグループ音楽療法、家族と一緒に行う音楽療法に形式上分けられる。方法は、患者が音楽療法士による生演奏や既成の音源を鑑賞する受容的音楽療法と、患者や家族が音楽療法士と一緒に歌ったり演奏したり即興したりする能動的音楽療法がある。その際、使用する音楽は、宗教音楽、洋楽、J-Pop、ジャズ、クラシック、ミュージカル、世界の音楽、童謡等幅広い。即興や作詞・作曲なども患者の希望・目的に合わせて行う。

　楽器に関しては、主な楽器としてピアノ、ギター、ハープなど伴奏楽器としても使えるもの、その他マラカス、鈴、タンブリン等小物楽器も必要に応じて使用する。特に声はとても重要な位置を占める。声は人間の基本的な表現形態の一つであり、それぞれの個性、人生過程や成熟過程の最も直接的な表現であるとリトナーは述べている（Rittner, 1996）。音楽療法士は声を使用する際、話す声、歌う声、呼吸等細部に気をつけて使用する。歌いかける場合、腹式呼吸で安定した声を出し安心できるような場を作る。患者の病状、希望に合わせて、テンポ、音域、大きさなどを調整する。患者や家族に関しても、体調、精神状態、感情等メッセージが込められており、それを受け止めたり、共感したりする。音楽療法の中で最も声が使用される場面は歌うことである。

　その歌の使用について例を挙げる。最初の例は20代の男性の患者で、適応障害で引きこもる生活を送っている浪人生である。小学校から不登校が続いており、大学受験に3回失敗していて、人前に出ることが怖い。歌は上手に歌えるというが、選曲は英語の歌詞のR&Bで、いざ歌うと消え入りそうな声であり、ほとんど歌えない。患者自身のイメージと、実際の歌唱に大きな開きがある。音楽療法ではその乖離を少しずつ埋めるよう、選曲を能力に近いシンプルな日本語の曲を一緒に探したり、伴奏をとても小さく行うことや、患者にとって歌いやすい難しくない旋律から練習したりとサポートし自信をつけていってもらう。

　2つ目の例は50代の女性の患者で、多発性脳梗塞後の牧師の妻である。話す際に麻痺があり、讃美歌も上手く歌えなくなってしまい、音楽療法で少しでも回復することを望んでいる。シンプルな抑揚の少ない〈主我を愛す〉のメロディーをヴォカリーズ（歌詞を歌わず、母音等で歌う）で歌い、声・音が安定しないことに気落ちしないよう、即興して患者が自由に出せる音で歌えるよう工夫し、ストレスをかけすぎないよう患者の目的を支える。調子の良い時には、歌詞をつけて歌ったりと患者が歌えるようになってきていることを実感できるようにする。

　3つ目は60代の女性の患者で、肺がんで最期の時間を緩和ケア病棟で過ごしている。歌うことがライフワークだったので最後まで歌いたいとの希望である。今までのように歌えなくなっていることを患者自身が歌うことを通して再認識し、

傷つくプロセスを避けることはできない。それでも患者が希望する場合は、歌いやすい歌を一緒に探し、心地よい音域（多くは低くなることが多い）を探し、伴奏は患者の声を補うよう工夫し、時に声でも音楽療法士はサポートし患者の望むクオリティーに近づける。そしてぎりぎりまで歌えるようサポートする。

　子供の場合、歌いかけることによる情緒的な関わり、食事や薬を飲む時に少しでも楽しく行えるようケアとして歌や遊び歌を作曲したり使用する。言語獲得を目的とする場合、対象児が出す声を自己表現や音楽として捉え音楽に取り込んだり、声のやり取りをコミュニケーションとして即興的に行う。他児と一緒に歌うことで、教育現場で行われる歌唱の準備をしたり、他児と歌うことで一体感を持てる経験の場を提供する。

音楽を介した情動への働きかけ

　音楽は情動に働きかけ、様々な思い出と感情が結びつきやすいため、傷ついたり、怒ったり、悲しんだりなど、負の感情を喚起する影響がある一方、楽しんだり、喜んだり、慰めたりなど、快の感情も喚起するため、音楽療法士はその影響力をよく理解し使用する必要がある。そして音楽は、恐れや不安を軽減するだけでなく、困難に立ち向かい、踏みとどまれるよう励ます効果もある。

　音楽療法をする場合は、患者がその音楽を聞くことや演奏することで、認めたくない気持ちや辛い事柄に目を向けさせて傷に触れさせなくてはならない。音楽療法を通してその事実・傷ついた事柄と向き合うことで問題を可視化し、患者自身に気づいてもらい自分の力で克服するのを助ける。そのため患者の問題をアセスメントし、目標を掲げて、その目標に近づけるよう音楽を意図的に使う。

　音楽でケアする場合、音楽療法士は最大限音楽の影響力を考慮し、患者が傷つかないよう、患者の距離感や希望を尊重する。たとえば、患者が辛い病気の現実と向き合うのを恐れている場合や現実と実際の状況が受け入れ難かったり乖離がある場合に、意図してロックな音楽やダンスミュージック等、その人が望んでいる現実逃避ができるように音楽で理想の空間を作る。まずは安心して音楽に触れ、音楽療法士に依存しながら信頼関係を作る。

　東畑（2020）は「ケアとセラピー」は成分のようなものと表現している。人間同士で関わる時、援助をする時には、両方の視点が混ざる。どちらが先か、どちらをするかということではなく療法的なアプローチやケア的なアプローチの多くは混在しており、患者の状態・状況や必要性に合わせて音楽を柔軟に使う。

　緩和ケア／ホスピスでの音楽療法の際は、スピリチュアルケアに重きをおく。例を挙げると、なぜ自分が治らない病気になってしまったのか、まだやりたいこ

とが沢山あったのにと辛い悔しい気持ちを表現するために、ショパンの〈革命〉や千住明の〈運命〉等その感情の側面がクローズアップされた音楽を演奏し、その気持ちに対して共感し理解を示す。辛くて死にたいと訴える患者に対して、その中でもまだ少しでも音楽を聴いて「美しい」、「良かった」と思える時間を作ることができるのであれば、そのタイミングを探して関わっていく。その際、日本人の80％以上が、神社やお寺に行ったりクリスマスを祝う（CIA, 2012）ように日本独自の宗教の捉え方・文化が背景にあることを考慮して音楽を選択する。患者の好きな曲は勿論のこと、〈アヴェ・マリア〉や〈アメージング・グレース〉のようなキリスト教に基づく音楽、自然と結びつくイメージのクラシックやイメージに合わせた即興などをスピリチュアルペインの中において日本人独自の音楽を受け入れる場合も多い。その他、意識的に・無意識的にリクエストされた曲に、言葉では表現できないスピリチュアルペインが表現されることも多い。患者がいつもリクエストを思いつくわけではなく、音楽療法士が選ぶ・提案することも多い。バオマンとビューネマン（Baumann & Bünemann, 2020）も述べているように、音楽療法士は直感、感じ取ること、逆転移、体の共鳴を音楽に取り入れ、音楽を通してスピリチュアルペインを表現する。答えがあるものではなく音楽を通して感じられるものである。その音楽の持つ崇高性・純粋性の中で心を癒したり慰めたりしている。

　家族ケアとしての音楽療法の視点もここで説明したいと思う。患者の病状が悪化し、その姿を見守り、別れの時が近づくことを悲しむ家族から、予期悲嘆が強く表現される。特に、最期の時を迎え医学的に出来ることが少なくなってくると、家族も話すことも食べることもできなくなってしまった患者を見守り辛い気持ちを抱える。その中で、家族は患者のために最後までリクエストすること・歌いかけること、一緒に音楽を聞くことができる。音楽療法士は患者の呼吸や目の動き等ちょっとした動きを見逃さず観察し、その呼吸や動きをリズムや拍と捉え、合わせて演奏することで、音楽を通して患者の表現をサポートし、患者の「今、ここで」を支えながら家族のケアをする。家族もまたリクエストする曲で悲嘆や患者への気持ちを表すことが多く、音楽療法士が音楽を提案する時にもその気持ちを敏感に感じ取り考慮する。子供が重篤な病気で入院している際も、親に対するケアが重要となる。対象児が乳幼児である場合は童謡や手遊び歌やクイズ歌等児の興味に合わせて提案し、親は子供を抱っこしたまま音楽に合わせて体を揺らしたり、歌いかけたり、触れたりと病気の心配から気を逸らし児と音楽を体験することでケアをする。親がリラックスしたり笑顔を向けることが、対象児にも大きな影響を与える。

4-2 病院における音楽療法の実践

　まず音楽療法をする前に、医療スタッフとの会話やカルテなどから患者のことについて情報収集する。音楽に関しても患者の年齢や文化、好みなどを考え色々なジャンル・曲調の音楽を想定し準備していく。事前準備として情報収集や想定はするが、それと同時に、患者に会った時の音楽療法士が受けた印象を大切にする。その印象とは、話し方、表情、動きや呼吸等その瞬間に非言語的・言語的に音楽療法士が感じ取った患者の印象である。これは、音楽療法士になる際に素質として重要視される1つである。様々なことを同時に考え・感じながら音楽療法を行う。

　以下の図で音楽療法の1場面を紹介する〔図9-2参照〕。緩和ケア病棟に入院の60代患者への音楽療法である。元々前向きな性格であり、海外でバリバリと仕事をされてきて、健康には自信があったが、2ヶ月前にがんが見つかり、緩和ケ

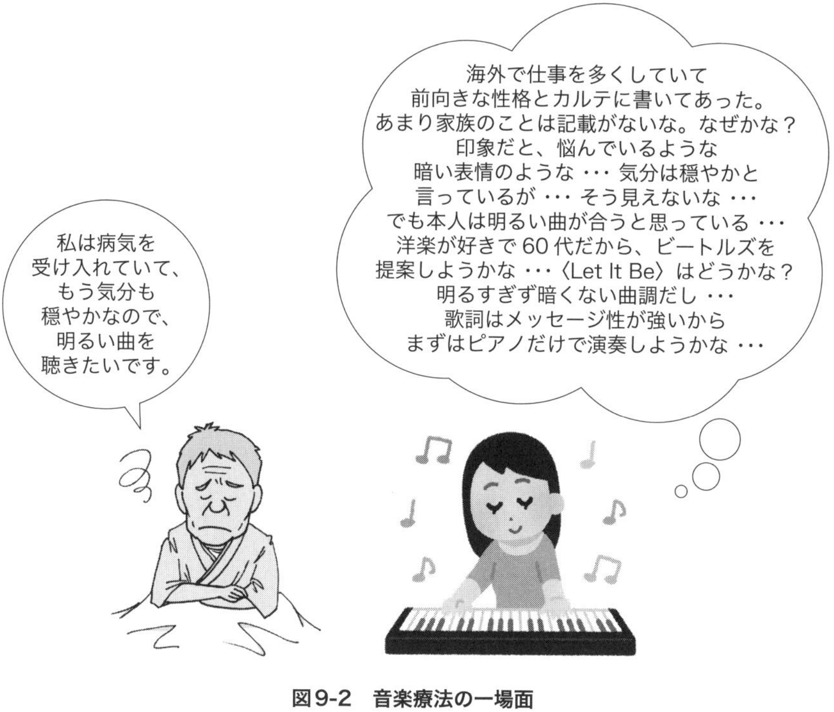

図9-2　音楽療法の一場面

ア病棟に入院となった。仕事は辞め、家族は弟だけで、疎遠であり一人で過ごすことが多い。辛いことが次々と起こっている状況で、気分が穏やかと表現している。それと同時に表情は固く、下を向いて小さな声で話す。このように言葉と雰囲気とが合わないことを察し、患者のバックグラウンドを考慮し、曲の提案をする。歌詞をつけるかインストゥルメンタルで演奏するかもメッセージ性を考慮して行う。

成人の事例

　音楽療法の対象者は病院の場合、患者となる。音楽を選択する時、患者の人生に関わった人々のことも同時に考えることとなる。患者が成人の場合、親、子供、兄弟、姉妹、パートナー、友人等の関係性が人生に影響し、その人格を形成し、その思い出と繋がり、そのことが音楽と音楽療法士との関係に影響を及ぼす。そのことを考えた上で、病状により細かい変化が日常的にある患者に対してどのような音楽をどのようなタイミングで提供するかを考えていく。

　緩和ケア病棟に約4ヶ月入院した30代女性Nさんを例に挙げる。主な関係性は母親、パートナー、友人との関係である。精神が脆弱で体も弱い母親の世話を小さい時からしてきた。一人っ子であり自分の悩みを母親には言うことはできず、自分の胸に留めて我慢し、常に良い子でありながら家事や母親の世話をしてきた。父親も仕事で不在であり、Nさんと遊ぶことや親身になることをほとんどしなかった。癌を患い入院しても両親の態度は変わらず甘えることはできず母親との関係も変わらない。諦めと寂しさと憤り等複雑な感情を持ち、母親との面会も拒否している。パートナーとは良い関係を築いている。音楽療法は入院当初から希望している。NさんはディズニーやJ-Popの女性ボーカルを好んで聴くため、リクエストに応えると同時に、こちらからも好みそうなアーティストの曲を提案し、Nさんの為にNさんのことを想って音楽を選択する。Nさんがリクエストをすることで良い人（子）を演じないよう、リクエストを受ける量やタイミングを測り、負担にならないようこちらからも提案し健全な相互関係を築けるよう心がける。Nさんに親身に寄り添ってくれた高校時代の友人が見舞いに来た際は、一緒にカラオケで歌った曲を聞く場面を設ける。パートナーが付き添っている際は、パートナーにNさんのためにラブソングをリクエストしてもらったりとNさんの精神状態、身体状態に合わせて音楽の使用を考える。特にJ-Popを演奏する際は、歌詞の影響力を考慮し、インストゥルメンタルでピアノのみで演奏し、Nさんが歌も聴きたいと希望した際、様子を見て導入するよう気をつけて行う。Nさんは音楽療法士によって演奏される音楽で、リラックスすることを希望していた。し

かし、そのリラックスを獲得するためには、特に母親との関係性が難しかったN さんの「良い子であろうとする態度」と「（母性の対象となる人との）緊張感」を 変えるために、音楽療法士と関係性を新しく構築する必要があると感じ、療法的 なアプローチを最初に行った。部屋で個人的に音楽療法を行うということで物理 的に音楽療法士と向き合う場面を定期的に作る。精神的にも身体的にも辛い状況 で、自分を鼓舞してノリの良い明るいJ-Pop をリクエストしている時に、その無 理をしていることに気がつくように音楽を通して表現する。そのことに疲れて拒 否している時にも見守り、最終的には、音楽療法士がN さんの辛い気持ちやネガ ティヴな感情に合うような音楽を選択するよう委ねてもらえるような関係性・信 頼関係を構築した。その後、段々病状が悪化しより安心な安全な場として音楽療 法を提供していくことが必要となった際、N さんも自分でリクエストしたい時は して、音楽療法士に決めてもらいたい時には委ね、パートナーの愛を感じたい時 にはパートナーがリクエストした曲を希望したりと自然な形で音楽療法を行うこ とができた。

子供の事例

　もう1つの例として小児病棟入院の3歳白血病G 君のことを挙げたいと思う。 主な関係性は、両親と5歳の姉。G 君は歌と絵本が大好き。大好きな絵本に歌を つけたり、絵本の登場人物を家族に変えて歌にしたりと音楽と絵本を通してG 君 の好きなことを行うことで快の気持ちを促し安心して過ごせる場を作っていく。 家族との絆を音楽の中でも感じられ、家族とG 君が接点を持てるようにする。さ らに、歌を通して言葉を獲得したり抽象的な概念を理解したりと教育的にも意識 して関わる。両親の意向やケアも同時に重要なテーマとなる。付き添っている時 にはG 君と一緒に楽器を演奏したり、楽器を姉と共に作ってそれをG 君に使って もらったり、一緒に触れ合い遊びをしたりと、音楽の中でG 君の子供としての側 面を感じながら良い時間・思い出を作るよう場を設定することは家族ケアの大切 な部分である。両親が社会性の面でG 君にお友達と一緒に行動して欲しい、気持 ちが乗らない時でも、決められた時間は活動に参加できるようになって欲しいと いう希望に対しては、治療中で副作用も辛いG 君が無理なく、しかし両親の想い も反映できるよう工夫する。G 君の気持ちが落ち込んでいる時には、絵本やG 君 が好きな傾向の歌などを周りの子供の様子を見ながら取り入れ、グループ音楽療 法を行いG 君が最後まで参加できるような環境を作る。このようにG 君の興味・ 好きなことと両親の気持ちと、姉が孤立しないよう配慮し音楽療法を行うことが 大切と感じた。

4-3 おわりに

　病院で行う音楽療法は、チームの一員として患者と家族のニーズに合わせて柔軟に行い、関わっていくものである。音楽家としての演奏と違い、目的を持って意図的に音楽を用いて行う療法でありケアであるということを理解していただけたら嬉しい。

倫理的配慮について
本文における全ての事例の記述に当たっては、個人情報保護の観点から、個人が特定されないように事例の本質を損なわない範囲で修正を加えてあります。

文献
Baumann, M. & Bünemann, D.：*Musiktherapie in Hospizarbeit und Palliative Care*, 2. Aufgabe, Ernst Reinhard Verlag, 2020.
Bruscia, K. E.：*Defining Music Therapy*, Barcelona Publishers, 1998.
CIA：*The World Fact Book*, 2012.
呉東進（編集），医学的音楽療法 ── 基礎と臨床，北大路書房，2014.
Rittner, S.：Hans-Helmut Decker-Voigt, Paolo J. Knill, Eckhard Weymann (Eds.), *Lexikon Musiktherapie.* (pp.359-368), Hogrefe Verlag, 1996.
Standley. J.：The effect of music-reinforced nonnutritive sucking on feeding rate of premature infants, *Journal of Pediatric Nursing*, 18(3), 169-173, 2003.
東畑開人：居るのはつらいよ ── ケアとセラピーについての覚書, 医学書院, 2020.

5　音楽を媒<ruby>媒<rt>なかだち</rt></ruby>としたケアとライフストーリーへのアプローチ

　これから報告する音楽療法は、音楽を媒<ruby>媒<rt>なかだち</rt></ruby>としたケアと対象者のライフストーリーへのアプローチの実践である。私がユキコさん（仮名）に初めて会ったのは、COVID-19感染拡大のさなか、私の自宅とケア付き有料老人ホームをオンラインでつなげた画面越しである。画面には、午後のお茶の時間のデイルームが映っており、6名の入居者が席についてお茶を飲んでいた。入居して9日目のユキコさんもそのひとりだった。アクティビティ担当介護福祉士が入居者の音楽の好みを順番に訊いていくと、ユキコさんは「クラシックが好き」と応えた。この日から始まったユキコさんとの音楽療法は65回を超えたが、本章では、開始から53回[1]目までの実践について報告する。

5-1　背景

　当施設は、平均年齢92歳、平均介護度2.13、総室数85室の一般型特定施設、介護に関わる職員体制は1.5：1以上のケア付き有料老人ホームである。ここでは2名の音楽療法士が年間で契約しており、"私"はそのうちのひとりである。[1] "アクティビティ担当介護福祉士" とは、介護業務のシフトには入らず、音楽療法・歌・ピアノレッスン・生け花・フラワーアレンジメント・習字・水彩画など外部講師との調整、企画、実施の他、外出・食事企画など幅広く入居者のアクティビティに携わる業務を担っている職員であり、この施設特有の職種である。以下 "アク担" と記載する。音楽療法士は "アク担" と連携し、入居者を対象とした音楽療法を実施する。

　対象者のユキコさんは90歳代の女性である。ケア付き有料老人ホームに入居してすぐのX年6月からX＋3年3月までに実施された音楽療法は、1回30分、合計53回であるが、そのうちCOVID-19による感染対策のためのオンライン形式が37回、感染対策緩和後の対面形式が16回である。

　本節で使用された分析データは、毎回の記録、録画、録音、インタビューである。記録とは、音楽療法士が録音や録画を確認しながら対象者や音楽療法の場の様子を逐語録化し、同席しているアク担が書き込みをしたものである。さらに、対象者に直接的または間接的に関わる6名を抽出し、約60分間の半構造化インタビューを実施した。6名とは、①アク担、②対象者が入居するユニットを担当する介護福祉士、③施設全体の介護を統括する介護長、④当時、対象者を担当していたケアマネジャー、⑤当施設に入居する前に居住していた施設の夜勤職員、そして⑥対象者の家族である一人息子である。インタビューガイドを（1）インタビュイーから見た対象者について、（2）対象者の現施設に入居する前の様子、（3）現施設の入居当初の様子、（4）生活面での様子や変化、（5）対象者の音楽療法についてどう感じるかの5項目に設定した。

　記録データは、コミュニケーション・身体の動き・姿勢・音楽療法士の内面・アク担の書き込み・対象者の生活面での情報により分類し、音楽療法の場がどう変化しているかに焦点を当て12のプロセスに整理した。それに加え、音楽療法の記録・録画データとインタビューデータすべてを用いることで、対象者のライフストーリーが描き出されることに焦点を当てた。

5-2　ユキコさんについて

　ここで、ユキコさんについて紹介したい。ユキコさんは、ここに入居してくる前の約18年間、住宅型有料老人ホームにケア無しで生活していた。その当時、ユキコさんの居室にはたくさんのお菓子の袋や箱が几帳面に畳まれて綺麗に積まれていたそうだ。当時の夜勤職員は、夜中に小さな体のユキコさんが、空のペットボトルの入った90リットルの袋を運ぶ音をよく聞いたと言う。また、ユキコさんは「誰かが居室に来て困る」「ゴミ捨てができない」「買い物ができない」「足が痛いので病院へ行きたい」と、一人息子を頻繁に呼び出していた。ユキコさんの足は「痛くて痛くてしょうがない」状態だったため入院してみたが、医療的には原因不明だった。しかしケアが必要となり、退院後すぐにケア付きの当施設に入居した。息子さんは、ここでユキコさんが寝たきりになるのだろうと覚悟したという。

　実際、入居当時のユキコさんはベッド上で生活し「痛い、痛い」と言っていた。体調も心理も不安定で、怒ることもしばしばあり、ナースコールも頻回だった。会話は成立しづらく、難聴の可能性も考えられた。施設のアクティビティにはいっさい参加せず、職員たちにはユキコさんに趣味があるようには見えなかった。息子さんも、母親には楽しみや趣味らしいものはなく、好きなことは食べることだけ、と思っていた。

　アク担は、どこからかユキコさんが音楽だけは好きらしいという情報を得て、音楽療法を息子さんに提案した。COVID-19感染対策中であったため、オンラインの画面越しに開始されることになった音楽療法の最初の場は、ユキコさんの入居するユニットのデイルームであった。

5-3　音楽療法のプロセス

はじまり

　初回、デイルームが映るオンライン画面に向かって、音楽療法士である私は、お茶の時間のBGMになるような音楽を弾くことになっており、入居者からのリクエストで、ハワイアンやグレン・ミラーなどを弾いていく。アク担は、ユキコさんが「耳が変で」と言って会話を拒み、人を寄せつけないようにしていると感じていたが、タイミングを見てユキコさんに話しかけてみると、ユキコさんは迷うことなく「クラシックが好き」「ショパンが好き」と返事をした。アク担は驚

きを感じつつ、ユキコさんを好きな音楽で埋めてあげたい、好きなことで満たされれば職員の声も聴こえてくるのではないかと考え、音楽療法士に「ショパン」を要望した。私がショパンの定番曲をいくつか弾くと、ユキコさんは涙を拭き始める。

　ショパンの後、私はデイルーム全体を考慮して歌の活動を試みるが、ユキコさんは地声でセリフのようにハイスピードでどんどん歌詞を読み、音楽の流れとは無関係に"読み終われば良い"という様子で、歌うことを楽しんでいるようには見えなかった。アク担は「そういう歌い方なのは、何十年も歌っていなかったから歌い慣れていないのだろう。でも、ショパンを聴くユキコさんは明らかに集中しているし、確かに音楽に乗っている。聴いたこともありそうだし、好きそうだ。歌よりも好きなことで、まずお腹いっぱいにさせてあげたい」と、息子さんに個人音楽療法を薦めた。

特別な一曲

　ユキコさんはデイルームでのグループ音楽療法を4回経験したのち、息子さんの承諾のもと、5回目から個人音楽療法に変更となる。ユキコさんはアク担に付き添われて、オンラインの画面の前に座り、週に1回30分間の音楽療法のひとときを過ごすことになった。ユキコさんは職員の顔を覚えないと言われていたが、画面に映る私の顔をこの段階で覚えており、「ああ、あの人」と言う。アク担は私に「ショパンの難しそうな曲」をユキコさんのために弾いてほしいと頼んだ。私はアク担が何の曲を指しているのかわからず思いついた曲を弾いてみた。アク担は「それではなくて、"なんとかポロネーズ"とかそんなの」と言うが、私にはわからなかったし弾けなかった。

　6回目の音楽療法で、ユキコさんは突然「ショパンの《英雄ポロネーズ》[2]に夢中になって・・・」と言った。全プロセスを通してユキコさんが発した具体的な曲名はこの1曲だけである。アク担も私もこの発言に驚いた。一人息子も、これまでユキコさんの口から《英雄ポロネーズ》という曲名など一度も聞いたことがないという。《英雄ポロネーズ》が好きだったことにも驚いていたが、さっき話したことも忘れてしまう母親が曲名を言えたこと自体、「考えられない」「信じられない」と話す。息子さんは、《英雄ポロネーズ》は有名なのでなんとなくは知っていたそうだが、改めてCDを買って聴き直し、「へえ、こういうのが好き・・・って、不思議な気がする」と話していた。

　7回目の音楽療法で、私はユキコさんのためにアレンジした《英雄ポロネーズ》を初めて弾いた。その日、ユキコさんの内側のドアが開かれたように、オンライ

ン越しのこちらからの言葉がスッと入るように感じた。アク担もユキコさんの耳の聞こえが良くなったように感じたと言う。この日から、ユキコさんの表情はすっきりとして見え、"連れてこられた"のではなく、自らの意志で参加しているような感触に変わった。私はその後、8回目、9回目でも《英雄ポロネーズ》を弾いた。

音楽療法士の迷い

しかし、10回目、私は毎回《英雄ポロネーズ》を弾くことに疑問を感じ始める。その背景には、特定の1曲を毎回使うことの意義を明確に説明できないまま、この1曲に固定されて良いのかという音楽療法士としての迷いがあった。さらにそれは、自分の中の「ユキコさんの音楽の入り口をもっと広げてみたい」という想いともつながっていた。これらの想いは、この音楽療法の推移の中で一貫して考えるテーマとなっていく。

私が《英雄ポロネーズ》を弾かずに他の音楽を試している間、アク担は「一緒にショパンを聞くと楽しい」とか「ユキコさんのおかげでショパンをいろいろ覚えています」と、できるだけ会話で"ショパン"という言葉を使うようにしていた。"ショパン"と言わないとユキコさんの反応が薄い気がしたという。そのうち、ユキコさんはアク担に「オタクも音楽に明るい」と声をかけるようになり、アク担は「いえ、明るいばっかりで」と返答するという、漫才のようなやりとりが習慣になっていった。こうしてX年は暮れていった。

年末年始にユキコさんは転倒して車椅子になっていた。年が明けた1月最初の17回目の音楽療法の前に、私はアク担から「ユキコさんが居室で食べたいと言ってデイルームでの食事を嫌がるようになった」と聞いた。ユキコさんは居室から出たがらず、声を荒げて怒ったりすることもあり、活気がなく落ち着かないため、アク担は「ユキコさんの好きな《英雄ポロネーズ》が部屋から出るきっかけになれば」と考えていた。そのような要望を受けて、私は17回目から《英雄ポロネーズ》を再開し、その後毎回弾いた。21回目に会ったとき、ユキコさんは車椅子ではなく、シルバーカーを押しながら歩いて登場した。

音楽との関係

その後、私は自分の迷いを抱えながらも毎回《英雄ポロネーズ》を弾いた。ユキコさんの様子は明るく、「学生時代にね、ショパンの音楽に夢中になっちゃって。オタクもね、音楽好きね」と隣に座っているアク担に話しかける。《英雄ポロネーズ》を弾き始めると、ユキコさんはすぐに細かく首を振る。音楽に合わせてオン

ラインの向こうから「ら〜ら〜」と大きな声が聞こえる。途中から声になりにくくなり、掠れ声になるが、それでも熱心に声を出そうとする。音楽が終わると、ユキコさんは「あうあ！」と集中が解けて出てしまったような声とともに、「素晴らしい」と拍手する。

この頃、ユキコさんのケアマネジャーは、オンライン音楽療法のそばを通りかかったときに、「これは音楽療法なのか」と不思議に感じたという。ただ画面から流れる音楽を鑑賞しているように見えたのだという。ケアマネジャーはこれまでに、音楽のリズムに合わせて歩行状態を見る音楽療法を見た経験があり、音楽療法にもいろいろあるのだと感じたと教えてくれた。

じつは、ケアマネジャーの疑問は、私の迷いと似ている。毎回特定の曲を使う意義は何なのか？ ユキコさんと《英雄ポロネーズ》の関係は何なのだろう？ 私はこの問いに向き合うために、オンラインでできる試みを始めた。26、27回目、音楽形式名『バラード』『ノクターン』『ポロネーズ』『マズルカ』『ワルツ』『プレリュード』をトランプの札のように並べた画像を画面共有し、ユキコさんに選んでもらう。このときアク担は、ユキコさんが初めて文字を読んで理解し選択できることを知ったというが、即座にユキコさんは「じゃあポロネーズを」と言う。《英雄ポロネーズ》を弾き終え『ポロネーズ』の札だけを消し「次は何が良いですか？」と訊くと、ユキコさんは選択する意欲が消えたように「なんでもいい」「ワルツで結構」と言った。

29回目は、歴史的なピアニスト、ルービンシュタインの演奏録音[3]を、ユキコさんとアク担と私とで鑑賞した。アク担は集中して聴くユキコさんを見て、「本当にショパンを楽しんで来た人なのだ」と実感したと言う。そこで私は、音楽療法士が弾かなくても演奏録音で楽しめるのではないかと提案したが、ユキコさんの居室にあるCDプレイヤーもテレビも、一人では全く使われていないことを知る。さらにアク担は、ユキコさんが録音の鑑賞では集中してはいたものの終了後さっぱりしていた一方で、音楽療法士とのオンラインでは毎回汗ばむほど熱心に歌い、涙も滲み、椅子から転がり落ちそうになりながら何度もお辞儀をして拍手するのだと、その違いを語った。

周りとの関係

こうした試みと並行して、ユキコさんは自分のことを話すようになった。父親が一時期、割烹をやっていたこと、ユキコさん自身も料理が大好きで、日本料理だけでは満足できず、小さな一人息子を義母に預けて西洋料理を習いに行ったこと。息子さんは「すごいお嬢さん育ち」のユキコさんが、家事全般に多大な時間

がかかって大変そうだったと語る。息子さんが小学校の頃、夕食ができるのは夜の8時過ぎで、その後も家事が終わらず、ユキコさんが布団で寝たことはなかった。いつもソファで寝ていたために首が変形した。そういう生活が続き、息子さんが小学生のとき、精神疾患の診断が出てユキコさんは6年ほど入院したが、あまり良くならなかったという。息子さんは「母には良い思い出や楽しみなどなかったのではないか。病気だということも周りの人に理解されず、今思えばかなり大変だったのではないか」と振り返る。

31回目以降、私の「ユキコさんのお好きな曲を教えてください」というアク担伝いの問いかけに、ユキコさんが「ショパン。《英雄ポロネーズ》」と返事をするやりとりが習慣になった。この頃《英雄ポロネーズ》を歌うユキコさんの声は激しく、まるで一緒に演奏しているような迫力があり、隣で付き添うアク担は疲労感を感じるほどだったという。同時期、ユキコさんは施設の食事のイベント企画に時折参加できるようになった。

余裕

38回目、感染対策の緩和によりオンラインから対面形式になった。初めて直接会ったユキコさんは想像していた以上に小さな女性で、すぐに私のことがわかり、少し照れていた。ユキコさんが《英雄ポロネーズ》を聴く様子をその日の記録から抜粋する。

> ユキコさんはブンブン顔を振って、低い声を出す。中間部のE-major和音の連打で、しっかり「うんうんうん」とうなる。汗で髪までびっしょりで額にくっついており、ユキコさんの全身が熱気を帯びていて、汗ばんでいる。呼吸が荒く、はあはあ言っている。目の周りにも涙のようなものが滲んで、汗と涙で髪がへばりつく。顔は少し紅潮していて、ご自分で涙を拭いたりしている。

また、私はこのとき、感じたことを以下のように記録している。

> 音楽療法士の理解は「この曲好きだよね」というものではない。音の一音一音、重なり、響き、並び方、その音楽性、エネルギーなどすべてを踏まえて、それらがユキコさんの琴線、細胞のひとつひとつに触れていることを理解する。私の理解を経て音になった音楽を改めて浴びて、ユキコさんは"そうだ、これが私だ、これが自分の夢中になった音楽だ"と全身で受け止め直す。

対面で、《英雄ポロネーズ》の後にユキコさんに"余裕"が生まれていることを感じとった私は、《英雄ポロネーズ》を1曲目に実施することにした。ユキコさんに"余裕"が生まれたのは、《英雄ポロネーズ》が、ケニーの言う「ある特有な意識状態と相互に作用しあって実存的な時間の感覚を作り出す」ための『儀式』になっていたためではないだろうか。《英雄ポロネーズ》とそれにまつわるやりとりは、ユキコさんだけではなく、音楽療法士やアク担を含む"音楽療法の場"に『確かな安心感』をもたらし、この後「さまざまな試みに挑戦すること」を可能にしていくのである（Kenny, 1989/2006）。

41回目、《英雄ポロネーズ》を聴き、すっきりした表情で「素敵ですね。学生時代にね、ショパンの音楽を聴いてね、音楽に夢中になって、それからこればっかり聞いて」といつものように言ってから、物思いに耽るユキコさんを、私は印象深く覚えている。

語り

44回目、音楽療法の場に到着すると、ユキコさんは挨拶もそこそこに「あたし、ショパンは好きで ⋯《英雄ポロネーズ》で ⋯ 学生時代にちょっと聞いて、クラシックに夢中になって ⋯」と笑って話し始める。アク担も私も、開始前から明るく話すユキコさんに驚いた。《英雄ポロネーズ》の後、ユキコさんは「夢のようなひととき」と言う。私は「夢のようなってどういう感じなんだろう」と問う。ユキコさんは「言葉にできない ⋯」と答える。私にはユキコさんがもっと何か表現したいように見え、いつもならこの辺りで次の音楽へいくのだが、少し待ってみた。するとユキコさんは突然「あのねえ、あそこの、A学校だったんです」と初めて聞く女学校の名前を言い、語り始めた。同じ表現が何度か繰り返され、行きつ戻りつするので、記録から抜粋する。

「学生の頃」「中学の頃ねえ」「幼稚園のお手伝いさん来て」「A学校、白の制服」「一年中、白」「生地が変わるんです、秋冬」「父がみんなやってくれて」「入学」「父は東京で田舎がないから、戦争で」「戦後」「A学校戻ると」「みんな地方の学校」「私とXさんって言う人が」「疎開はしてません。父は東京育ちで、田舎がないもんですから、東京で無事に終戦を迎えました。たしか防空壕⋯別に戦争で」「迎えて、90近い」「私音楽が好きでね」「24まで働かないで」「97で亡くなる」「地元でね、一時期、割烹もやって」「音楽が好きで料理が好きで」「余計なことをしゃべって⋯」「妹の」「昔は ⋯ えっとE（地名）です」「今、結婚して、こちらに ⋯」「いつも誰にも負けないって」「父も有名なxx卒業してますから」「いい父を持ったか

Ｘ＋２年10月25日（火）14:10 ～ 14:40　　ケアスタッフ：アク担／音楽療法士：布施葉子／記録：布施葉子
＠多目的ホール

| | 対象者：アカギ ユキコ様 |

	ユキコ様も対面に慣れてきたようなので、少し座る位置と音楽療法士（以下：MT）の位置の距離を縮める。
始め	14時からだが、過ぎても来ないので、アク担が電話すると、フロアではすぐに伝わって、10分遅れくらいでユキコ様が到着。ユキコ様はいつもベストを着ている、または着ていなかったとしても持っていて、必ず羽織るのだが、今日は持っていない。そこを気にしている様子もなく、笑顔で入ってきて、MTと対面すると「えへへへへ」と声を出して笑う。座ってからMTが「こんにちは。よろしくお願いします」というと、ユキコ様は笑いながらお辞儀「よろしくお願いします」MTが「今日のユキコさんのお洋服、素敵ですね」アク担が「今日のユキコ様、ベスト着ていないんですね！」ユキコ様「ピアニストさんも、素敵な・・・オズボンも・・・」笑。
英雄ポロネーズ	アク担「今日もユキコさんの好きな曲から弾くんですけど、何がいいですか」ユキコ様「あたし、ショパンは好きで・・・英雄ポロネーズで・・・学生時代にちょっと聞いて、クラシックに夢中になって・・・笑」お辞儀する。アク担「ん～そうでしたよね～！」MTも同意する。初めて、弾く前にご自身のエピソードまで話されて、MTは内心驚いている。ユキコ様は続ける「クラシック音楽が大好きで・・・うんうんうん（何度も頷く）」ここまででユキコ様はすでに少し昂っている。アク担「じゃあ、是非、英雄ポロネーズから弾いてもらいましょう。じゃあ、お願いしま～す!!」この言い方がテレビ番組のようでMTは可笑しくて吹き出しそうになる。（MT：理由があってこういう表現をしたのですか→アク担より：意図的ではないですがユキコ様のいつもとは違う明るい雰囲気と期待高まる様子でこんな言い方になりました。）MTは弾こうとするが、楽譜の準備が不十分だったので、楽譜を整える。その間、ユキコ様はよくMTを見ているが、自分ももう一度、椅子の奥まで腰を入れるように座り直し、両手を肘かけに乗せる。

イントロではさほどではなかったが、テーマに入ると、ユキコ様の声がよく聞こえる（距離を縮めたせいかと思う）。中間部の左手の連打のところで、うなるような「うううううううう」のような歌い方をする。よく音楽をこのように口ずさむことができると感心してしまうが、左手の雰囲気と右手のメロディをうまいこと表現している。再現部に入っても、歌声は衰えず、大きな声で歌っている。これまで以上にご自身が弾いているような、表現は拙いが、音楽（曲）そのものになっているような雰囲気である。終わった瞬間、MTはくるっとユキコ様の方を向き、ユキコ様は足をバネにして、背を起こして2人向き合ってお辞儀をする。アク担が拍手をしながら、ユキコ様に近づく。 |
| ユキコ様の語り | アク担「ユキコさん、この曲はやっぱりいいですねえ」ユキコ様「へへっ・・・この曲をね、学生時代に聞いて、音楽、クラシック、夢中になって、未だに・・・うっふっふっふ」アク担「じゃあこの曲を聞くと、その頃思い出すね」ユキコ様（うなずきながら）「思い出す」アク担「これがね、きっかけになって、音楽に夢中になったんですね～」ユキコ様「ええ、ええ、そう」アク担「そうでしたか～」ユキコ様「ありがとうございます。素敵なxxxxx・・・（呼吸荒い）xxxxx」アク担「さあユキコさん、これ聞いたからね、もう次はなんでもいいくらいですね」ユキコ様「ええ」アク担「次何聞く？ またショパンにします？」ユキコ様「なんでも結構・・・クラシック好きだから」MTはユキコ様を顔を合わせたりして「へへ」と笑いだしながら曲を探す動作をする。MTはユキコ様を見る。ユキコ様「本当にね、夢のようなひととき」MT「夢のような感じってどういう感じなんだろう」ユキコ様「言葉にできない・・・」アク担「そうねえ、言葉にできないね。」MT「へえ～・・・」アク担「ユキコさんにとっては特別なんですね、英雄ポロネーズは」ユキコ様「それきって、学生時代、クラシック好きになって、いまだに続いてる。ええ、クラシックはなんでも好きですけど」MTは少し話を引き出したいと思い、アク担にそっとお願いする。アク担「学生のころっていうのは、何歳くらい？ 女学校？」ユキコ様「あのねえ、あそこの、A学校だったんです。学生の頃。父はねえ、誰にも負けない・・・中学の頃ねえ、幼稚園のお手伝いさん来て、xxxx出た方・・・それ以降、A学校、白の制服」MTとアク担「え～素敵！白の制服！」ユキコ様「ええ、生地が変わるんです、秋冬」アク担「A学校ですか～」ユキコ様「A学校。白がみんなやってくれた・・・」アク担「白でもももちろん、裕福で優秀な方が行くところでしょ？」ユキコ様「えええええ」アク担「ユキコさんね、勉強もできたんですね」ユキコ様「えぇ？」アク担「ユキコさん、勉強好きですか？」ユキコ様「え？」もう一度言うと、ユキコ様「えええええ・・・」アク担（MTに）「好きじゃないね」MT「ユキコさん、優秀じゃあないですか」ユキコ様「え」アク担が通訳、ユキコ様「いいえ、とんでもないこと。名ピアニストさんに・・・夢のような・・・」ユキコ様お辞儀。MT「戻っちゃった」MT「白の制服気になるね」アク担「白い制服かわいいでしょうねえ」ユキコ様「ええ。父がみんなやってくれて・・・お手伝いさんつけられて。有名なサラxxxビュー xxxを出た？人、父が・・・みんなやってくれて・・・A学校。入学して。。白の制服・・・一年中、白・生地が変わる・父はTで田舎がないから、戦争で・・・戦後父がA学校。入学して。白の制服・・・一年中、白・生地が変わる・父はTで田舎がないから、戦争で・・・戦後父がA学校。入学して。。白の制服・・・一年中白・生地が変わる・・・戦後A学校戻ると・・・みんな地方の学校・・・私とXさんって言う人が・・・・B・・・xxxxx」アク担が疎開していたかと訊くと、ユキコ様「疎開一回「え？」と言ってから」アク担「疎開はしてません。父はT育ちで、xxxxxx田舎がないもんで、Tで無事に終戦を迎えました。たしか防空壕・・・別に戦争で・・・xxxで迎えて、90近い」MT「お父さん・・・」アク担「お父さんも素晴らしい方ですね」ユキコ様「・・・地元で、・・・地元で、・・・一時制菜やってたxxxxx」ユキコ様「私音楽が好きでね・・・24まで働かないで？父がサラビューテ？？を出たお手伝いさんをつけてくれて、制服の生地が変わる・・・A学校xxx白の制服、xxx一年中白で、xxx生地が変わる」アク担「その当時、白い制服で、生地を変えてまで、すごいね、いい学校」ユキコ様「・・・（聞き取れないが、 |

	父親の話のよう）97 ？・・・亡くなる・・・地元でね、一時期、割烹もやってxxxxx音楽が好きで料理が好きで」MTとアク担は「お父さんも音楽好きだったんだ！」と顔を見合わせる。アク担「お父さんも音楽好きだったんですか？」ユキコ様「さあ」MTはアク担にもうひとつ聞いてほしいと頼む。その間、ユキコ様「余計なことをしゃべって・・・」と呟く。MTはアク担に父親の話をもう少し訊いてほしいと伝える。アク担「ユキコさんのお父さんは、ユキコさんのことをよく理解してたんですね」ユキコ様「ええ」アク担「してた方でした？」ユキコ様「大事にしてくれました・・・妹の・・・ですけど・・、地元で一時期、割烹やってて・・」アク担「地元はどこですか？」ユキコ様「昔は・・えっとEです」MTとアク担「わ〜え〜そう！」ユキコ様「今、結婚して、こちらに・・」MT「へ〜」アク担「へ〜」ユキコ様「いつも誰にも負けないで、・・父も、有名なサラビュテーン卒業してますから・・・お手伝いさん来て・・・古いほう、A学校、入学して・・A学校・・xxxxxx」アク担「ユキコさん、お嬢様ですね」ユキコ様「とんでもない」3人で笑う。ユキコ様「いい父を持ったからね」アク担「いいお話聞かせてくださってありがとうございます」ユキコ様「その父がね」MT「（アク担に）その父がねって言ってる」ユキコ様「父・・・美味しいもの・・・地元で割烹やって・・・・日本料理の世界・・私音楽好きですね」MTはアク担「お父さんと美味しいもの食べて、今も好きなんじゃない？」アク担「お父さんとも美味しいもの食べに行ったりしました？」ユキコ様「ええ！どこまでも連れてってくれました・・・」アク担「お父さんのおかげで、こんなにユキコさん、今の食に関心があるんですね」ユキコ様「いい父を持った・・誰にも負けない・・・有名なサラビュート出たお手伝いさん・・・父が有名なA学校・・・A学校一年中白の制服・・・大事に育ててくれた」アク担「ほんとよね、大事に育ててくれたよね」ユキコ様「ありがとうございました」ユキコ様「どうもすいません・・・」16:12
	（中略）
トロイメライ	MTは、以前、この曲で色々なことを語ったユキコ様を思い出しており、たくさん話したことに対して、どういう音楽が良いか迷っていたが、この曲を語り返すように弾くことにする。ユキコ様は音楽が始まるとすぐに「たんたんたんたん」とメロディをなぞるように大きな声で歌う。両手は肘掛けに、ゆったりと座っている。ずっと最後まで歌っており、終わるとすぐにお辞儀、「どうもありがとうございました」と口の中でモゴモゴという感じで、お経を唱えるような言い方で言う。MTは毎曲ごとに「夢のような」というユキコ様に、ある意味感服する。MTがしばらく静かにしていると、ユキコ様「名ピアニストさん・・・」という。
終わり	MTはユキコ様の前にしゃがむ。MT「ありがとうございました」ユキコ様「なんと御礼していいか・・・xxxxx」MTが手を差し出すと、ユキコ様はその手を握る。ユキコ様「お元気でいらしてください。お体にお気をつけてください」MT「ん〜！ありがとうございます。そんな優しいこと言ってくれるのユキコさんだけ。ユキコさんもお体に気をつけてお元気でいらしてください」ユキコ様「ええ、ピアニストさんもお体に気をつけて」MT「お互いに」ユキコ様「すいません・・」MT「また会いましょうね」ユキコ様「ええ！ありがとうございます」また来週「ええ、すいません」両手をつなぐ。MTは何も動かないが、ユキコ様は手を上下に振る。ユキコ様「またよろしくお願いします・・・お元気で」MTも「ええ」と御礼申し上げて良いか・・・すいません・・（アク担がここで「ユキコさん、靴をちゃんと履きましょう」と靴を履かせる。）お体お気をつけて元気でいてください・・・」MTは「うんうん」と言っている。ユキコ様は手を離さない様子なので、無言になってMTはつないだまま立ち上がる。しかしユキコ様はしっかりと手を握っている。MTは離そうとはせず、何もしなかった。最後の最後、立ち上がる寸前に、ユキコ様はまるでせっせっせのような動作のように、自分の両手をパッと交差させる。この動作はすごい速さで、MTは大笑いする。それでユキコ様は「へっへっへ」と笑いながらすっと立ち上がり、もう退室する気持ちになっている。シルバーカーを押しながらさっと去っていき、「右？左？」とアク担に訊きながら、振り返らず去っていく。

全体の印象：今回は来室した時点で明るい表情、珍しくベストを着ておらず、持参していなかった。ベストに関しては少し拘りが感じられ、暑くても寒くてもベストを着るという場面をオンラインでよく見かけた。今回、アク担がすぐに「そうだ、ベストを着ていないんですね！」と言った時は、吹き出しそうになったが、そこでユキコ様が「そうだ！ベスト！」となるのかならないのか、動揺した。ユキコ様は全く、意に介さず、MTの洋服を称賛する方へ向かっていった。今回は開始時からのポジティブな雰囲気が流れ始め、奏の曲目を決める場面でも、MTが弾く前に、ご自身のエピソードを明るい表情で語り始めたのにも、2度驚かされた。このような背景があっての英雄ポロネーズの後、「夢のようなひととき」という感想が述べられ、それに対してMTが「夢のようなってどういう感じなんだろう」と訊くと、「言葉にできない」という。"言葉にできない"とは、ユキコ様が言うとなんと深い言葉なのかとMTは感じて、その言葉をつなげていきたいと強く思った。これまでの経緯から、なかなか直接、距離を縮めて話しかけられなかったので、アク担にお願いして質問や合いの手を入れてもらうことで、たくさんの思い出が語られた。そして、最後には、MTが距離を縮めることも可能となる。
アク担より：今回は最初から明るい「英雄」を聞く前から話が始まり驚いた。3人で話すことやMTさんとピアノの前に来たら、すぐに気持ちが「音楽が好きな自分」をすぐに思い出せるようになったのだと感じた。MTさんにも話したがオンライン時は精神的にそこを頼りにして大好きなメロディーをうなるように入り込んで聴いている少し陰なイメージがあったが、今日は「英雄ポロネーズ」を「音楽好きのきっかけ、今でも音楽が好きな自分」まで思い出せたこと、話せたことを含めて余裕を持って聞いているような印象を受けた。今まであまり感じていなかったが、オンライン時にアク担としても一緒にぐーっと入り込んで隣で聴いていた時があったが今日のユキコ様を見てとても楽に〈陽のイメージ〉聴けた。MTさんが言うようにピアノが他の人が触ったような気がするとピアノの音の印象もあるのかもしれないが？アク担は単純に「英雄ポロネーズ」が明るく軽やかに聴こえた。ユキコ様が明るい印象だったため、アク担の精神的なものなのか、MTさんの「英雄ポロネーズ」自体も明るかった。同じ曲でも3人がもたらす精神的なものが影響しているような気がして不思議な感覚だった。またユキコ様の覚えている話を引き出していきたい。

※聞き取りにくい部分はxxxxと記載する。

らね」「美味しいもの」「日本料理の世界」「ええ！ どこまでも連れてってくれました」「大事に育ててくれた」

　息子さんは、戦争中にユキコさんが疎開のためにA学校からB学校に転校しなければならなかったという話を何度も聞いていた。ユキコさんは「戦争になって行くことになったもうひとつの学校なんか行きたくないのに」「すごい嫌だった」「A学校は良かった」と言っていたそうだ。元来人との交流が好きではなく、誰かと一緒に食事をするなど人と関わることが苦手だったユキコさんだが、A学校の同窓会だけは積極的に参加した。息子さんは、母親がB学校の同窓会には全く行かなかったので、A学校がどれほど大事だったかを察していた。

　「学生時代に《英雄ポロネーズ》を聞いて ・・・」の"学生時代"が、どの学校を指すのか訊いても答えはない。しかし、ユキコさんは《英雄ポロネーズ》を聴いて以来"音楽好き"になり、未だに続いていると言っており、戦争、A学校、疎開、制服、父などを思い起こさせる強烈な一曲であることがわかる。N・K・デンジンは、人生に強い影響を与える相互作用的契機が、その個人の変容経験を創出する潜在性を持っていることを『エピファニー』と呼び、「この経験を経ると、その個人はまったくの同人物には二度と戻らない」と言っている（Denzin, 1989/1992)。《英雄ポロネーズ》は、ユキコさんにとってエピファニーではないか。

歌

　44回目以降、ユキコさんの言葉が豊かになっていく。

　アク担が介護記録に44回目のA学校の話を書いたのをきっかけに、施設職員のひとりにA学校の卒業生がいることがわかる。ユキコさんはA学校の卒業生が施設にいることを聞いて「会いたいわあ」という。A学校の卒業生は、今も変わらない白い制服を持ってきてくれ、ユキコさんは「泣けてくる ・・・」と何度も言う。この日以来、ユキコさんは「泣けてくる」と言うようになった。

　44回目の後、私は体調不良になった。45回目に会った時、アク担からそのことを聞いたユキコさんは弱々しい笑顔で私を見上げ「ああ、そうですか。もうすっかりよろしいんですか。あのお気をつけになってくださいね ・・・」と私の両手を握る。この日以来、ユキコさんは毎回必ず私に「お体お気をつけになって、長生きなさってね」と言うようになった。

　ユキコさんが繰り返し語っていた「白の制服、一年中白」という表現が心に残り、私は、45回目から「白い白い」と歌われる《からたちの花[4]》を歌うことにした。ユキコさんは、低い地声のまま高速で歌詞を朗読するので、私は、互いの

呼吸が感じられるように鍵盤に向かってユキコさんと並んで座った。私はユキコさんに合わせたりリードしたりと微妙に調整しながら、朗読にコードを添えるような弾き歌いをした。51回目には、ユキコさんの《からたちの花》は変化している。

> ユキコさんと私の声はぴったりと合っている。私は右手でコードを弾き左手で歌詞を指しながら、ユキコさんの息づかいをとらえて歌う。フレーズの最後で、ユキコさんは少し吐息のような呼吸をし、音楽に感嘆するように見える。ユキコさんは涙を拭い、掠れた声で「ああ、泣けてくる」という。3節目、ユキコさんの歌い方が急に変わる。喉から絞り出すような声ではなく、吐息とともに漏れ出るような囁き声になり、感情が音楽に乗ってくるのを感じたので、歌詞を指すのをやめ、両手で厚みのあるピアノを弾き、ユキコさんの感情を支える。フェルマータでユキコさんはショパンを聴くときのようにフルフルっと首を横に振るわせ、感情を表出する。最後の「よ」まで歌いきらず、「咲いた」は感情が溢れたような掠れた声になり、「よ」のところで「あ〜あっあっ ・・・ 山田耕筰、北原白秋 ・・・ 夢のような ・・・」と言葉が流れ出る。

　息子さんは、ユキコさんが「精神的にも肉体的にも復活している」と笑顔で言う。《英雄ポロネーズ》を聴くときの身体の動きに似た音楽的表現が伴って歌うユキコさんの姿は、息子さんにとって「信じられない ・・・ 想像ができない」母親の姿であった。
　この2ヶ月後、ユキコさんはこれまで参加しなかった20名程の歌の会で、気持ちよさそうに大きな声で歌っていたとアク担から聞いた。

5-4 “媒（なかだち）の音楽” というケアとライフストーリーへのアプローチ

　ここで、この話の中に流れている私の問いについてもう一度振り返りたい。毎回特定の曲を使う意義は何なのか？ ユキコさんと《英雄ポロネーズ》の関係は何なのだろう？ この問いに対する私なりの答えは、《英雄ポロネーズ》が、『音楽療法士が』『何かを』『した』結果『どうなったか』という枠の『何かを』に当てはまるものではないということだ。
　ケア付きの老人ホームで暮らす高齢者にとって『自分らしさ』や『自分のニーズ』を表現するのは難しい。難しくなったからこそ、その生活を選択している面もあるだろう。表に現れている姿や言動は氷山の一角であり、水面下にあるその

人らしさやニーズに「気づく重要性」（菅野, 2007）が謳われるが、当事者と第三者それぞれにとって見えているニーズと見えていないニーズがあり、それらは複雑に絡み合っているのが現実である（上野, 2011）。

一方で、「その人の個人的な意味体験を伴った音楽」による関わりは、音楽療法士という他者と出会うことで「自己との出会い直しを促し」「非言語的コミュニケーションをも活性化し、閉塞化・固定化しかかっていたその人の関係世界を維持・発展」させる（生野・河野, 2020）。

開始当初のユキコさんの姿は氷山の一角であり、水面下に隠れた部分に、誰も知らないライフストーリーや『その人らしさ』があった。ユキコさんにとって特別な一曲の音楽がわかってからも、音楽療法士は絶えず固定観念を振り払いつつ、常に問いを持ち続ける姿勢で対象者に出会う。対象者が自分にとっての特別な一曲を希望するそのたびに、音楽療法士はその音楽を改めて使う決心をし直し、対象者はその音楽と出会い直す。このような音楽による創造的アプローチは、ユキコさんとアク担と私に『確かな安心感』を保証し、関わりの糸口となって音楽的なコミュニケーションが行われる『音楽療法の場』へといざなう。ユキコさんは、自身のライフストーリーを語ることを経て、これまで関わってきた人が見たことのない『新しい在り方』への一歩を踏み出し始める。音楽療法の場に『確かな安心感』が保証されると、対象者は『創造的プロセス』（Kenny, 1989/2006）へと入っていくことができるのである。

5-5 おわりに

この音楽療法は、対象者と音楽療法士とアクティビティ担当介護福祉士との関

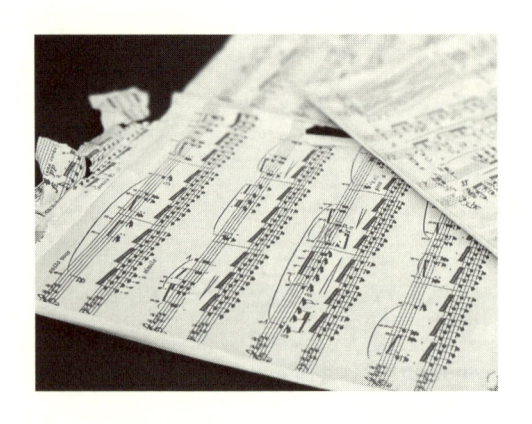

わりのプロセスであった。さらに、音楽療法には参加していないが、対象者と直接的に、または間接的に関わる職員や家族においても、対象者との関わりに何らかの変化や影響が見られた。

　このようなプロセスの中で《英雄ポロネーズ》は"媒の音楽"であった。"媒の音楽"は、音楽療法の場を支え、難しくなった対象者の自己表現を誘い、ライフストーリーを語る契機となる。描き出されたライフストーリーは、生き生きとした新たな自己の再生に向けて、対象者の背中を押す。

　語られなくなった対象者の『その人らしさ』や『ニーズ』は、さまざまな職種が多角的に関わることによって揺れ動きながら浮かび上がってくる。対象者の『その人らしさ』に出会うための多様な可能性に開かれた場として、音楽療法が今後どのように貢献でき、その一端を担うようになれるかは今後の課題である。[5]

注

［1］2023 年 10 月時点。
［2］Chopin, Frederic: Polonaise no.6 "Héroïque" As-Dur Op.53. 作曲年：1842 年、出版年：1843 年、初出版社：Leipzig, Paris.
［3］Arthur Rubinstein Plays Chopin and Rachmaninov, Video Artists International, 1956.
［4］北原白秋作詞、山田耕作作曲、詞のみ 1924 年「赤い鳥」発表、メロディ 1925 年「女性」発表。
［5］本節は、筆者の桜美林大学大学院修士論文「人と関わることが難しかった高齢者との音楽療法 ── 音楽を媒としたケアとライフストーリーへのアプローチ」（2023 年度）の内容に基づき、その一部を改変したものである。本調査は桜美林大学大学院倫理委員会で審査され、承諾を受けて行われた（審査番号：22039）。本稿における事例の記述に際しては個人情報の保護の観点から個人が特定されないよう事例の本質を損なわない範囲の修正を加えてある。

文献

Denzin, N. K.: *Interpretive Interactionism*, Sage Publications, 1989. 関西現象学的社会学研究会（編訳），片桐雅隆（訳者代表），エピファニーの社会学 ── 解釈的相互作用論の核心, マグロウヒル出版株式会社, p.9, 1992.
生野里花・河野聖子：介護付き居住施設の日常から終末期までの生活に、音楽療法をどう活用するか──「関係の媒体」として音楽を用いた個人実践事例, 認知症ケア事例ジャーナル, 第 13 巻 (3), 175-185, 2020.
Kenny, C.: *The Field of Play: A Guide for the Theory and Practice of Music Therapy*, Ridgeview Publishing, 1989. 近藤里美（訳），フィールド・オブ・プレイ ── 音楽療法の「体験の場」で起こっていること, 春秋社, pp.111, 115, 141-144, 2006.
菅野幸恵：固定化された関係を越えて, 宮内洋, 今尾真弓（編），あなたは当事者ではない ──〈当事者〉をめぐる質的心理学研究, p.18-27, 2007.
上野千鶴子：ケアの社会学 ── 当事者主権の福祉社会へ, 太田出版, pp.67-72, 2011.

第10章　方法としての文学

メディカルヒューマニティーズの中で「医学と文学」は急速に接近し、医療者教育の中で文学が大きな役割を果たすようになった。メディカルヒューマニティーズに続くヘルスヒューマニティーズにおいては、文学がさらにどのような可能性を持ちうるのか考察する。

> 病気がいかにありふれたものであるか、病気のもたらす精神的変化がいかに大きいか、健康の光の衰えとともに姿をあらわす未発見の国々がいかに驚くばかりか、インフルエンザにちょっとかかっただけで、なんという魂の荒涼たる広がりと砂漠が目に映るか、熱が少し上がると、なんという絶壁や色鮮やかな花々の点在する芝地が見えてくるか･･･。[1]

1　ヘルスヒューマニティーズと文学

病いは本質的に語りを必要とする。病いにより日常の生活世界が突然止まり、劇的な変化が起こった時、私たちはその中からなにがしかの意味を引き出し、語る行為によってその病いの経験を他者に伝えようとする。このナラティブという行為は病いや医療のいたるところに満ちており、文学と医学のいずれもが言語を使って個人的な物語を語るという営みを共有している。

文学と医学の根本的な「同型性」や両者の深い関係については、メディカルヒューマニティーズの中での大きなパラダイムシフト「物語的転回（narrative turn）」により明確に示され、1990年代以降、「医学と文学」が英米の医学教育や医療の枠組みの中で学問領域として制度化に向かう、医学と文学の急速な接近という新たな潮流があった（鈴木, 2006a）。

このような臨床医学の「物語的転回」により文学が医学教育史上はじめて専門科目として取り入れられていくことになったが、そもそも文学とは「（医学に）役立つ」ことを意図されるものではなはない。文学の「実用性」については文学研究の「社会的アイデンティティ」にかかわる問題である。

実際、『文学の健康への効用とは？（*Is Literature Healthy?*）』で英文学者のジェシー・ビリントンは「文学が健康関連の目標や特定の成果を達成するための道具として使われることについて、文学研究者からは賛否両論ある」（Billington, 2016）と示唆しながら、メディカルヒューマニティーズがとりわけ文学に価値をおいた研究を進めてきたことは伝統的な文学研究にとっても重要な意味を持つと述べている。そのような立場からビリントンは、文学は私たちの健康に与するものであると論じ、文学とウェルビーイングの関係を探求している。確かに文学研究者でなければ成し得ない人々への健康やウェルビーイングへの貢献があり（鈴木, 2006a）、ヘルスヒューマニティーズの運動の中で、文学はさらに豊かな可能性と創造性を持つものである。

　実際に、1982年の創刊以来、米国を拠点とする雑誌 *Literature and Medicine* が存続し、さらに *Journal of Medical Humanities* や *Medical Humanities* においても文学に焦点をあてた様々な論文が発表されていることは、複雑な人間の経験を描く文学作品への研究者の関心の高さや、「文学の医学への貢献」を示しているものと言える（Crawford et al., 2015, p.58）。

　本章はヘルスヒューマニティーズと文学をテーマとし、以下、研究と実践を中心に見ていきたい。ヘルスヒューマニティーズと文学の研究、教育、実践の3つの柱のうち、教育に関しては第3章2節を参照されたい。[2]文学とは「生きることのそのものの言葉をとおしての現れ」（吉田, 2010）であることから、ヘルスヒューマニティーズではメディカルヒューマニティーズ同様に文学研究の研究法はそのままに、作品の範囲を広げ、文学作品が描く「病い」や「死別」などに焦点をあて、「生きること」の意味をより深く探求することを促すものである。本章では、ヘルスヒューマニティーズ研究者による最新の文学研究の知見を踏まえ、筆者の専門である英文学研究を例に、病いと看取りを描いた実際の作品を読んでみたい。具体的には、英国のモダニズム文学を代表する文豪の一人、D・H・ロレンスの『息子と恋人』（1913）を取り上げ、文学作品を読むことの意味を考える。

　実践からは、健康とウェルビーイングの向上を目的とし、文学作品が持つ娯楽性や他者を理解し共感を育む力に重きを置き、人とともに本を読み合うという、公立図書館をフィールドとするヘルスヒューマニティーズ的な実践を取り上げたい。具体的には、英国の国家プロジェクトである読書プログラム「リーディング・ウェル（Reading Well）」を概観し、あわせて地域社会での取り組み例も紹介する。

2　英国モダニズム文学から ── D・H・ロレンスの小説『息子と恋人』における病いと看取りの語り

　本節で取り上げる『息子と恋人』(1913) は20世紀の英国文学を代表する小説家、詩人、思想家であるD・H・ロレンス (D. H. Lawrence, 1885-1930) の自伝的な小説である。D・H・ロレンスは英国のみならず世界的に多くの読者を獲得してきたが、特に『息子と恋人』は幅広い読者層に親しまれ、長く読み継がれてきた名作である。

　まず、初めに、「小説」とはどのような特徴を有するのか考えてみたい。ロシアの哲学者、文芸批評家であり、対話理論・ポリフォニー論の創始者であるミハイル・バフチンは、小説とは「構造化された (＝複数のレベルを持つ) 美的なシステム (a structured artistic system)」(Bakhtin et al., 1983, p.261, 筆者訳) であると定義づけている。バフチンにとって小説とは「徹底的に異種混在的な構成物であり」、「戦闘的な変幻自在性をもつ形式であり、これが現れる時にはつねに新しく、それ自体の変容性と自己批判を養分とする」(White, 1993/2001) ものである。バフチン曰く、小説の文体 (style) は多重なかたちを持つものであるため、一つの小説にはいくつもの文体があり、それら様々なレベルの文体が互いに拮抗し、統一には至らないながらも、それらがゆるやかに結びつきながら一つの全体をつくるものと捉えている。つまり、小説とはその書き手である小説家の思想や声を代弁するモノフォニック (monophonic) なものではなく、小説家自身のイデオロギーに支配されていない複数の声をその作品の中で響き合わせることができるポリフォニック (polyphonic) な文学形式である。バフチンは、人間の生がもともと備えている多重性や対話的特質を扱うことができる唯一の文学形式は小説であることを明らかにし、特にそのようなポリフォニー的な理想が実現されているのはドストエフスキーの小説だと論じた。ドストエフスキーの小説においては、登場人物の声は互いに絡み合い、ダイアローグを形成するが、そのダイアローグの場が小説であるとする。

　イギリス小説では、ヴィクトリア朝時代の代表的な小説家チャールズ・ディケンズ (Charles Dickens, 1812-1870) やロレンスと同時代の小説家ジェイムズ・ジョイス (James Joyce, 1882-1941) の作品にはバフチンのいうところのポリフォニー的な理想が実現されている。一方、ロレンスの小説の中には『チャタレー夫人の恋人』(1928) のように作家の思想をその語り手が声高に代弁していると解釈さ

れがちな作品もあるが、実はロレンスの小説の言葉は「異質の言葉や価値判断、アクセントが対話的に渦巻く」環境（Bakhtin et al., 1983, p.276）にある異種混在的な言語（ヘテログロッシア）であり、小説の語りを丁寧に分析していくと、様々な登場人物の声が絡み合いダイアローグを形成するポリフォニックな作品であることが明らかになる（井上, 2000）。

　『息子と恋人』(1913) はロレンスの初期の作品であるが、1973年に出版された小野寺健の旧訳を元に、新たにケンブリッジ大学出版から1992年に出版されたＤ・Ｈ・ロレンス全集のテキストを底本として用いた最初の邦訳を手掛けた武藤浩史は、その「訳者あとがき」の中で、「『息子と恋人』は、人生に当然のこととしてある悲劇にもかかわらず生きてゆく人間の遅しい姿が、滅びゆく人びととともに、多層的に描かれた作品」であり、「人生の否定的側面と肯定的側面の双方を、矛盾をおそれず、むしろ一見矛盾に見えるものを人生の豊かな多層性として描いてゆくのが、この小説の語りの戦略なのだ」（武藤, 2016）と述べている。

　『息子と恋人』は19世紀後半から20世紀初頭にかけての英国中部の炭鉱町を舞台に主人公ポール・モレルの成長を描いた作品である。川本静子の『息子と恋人』論は副題を〈「芸術」と「生」の相克〉とし、本作品を「教養小説"Bildungsroman"」として、ポールが芸術家として自己を確立していくその成長の過程を論じた。川本は本書を「イギリス社会が生み出した『地方出の青年』が、経験を通して如何に苦しみながら自己成長し、社会の一隅にささやかな居場所を得るに到ったか、あるいは到らなかったか──すなわち、主人公のビルドゥング──を主題とした小説」（川本, 1973, p.11）とイギリスの教養小説の系譜の中に位置づけた。

　現在、英国のＤ・Ｈ・ロレンス研究の中では、ピーター・ファイフィールドが *Modernism and Physical Illness: Sick Books* (Fifield, 2020) の第1章に収めた "Sensory Intensity and Illness in Lawrence" が注目に値する。ファイフィールドは自身の研究を「メディカルヒューマニティーズ・プロジェクト」(Fifield, 2020) と呼び、モダニズム文学[3]が描く「病い（illness）」に焦点をあてた作品分析を試みた。ファイフィールドは次のように述べている。

　　文学がこのテーマ（「ヘルスヒューマニティーズ」／「クリティカルメディカルヒューマニティーズ」運動）と手を取りあう目的のひとつは、医学の診断や治療によって排除された病いの経験の幅や深みを取り戻すことであり、これらの運動と共有されるゴールを達成することである。このプロセスは、医療におけるコンサルテーション、診断、治療、患者の自己同定は、私たちが病いの際に行うこと

のひとつにすぎないことを思い出させてくれる。重要な意味において、文学は私たちに、病む人は日常のあらゆる全てのことを病いと共に行っているのだということを思い起こさせてくれる。（Fifield, 2020, p.28. 筆者訳、下線は筆者）

　ヴィクトリア女王（在位：1837-1901）の治世に書かれた、ヴィクトリア朝文学の代表的な作家であるブロンテ姉妹の小説に描かれる病いを川崎明子が「個人的で家族的な人生の経験」（川崎, 2015, pp.9-10）と捉え論じたその同じ枠組みで、ファイフィールドはモダニズム文学を代表する特にロレンス、ヴァージニア・ウルフ（Virginia Woolf, 1882-1941）、T・S・エリオット（T. S. Eliot, 1888-1965）らの小説を選び、「人生の経験としての病い」をテーマに研究を行った。つまり、英文学ではヴィクトリア朝小説における人間の経験としての病いに焦点をあてた研究が行われてきたが（川崎, 2015）、モダニズム文学にはこのような先行研究は十分になかったことから、ファイフィールドは病いはモダニズム文学においても重要な研究テーマであるとして、実際はモダニズム文学の中心に「病い（illness）」があることを *Modernism and Physical Illness: Sick Books* において明らかにした。
　ヴィクトリア朝文学の病いの研究がメディカルヒューマニティーズと連動したのと同様に、十数年の時差はあるが、モダニズム文学における病いの研究が新たにメディカルヒューマニティーズおよびヘルスヒューマニティーズの社会運動と連動していることをファイフィールドの研究が示していると言えよう。
　ファイフィールドは、身体の不調を抱え、自らも病いを生きた作家ロレンスにとって、自身の創作活動において病いは重要なテーマであったが、その意味は作品により変化し、病いはそれぞれの小説においてさまざまに描かれ、多様な意味を持つことを具体的に論じている。ファイフィールドは、ロレンスの病いの扱いと描き方には、（1）病いが他者との関係性を損なうような経験となる場合、あるいは、（2）病いにより何らかの啓示を受けたり、危機的な健康状態にある時に感覚や感情が増強されるというポジティブな経験となるような場合の二通りがあると述べている。『息子と恋人』に関しては、ファイフィールドは前者であると解釈し、「病いは家族間や恋人間の関係性を悪化させるものだ」（Fifield, 2020, p.58）、という議論にとどめ、『息子と恋人』において一番注視すべき母と息子の関係と、母を死に至らせ息子を絶望の淵に追いやった病いについては一切論じていない。
　しかし、実際、『息子と恋人』において小説のプロットを強力に展開し物語全体を集結させるのは病いである。息子達が青年へと成長した後、一番前途有望であった長男のウィリアムが肺炎で急逝するという不幸が一家を襲う。その後まもなく次男のポールも肺炎を患い重篤となる。その時に母親であるミセス・モレル

は「死んだ者より、生きている者に気をつけてやるべきだった」（Lawrence, 1993/2016, p.279）と後悔し、この長男の病いと死、次男の病いが、次男ポールへの母の溺愛と将来への期待という母子の関係性の変化を生んだ。その結果、これらの病いが、主人公ポールの自己成長への葛藤の物語へと一気に小説のプロットを展開させることになる。

　息子ポールは母親ミセス・モレルの期待に応えるべく芸術家を目指し、ミセス・モレルをいたわり、ミセス・モレルは常にポールを思い、お互いが固い絆で結ばれている。しかし、やがて、年老いたミセス・モレルは不治の病に侵され、母と息子に別れの時が訪れる。この母親の闘病と息子の看護、家族での看取りについては先行研究の中で注目されることがほとんどなかった。しかし、特筆すべきは、ミセス・モレルの病いと死がこの長編小説のプロットを終わらせる、つまりは物語全体を集結させている点である。

　『息子と恋人』の病いを、社会的、歴史的な文脈から新たに読み直すことで、がんを患い終末期にあるミセス・モレルの闘病とケア、看取りがいかにポールや家族にとって壮絶な体験であったかを理解することができる。歴史学者のJ. ストレンジは、19世紀から20世紀初頭の労働者階級の人々は自己犠牲の上で病いにある肉親に寄り添って在宅でケアをしつつも、それに伴う経済的な逼迫はまぬがれず、余裕があればモルヒネを使える家庭もあったが、実際には病いの痛みを和らげるものは十分になかったと記している（Strange, 2005, pp.49-52）。

　小説の終盤には、経済的余裕がない状況で、主人公ポールと妹のアニーが、二人だけでモルヒネのみに頼って自宅でミセス・モレルを看護する壮絶な経験が描かれている。疲労を含め、ありとあらゆることが限界まで達し、「母を自分の命以上に愛していた」（Lawrence, 1993/2016, p.736）にもかかわらず、もう終わりにしたい、しかしながら終わりが見えないという極限状況にある。親子の対話の中に、「まだ命にしがみついて」（同書, p.737）ポールから離れない母親と、瀕死の母親をこれ以上苦しませたくない、「これ以上耐えられない」（同書, p.737）と悩むポールの切迫感がにじみ出ている。母の痛みを思い、ポールは「自分の命が体内で切り刻まれて行く気がした」（同書, p.725）と言うが、一方の母ミセス・モレルは容態が刻々と悪化しても、決して自らに近づいている死を認めようとしない。ミセス・モレルは死の床で「楽しかった時のことを考えるようにするの──一緒にメイブルソープやロビン・フッド湾やシャンクリンに行った時のことなんか」（同書, p.726）と気力を振り絞ってポールに語りかける。しかし、長い苦しみの末に、ついに母の最期が訪れる。

ポールとアニーは小さくじっとしゃがんでいた。大きな鼾のような音がまた始まった —— 呼吸が止まったまま耐えきれないほど間が開いた —— またぜいぜいと息が吐かれた。時間は刻一刻と経った。ポールは低く屈んで、もう一度母を見た。

　　「この状態でもつかも」と彼は言った。

　　二人とも黙りこんだ。窓の外を見ると、かすかに庭の雪が見えた。（中略）茶色の毛布に身を丸めて、母の前にしゃがんで観察した。がくんと下顎が落ちた母の顔は恐ろしかった。彼はじっと見つめた。この大きな呼吸が停まるのではないかという時もあった。待つのは拷問だった。と、突然、また大きく荒い息づかいが始まり、びくっとした。起こさないように音を立てずに、また石炭を足した。刻々と時が経った。母の一息ごとに、夜が過ぎていった。（『息子と恋人』, pp.743-744）

　この翌朝、ミセス・モレルはとうとう息を引き取る。全てを終わりにしたいと願っていた息子ポールであるが、実際のミセス・モレルの死を前に、愛する母親を失った喪失感と極度の衰弱から生きる意味を失ってしまう。ポールは絵が描けなくなり、「何もかもが砕け散った心地」がする（同書, p.766）。絶望感にさいなまれ、ポールは眠りの世界に身をゆだねることで現実から逃避していく。

　　こうして何週間も経った。いつも独りで、彼の魂は初めは死の側へ、次には生の側へと、執拗に揺れつづけた。本当に苦しいのは、どこへも行く所がなく、何もすることがなく、何も言うことがなく、彼自身が無にひとしいことだった。時には、狂ったように通りを駆けた。時には、本当に狂っていた。（中略）息ができなくなった。彼には居場所がなかった。心中の緊張が高まり、自分がこなごなに砕けちりそうだった。（同書, pp.770-771）

　自暴自棄になり、ただあてもなくさまよい続けるポール自身の混乱の極みにある語りは、まさにA・フランクが *The wounded storyteller*（邦訳『傷ついた物語の語り手 —— 身体・病い・倫理』）(Frank, 1995/2002) でいう、「混沌の語り」と重なるものである。苦しみや痛みがあまりにも大きいために苦しみの中に放りこまれてしまい、自己がそれを語ることができない、つまり語り得ぬ物語、「混沌の語り」である。『息子と恋人』の終盤に見られる「混沌の語り」は愛する母親との死別に伴う悲嘆に端を発するものであると同時に、当時のイギリスの貧者と重度の病人という「専門職者の取り扱いの範囲の中で周辺的な位置しか占めて

いない」人びと、つまり病いの痛みを和らげる術を十分に持ちえない「圧倒的な混乱と苦しみの生を生きる」(Frank, 1995/2002, p.159) 人々とその家族の語りと共通するものといえよう。

『息子と恋人』という作品は、「貧困を生きる人々の生活では、病いは混沌以外のものとはなりえない」(Frank, 1995/2002, p.161) という事実を伝え、その病いの語りは医学では描き出すことができない、その時代に生きる市井の人々が病いを生きるという実際の経験、つまり病む人も含め家族や友人ら周囲の人々の病いや死をめぐるさまざまな経験に声を与えるものとなっている。

『息子と恋人』に関しては、ファイフィールドは前述の通り「病いは家族間や恋人間の関係性を悪化させるものだ」(Fifield, 2020) と否定的に捉えているが、この作品がテーマとする「生の実相」を伝えるために、生の対極にある病いは重要な役割を果たしていると考える。主人公のポールは、最愛の母の死という彼にとって何にもまして耐え難い絶望的な状況から脱して小説の最終段落では、「きびきび（quickly）」とした歩みで町に向かって歩き出す。

> いや、ぼくは屈しない。さっと向きを変えると、彼は金色の憐光けぶる町の方に歩き出した。手を固く握りしめ、口も固く結んでいた。母を追って闇に向かう道を行くことを拒んで、かすかなざわめきが聞こえてくる輝く町の方へ、きびきびと歩いていった。(『息子と恋人』, p.784)

ポールは作品の最後で自らの声を取り戻す。「いや、ぼくは屈しない」というポールの声は、「深みを流れる病いの暗流とそれによって巻き起こされる困難に吸い込まれていく」(Frank, 1995/2002, p.163) という「混沌の語り」から、「苦しみに真っ向から立ち向かおう」とする「探求の語り」への移行を示すものである。病いの闇から「生」の光への大きな転換により、ポールの「生きようとする意志」(武藤, 2022, p.111) がより鮮明に描かれ、ポールが光に向かって歩き続けていくことが揺ぎなく示される。小説はオープンエンディングであるが、声を取り戻したポールの物語は、「混沌の物語」からフランクの言う「探求の物語」へと転換し、『息子と恋人』というビルドゥングスロマンは主人公の成長、発展という目的が達成されることになる。

『息子と恋人』の最終稿は1912年後半に書かれたが、この時期は将来の伴侶となる女性との生活がスタートしたロレンスの人生における「新生」(武藤, 2022, p.64) の時期であった。ブロンテ姉妹と同様にロレンスにとっても、文学的創造として病いの経験をフィクションのかたちで表現したことが「一種の療法」(川

崎, 2015, p.24）になったのではないか。ロレンスの作家活動の中で重要な意味を持つこの「新生」については武藤が論じているとおり、伝記的な事柄や当時のヨーロッパの文化思潮との結びつきなど複数の要素が絡んでいると言えよう。加えて、『息子と恋人』における病いの語りの執筆そのものがロレンスの悲嘆からの回復と「新生」に寄与していると考える。

　『息子と恋人』はまさに人間の生老病死が複数の人物の視点から描かれる多層的な小説である。ヘルスヒューマニティーズの文学研究のひとつとして、病いの語りに焦点をおき作品を読み返してみることで、ロレンス小説の新たな解釈が可能になる。登場人物の互いに絡み合う多種多様な声から形成されるダイアローグを前に、私たちは他者、社会、そして自分自身の信念をもさまざまな角度から見つめ、問い直し、人が生きることはどういうことなのかを考える機会を得る。そして、自分事として人生に伴う苦しみや痛みについても深く思索することができるようになる。バフチンのいう通り、優れた小説とは「徹底的に異種混在的な構成物であり」、私たちは、国や時代を超え、人間の経験の複雑さについてその作品からさまざまな物語を聞き取ることができるのである。

3　読書を用いた健康とウェルビーイング向上のための英国の取り組み

3-1　イギリスの国家プログラム「リーディング・ウェル」

　『文学の健康への効用とは？（*Is Literature Healthy ?*）』でビリントンは、私たちの生活における文学の伝統的な役割を、娯楽、啓蒙、他者への共感を高めるものであるとしつつ、同時に文学は私たちの精神的な健康にも寄与するものであると論じている（Billington, 2016）。そもそも、詩も小説も芸術作品であり、人びとの健康やウェルビーイング増進を目的として存在しているわけではない。しかし、その上で、ビリントンは文学にはさまざまな方法で私たちの精神的なウェルビーイングを高める可能性があることを示唆している。

　文学の健康やウェルビーイングへの効用は単純な数値化が難しいものであるが、読書がもたらす喜びや楽しさ、刺激や学び、癒しなどは経験的に感じることができるものである。英国では文学の力に重きを置き市民生活に密着している公共図書館を、人びとの日々の生活をより良いものにしていく文化的に豊かなフィールドとして活用することに成功している。英国と同様に日本も豊富な文化資源を有

し、2022年の公共図書館集計によれば国内に3,300 以上の公共図書館がある。我が国でも英国的な「文化資源と文学を結びつけることが人々の健康とウェルビーイング向上につながる」という視点を持つことで、孤立・孤独などの深刻な課題に向け新たな施策に創造的に取り組める可能性がある。その方策について、以下の英国の取り組み例から具体的なエビデンスとともに提示したい。

　具体的には、本節では英国で広く実施され実際に効果を上げている「リーディング・ウェル（Reading Well）」と呼ばれる国家プログラムを概観し、文学が人びとの健康やウェルビーイング増進に実際に果たしうる可能性について示していく。「リーディング・ウェル」とは**健康やウェルビーイングのために本を楽しく良く読む**（強調、筆者）という意味である。この「リーディング・ウェル」プログラムは、英国全土の公共図書館を活動の拠点とし、地域社会に住む全ての人がその恩恵を受けることができる読書をツールとしたプログラムである。

　ポール・クローフォドは *Health Humanities* の "Applied Literature" と題する章で、図書館での読書会や集団での読書活動が費用対効果の高い有益なイノベーションの可能性を持つことや、創造的な読書実践（creative reading practice）が地域社会のつながりや相互回復（mutual recovery）を大いに高める可能性を持つことを論じた（Crawford et al., 2015, pp.56-57）。2017年には、英国全党議員連盟が『Creative Health：the Arts for Health and Wellbeing』を発表した。全99ページにおよぶこの報告書は英国の公共サービス（public services）の将来を見据えての政策や実践の改善についての提言であり[4]、「リーディング・ウェル」のような国家プログラム推進のためのエビデンスとして、とりわけ重要な役割を果たしてきた。この中の「芸術の処方箋」(Arts on Prescription) という項では「芸術の処方箋とは社会的処方の一環で、心理的または身体的な苦痛を感じている人々が、コミュニティ（ギャラリー、美術館、図書館を含む）でアート・プログラムを紹介されるものであり（あるいは自分で選択する）、この芸術の処方箋プロジェクトにより、GP（かかりつけ医）への受診率が37％低下し、入院が27％減少した」と記されている。また、同報告書の「参加型アート・プログラム（Participatory Arts Programmes）」の項では、参加型アート・プログラム実施後の参加者の目的達成への効果を具体的に数値で示し、「芸術への参加は、健康的に年を重ねるために不可欠な要素である」と結んでいる。

　以下、英国の「リーディング・ウェル」について概観する[5]。「リーディング・ウェル」とは一般市民の健康とウェルビーイングの向上を目指して、医療や介護サービス、コミュニティサービスを統合するものであり、NHS改革の中心として注目される国家プログラムである。プログラムは、Libraries Connected と英国[6]

読書協会[7]（The Reading Agency）の協働により推進されている。また、公共図書館が地域社会の健康と福祉に貢献することの重要性を唱える図書館長協会（Society of Chief Librarians）と連携した公共図書館のユニバーサル・ヘルス・オファー（Public Libraries Universal Health Offer）と呼ばれる、国家戦略の取り組みの一環でもある[8]。

　具体的には、「リーディング・ウェル」は様々な健康問題を抱える患者が、自助のために本を容易に利用できるようにすることに重点を置く。不安、ストレス、自尊心、うつ病、認知症、死別と悲嘆、孤独、摂食障害、慢性疼痛、人間関係の問題、強迫性障害（OCD）など、さまざまな症状に役立つ読み物を提供することで、メンタルヘルスとウェルビーイングをサポートすることを目的とする。推薦書は、NHSのGP（かかりつけ医）、精神科医、看護師、メンタルヘルス専門家などの幅広い医療専門家と、実際に疾患を持つ人々やその家族、介護者が薦める本を選んでいる。個人は、医療者から具体的な本を推薦されるか、地元の図書館を訪れて推薦書（電子書籍、大活字本、オーディオブック）の中から自分で本を選び借りることができる。さらには、図書館を通して創造的な活動や社会的な活動などのサービス（例えば読書グループ）や資源を人びとに紹介するという取り組みも行う包括的なプロジェクトである。

　英国読書協会がメンタルヘルス啓発週間（2023年）に実施した最近の調査によると、英国の成人の4分の1が不安のために通常の日常活動ができないと感じ、若者の5人に4人が不安感や孤立感が高まっていると感じていることが明らかになった。この不安とストレスの主な原因は、生活費の危機と新型コロナ感染症のパンデミックである。

　このようなメンタルヘルスの問題に対して、「読書療法」（BOP；ビブリオセラピー）が精神的回復力を高め、抑うつ感情を減少させ、リラックス感情を高め、自尊心を向上させるという効果を持つことが「リーディング・ウェル」の取り組みを通して広く知られている。読書療法とは2003年に臨床心理学者であるニール・フルード教授によって英国ウェールズで創設された「カーディフ本の処方箋（Cardiff Book Prescription）」が、のちに「処方箋によって本を読む（Books on Prescription）」として誕生したスキームである。2013年にはイングランドで「処方箋によって本を良く読む（Reading Well Books on Prescription）」として活用されるようになった。この読書療法の効果については既に幅広いエビデンスがあり（Crawford et al., 2015, p.57）、「リーディング・ウェル」のプログラムの評価においても、読書療法が費用対効果に優れ、人々から肯定的な経験や反応が得られ、自己管理が改善され、患者と医師の関係が良好になることが示されている。現在

リーディング・ウェル・プログラム in 2022

リーディング・ウェルは、健康とウェルビーイングのために専門家が推薦する本を提供する。地元の図書館から無料で利用できる。

カテゴリーごとの
ブックリスト
- ●子供のため
- ●ティーンエイジャーのため
- ●大人のメンタルヘルスのため
- ●慢性疾患のある人のため
- ●認知症のひとのため

2022年10月にティーンエイジャー向けのリーディング・ウェル
プロジェクトをウェールズとイングランドでスタートした

私達のパートナー

- ●イングランドの国民保健サービス（NHS England）
- ●英国王立家庭医療専門医協会（RCGP）
- ●英国王立精神科医学会
- ●英国の慈善団体Mind
- ●英国看護師の労働組合（RCN）

この計画は、幅広い医療パートナー、生活体験者、公共図書館を
含む40以上の全国的なパートナーシップによって支えられている

冊数
2013年以来、公共図書館から330万冊以上の
リーディング・ウェルの本が発行されている。

2020年から2022年にかけて、**子供、若者、大人は70万冊以上**のリーディング・ウェルの本を借りた。
これには、**デジタル・文化・メディア・スポーツ省（DCMS）**が資金を提供するキャンペーン「Read,
Talk, Share」の一環としてリーディング・ウェルの本を利用した**70,248件**が含まれる。

様々なリーディング・ウェルの効果

大人[1]

回答者の **92%**がリーディング・ウェルの本が**役に立った**と答え、81%がその本が自分の健康上のニーズについて**より深く理解する**のに役立ったと答え、69%がその本が健康上のニーズに**よりうまく対処する**助けになったと答えた。

「自分のメンタルヘルスの問題に直面したとき、孤独を感じなくなった」－大人の読者

ティーンエイジャー[2]

97%の若者が、リーディング・ウェルの本を友人に**勧めたい**と答えた。

「不安に対処する手段を与えてくれた。より良い対処法を教えてくれた」－10代の読者

子ども[3]

アンケートに答えてくれた子どもたち全員が、**リーディング・ウェルの本を気に入り**、役に立ち、助けが必要な友だちに自分の本を**勧めたい**と思った。

「心配するのは普通のことだけど、心配事について話すと、それが小さくなったり消えたりすることに気づかせてくれた」－子どもの読者

1 N=769（2013～2022年ユーザーインパクト調査）
2 N=88（2017～2021年ユーザーインパクト調査）
3 N=23（2019年ユーザーインパクト調査）
4 N=203（イングランド・ウェールズプラクティショナー調査2013年～2019年）

医療部門からの支持[4]

調査対象となった**医療者**の **90%**が、リーディング・ウェルの本は診療時間外でも患者を**サポート**し、症状の自己管理に**自信を持つ**のに役立つと回答している。

「一般的なメンタルヘルスの問題についての知識、スキル、自信を養うための有用なリソースを患者に提供できることは貴重です。患者にとって何が起こっているのかを話し、状況を改善するために実行できる戦略を検討するための焦点となります」－医療者

図10-1 "Reading Well in 2022" の記載内容

では利用者のみならず、主要な慈善団体や専門機関からも広く支持されている。左の図は一般向けのフライヤー"Reading Well in 2022"の記載内容を筆者が訳してまとめたものである〔図10-1〕。

　この図の通り、以下の5つの主要カテゴリーごとにブックリストが提供されている。以下、リストの具体的な内容である。

- 子供のための読書（Reading Well for children）では、7歳から12歳の子供向けの幅広い読書レベルを対象とした本で、子供たちのメンタルヘルスとウェルビーイングをサポートするための質の高い情報、物語、アドバイスが提供されている。具体的には、健康的なマインド、感情や心配事についての理解、自分を取り巻く世界、困難な時期への対処、自閉症、ADHD、失読症、障害など、子供によく見られるさまざまな健康状態への理解を促すものである。
- ティーンエイジャーのための読書（Reading Well for teens）は、13歳から18歳を対象に、メンタルヘルスとウェルビーイングを理解し管理するためのアドバイス、情報、サポートを提供する選りすぐりの本を提供する。不安、うつ、自傷行為、ボディ・イメージ、摂食障害、いじめなどの人生経験などがテーマとなっている。ブックリストには、自己啓発や心理教育だけでなく、回想録、グラフィック・ノベル、フィクションも含まれる。
- 大人のメンタルヘルスのための読書（Reading Well for adult mental health）には、自分自身の健康状態を管理できるようにするための、段階的な自助テクニックを提供する30以上のタイトルが含まれている。
- 慢性的な疾患のある人（Reading Well for long term heath conditions）は、慢性的な疾患のある人びとやその介護者を支援するための情報を含む読み物を提供する。関節炎、腸疾患、糖尿病、心臓病、脳卒中など特定の一般的な疾患に焦点を当てたものだけでなく、長期的な疾患とともに歩み、生活するための一般的なアドバイスも含まれている。
- 認知症のひとのための読書（Reading Well for dementia）は、認知症に対する認識と理解を深め、認知症の人の介護者や記憶力について心配する人をサポートするための読書を提供する。トピックとして、認知症と正常な加齢、診断後のサポート、支援、実践的なアドバイス、認知症の人やその親族、介護者からの情報などを含む。

　さらに、「リーディング・ウェル」には、全英で推進されている以下の3つの主要なプロジェクトがある。（1）気分を高める本プロジェクト、（2）みんなの

読書会プロジェクト、(3) 本の処方箋プロジェクト。1番目の「気分を高める本プロジェクト」とは英国全土のあらゆる年齢層の健康とウェルビーイングを高めることを目的とした書籍のリストを提供するものである。2番目のリーディング・エージェンシーが運営する「みんなの読書会プロジェクト」は、英国最大の読書会ネットワークである。読書会は、友人を作り、孤独と闘い、つながりを感じ、力を与える方法であり、また、自分では選ばないタイプの本と新たに出会うことができるプロジェクトである。3番目は「本の処方箋プロジェクト」である。このプロジェクトは主に、本の内容を理解し、提案された活動に従うことができる読者に適している。ただし、さまざまな読書レベルの人、学習障害のある人、英語を第二言語とする介護者向けのものなど、できるだけ多くの人が利用できるようプロジェクトが開発されている。

2023年、「リーディング・ウェル」は孤独 (loneliness awareness) に焦点を当て、公共図書館で孤独や孤立に悩む地域の人々を支援するプログラムを提供した。その一環として、一般の人びとの図書館の利用を促す "Loneliness Awareness Week 2023: Library Toolkit" [10] を作成した。この Library Toolkit は、「図書館と読書」に関する情報がその効果と利用方法など効果的に記載され利用者の裾野を広げる工夫がされている。例えば、支援が必要な人に届くよう、わかりやすく簡潔な文章で構成され、「図書館と読書はどのように役立つか」という問いに対しては、具体的なデータも示しながら、「図書館の利用や読書により私達の孤独感が軽減され、社会とのつながりを感じることができるようになる」と回答している。実際、図書館という空間そのものがメンタルヘルスの問題を抱える人々にとって治療的な環境であることや、図書館や同様の公共スペースでの芸術の介入が高齢者に恩恵をもたらすということが先行研究から明らかになっている (Crawford et al., 2015, p.57)。本章では「リーディング・ウェル」の広範な取り組みの全てを紹介することはできないが、本プロジェクトの内容や評価はオンライン上で公開されており、常に最新の情報を得ることができる。

3-2 英国スコットランドでの取り組み

公立図書館を拠点とする「エイジング・ウェル・プロジェクト」の取り組み

以上のような読書プログラムはイングランドでの取り組みを中心に紹介されがちであるが、本節ではスコットランドの一地方での取り組みを見てみたい。英国 (United Kingdom of Great Britain and Northern Ireland) は連合王国であり、イングランド・ウェールズ・スコットランド・北アイルランドの4つの地域から成り

立っている。「リーディング・ウェル」に関しても、英国のすべての地域で同一のプロジェクトを実施しているわけではない。英国4地域（王国）の公立図書館はそれぞれの地域社会で利用可能な資源、人員、地域の特性に合った戦略を立て、人々の健康とウェルビーイング向上のために多様な活動を進めている。

　筆者がかつて留学していたスコットランドではNHSの長期計画の一部である「エイジング・ウェル・プロジェクト（Aging Well project）」を地域の公立図書館を活用して推進している。スコットランドにおいては特に、公立図書館は「安全で温かみのあるスペース」として、また地域社会のすべての人びとが利用できる場所として人びとに周知され、高齢者、子供、若者を含むすべての年齢層に開かれた様々なグループや活動を提供し、住民の心身の健康をサポートする重要な役割を果たしている。「エイジング・ウェル・プロジェクト」のサービスは利用者の生活の質（QOL）をどのように向上させているのだろうか。次項ではスコットランドの東部中央低地に位置するイースト・ロージアン地方の公立図書館で行われている社会的なグループ活動の具体例を、利用者と家族の実際の体験から紹介する。

読書会プログラム "Walk and Talk"（「歩いて話そう」）の
サービス利用者の体験談

　筆者はスコットランドの公立図書館が提供する各種プログラムの中のひとつ、"Walk and Talk"（「歩いて話そう」）という読書プログラムに参加しているジャネット・ウルフソンさん（76）にプログラム内容や読書についての話を聞いた。同プログラムでは、まず歩いて、そして図書館に戻り参加者皆で本の話をする。ジャネットさんはスコットランド人であり、筆者の30年来の友人アン・ウォーターズさん（50）の母親である。以下の報告は、筆者がジャネットさんとアンさんにオンラインでインタビューを行った記録をまとめたものである。

（1）ジャネットさんと家族

　ジャネットさんは60歳で退職するまでスコットランドの公立小学校附属の幼稚園の先生として長年働いていた。シビルエンジニアだったウルフソン氏と50年間連れ添い、二人の子供を育てたが、夫のウルフソン氏は闘病の後、4年前に他界した。いつも何かを直したり、自分で作ったりしていたウルフソン氏は庭仕事も好きで、花だけでなく果物や野菜も育てていた。そのような夫の姿をジャネットさんは読書をしたり編み物をしながら眺めるのが好きだった。アンさんとお兄さんは現在家族でそれぞれオックスフォード近郊に住んでおり、ジャネット

さんはハディントンという街で一人暮らしをしている。ハディントンは、エディンバラの東約27kmに位置する田園と農地に囲まれた歴史ある美しい町であり、18世紀半に作られたという由緒あるゴルフコース、「ミュアフィールド」やビーチが近くにある。娘のアンさんは30年以上前にスコットランドの大学からの交換留学生として来日し、東京の大学で学んだ。筆者はちょうどその翌年にアンさんの大学に留学する予定であったので、彼女を学寮に訪ねた。お互いに本好きだった私たちはすぐに意気投合し、以来交友が続いている。

（2）ジャネットさんと読書会 "Walk and Talk"（「歩いて話そう」）

ジャネットさんのお気に入りの読書会 "Walk and Talk" の開催場所はハディントンの公立図書館である。開催時間は2時間、毎月2冊の本が配られ、それを1ヶ月かけて読む。グループは男女混合で8名ほどで、毎月集まって30〜45分ほど町の名所を散歩し、それから図書館に戻ってコーヒーや紅茶を飲みながら、読んだ本の感想などを話し合うというのがプログラム内容である。この "Walk and Talk" は地元の公立図書館と地方議会の「エイジング・ウェル」プログラムが連携し開催している。運営はボランティアが行い、会のファシリテーターもボランティアの二人の女性が務めている。

ジャネットさんは読書会 "Walk and Talk" では他の人たちと一緒に本を読むことに大きな意味があると感じている。読書会では自分では普段選ばない本を読み、自分が考えたことを他の人と共有する。何でも自由に話し、感想を言い合うので視野が広がる。ストーリーが心に響くこともあるし、自分の人生と重ね合わせることもできる。そして何よりも誰かとつながる良い機会である。本を全部読んでくることは強制されず、本を読んでいなくてもその理由を話すだけで良い。他の人の話を聞いてるだけでも良いので、いつでも居心地が良く、お互いが尊重されている環境である。読書会に参加することで友達の輪が広がり、孤独感や孤立感が減った。読書会では本を読んで話すだけではなく、散歩が組み合わされているので、運動能力を維持するのも役立つ。皆でゆっくりと歩いているので、杖をついていても、車椅子や歩行器を使っている人もマイペースで散歩を楽しむことができる。

（3）ジャネットさんが経験した孤独感と孤立感

ジャネットさんは夫のウルフソン氏が亡くなってからの数年間は、自分一人でいることに対処するのに苦労した。一人でいて、一日中誰とも会わないとなると、長い一日になる。一人で外に出て新しい人に会う勇気を出すことが難しかった。

娘のアンさんによれば、ウルフソン氏の死後、ジャネットさんは悲嘆に暮れ、一人でいることが辛く、コロナ禍でその孤独感がより深刻なものになったという。しかし、読書会に参加してからは、朝起きて、洗濯して着替えて、外に出て人と会うようになり、日々に目的を与えてくれるという変化があったので、孤独感や孤立感が和らぐようになった。娘のアンさんは母親のジャネットさんに本を読んでもらいながら育った。ジャネットさん自身もアンさん同様に、お母さん（アンさんの祖母）からいつも図書館や本屋に連れていってもらった。読書が3世代の家庭文化（family culture）を作っていることを二人の話を聞きながら感じた。おそらく、家族で本を読み合い、家族の誰かと本の話をする一番楽しみで大切な時間がなくなった、つまりジャネットさんの「生きがい」がなくなってしまったということが彼女の孤独感や孤立感につながったと考える。快活なジャネットさんには古くからの友人がいるが、ウルフソン氏が亡くなった後に友人に「仲間を見つけて新しい友達を作れるようなことを探しているのだけれど」と相談した。そして、その友人がジャネットさんに読書会を勧めてくれた。つまり、ジャネットさんにとって必要な「新しい友達」とは、家族でずっと大切にしてきた「読書を軸とするつながり」、つまり本を共に読み合うことができる人たちだと理解した。

（4）スコットランドの公立図書館の役割

アンさんによれば、スコットランドでは公立図書館は地域社会をひとつにする鍵だという。スコットランドの図書館は、常にコミュニティの重要な拠点になってきた。老若男女問わず人々が集まって、本を読むだけでなく、他の活動もできる場所である。多くの図書館には会議室や小さなホールがあり、ヨガや歴史、編み物や写真などのグループ活動が行われている。スコットランド政府は、コミュニティスペースを作る方法として、高齢者の社会的ケアと図書館での活動をつなぐ方策を考えてきた。一方、現在アンさんが住んでいるオックスフォードシャーの図書館は違う雰囲気だという。同じ国内でも地域によってカウンシルの資金調達の優先順位が違うことが理由である。ジャネットさんとアンさんの話から、スコットランドでは公立図書館を中心とする地域の文化施設でヘルスヒューマニティーズの実践と呼べる様々な活動が活発に行われていることがうかがえる。ジャネットさんは現在、シニアのためのウォーキンググループ、火曜日はシニアのためのキープフィットクラス（負荷の少ない運動）、コミュニティ合唱団にも参加している。

ジャネットさんの「生きがい」につながっているのは、彼女のアイデンティティを形成する「読書」を活動の中心とするリーディング・グループだということが彼女の話から伝わってきた。ジャネットさんは、本を誰かと読み合うことで、自身の人生や他の人々の生き方について考えるきっかけになること、（本の中では）自分では行かないような場所に旅行したり、他の人生に入って生活したり、知らない文化を経験できることが読書会の素晴らしさだと言う。

読書会に関しては、図書館は良書を選び、散歩も組み合わせた健康的なプログラムを提供し、さらに地域の文化にあわせた実施方法を工夫しているという点が印象的であった。例えば、散歩の後には図書館でのお茶とビスケットの簡単なお茶の時間を設けている。高価な茶菓でなくても、皆で楽しむことが大切で、お茶の時間は英国の文化の一部であり、「心が安らぎ、温まって、さまざまな問題が解決される」のだとアンさんが話してくれた。おそらく他のプログラムも健康やウェルビーイングの向上につながるような独自の仕掛けが工夫され、そのプログラム内容も精査されているに違いない。当たり前のことではあるが、参加者によって「生きがい」が違う。高齢者が感じる孤独や孤立は、その人が何を「生きがい」とするかでそれぞれ異なっているはずである。プログラム表からは、スコットランドの地域の文化施設では皆に開かれた多種多彩なプログラムが展開されている様子がわかる。[11] ジャネットさんとアンさんのインタビューからは、公立図書館での活動が住民の生活に密着していることを感じた。このような英国での取り組みは、アートを通して人々の健康やウェルビーイングを支えるというArts in Healthの概念が、医療の場を越えて地域文化施設においても共有され、多彩なアート活動がいかに積極的に展開されているか、その一端を示すものである。

地域の文化施設が持つ大きな可能性
—— 健康やウェルビーイングの一層の向上にむけて

英国ではそれぞれの地域が住民のニーズや健康面での課題に応えるかたちで、公共図書館を中心として読書を用いた取り組みを継続的に推進している。前述の報告書、『Creative Health：the Arts for Health and Wellbeing』では、図書館、美術館、博物館などの「文化施設やイベントへの参加」について、「文化に親しむことは、仕事に関連するストレスを軽減し、より長くより幸せな人生を送ることにつながる」と明示している。エビデンスを積み上げ、公共図書館を中心に読書を個人から地域の活動にまで広げた精力的な英国の取り組みは、全国各地に図書館や「公民館」を有する我が国においても十分に参考にできるものだと考える。

個人でもグループでも本に親しむことができ、読み手の内的世界や外的世界を広げてくれるような読書プログラムの推進、図書館などの地域文化施設での本を中心とした人びとを結びつける場づくりなど、私たちの健康やウェルビーイング向上にもたらす文学の豊かな可能性は、我が国においても領域を超えて広く探究すべきテーマである。

4　おわりに

メディカルヒューマニティーズの中でのパラダイムシフト、「物語的転回（narrative turn）」による医学と文学の関係の深化が、欧米を中心とする文学を用いた医療者教育の発展、および英国の読書療法にもとづく先駆的な読書プログラムの推進や図書館など地域文化施設の広範な活用を促し、人びとの健康やウェルビーイングへの貢献につながってきたことがわかる。さらに、文学研究においても、特に英国ヴィクトリア朝の小説研究においてメディカルヒューマニティーズの動きと連動し、人間の経験としての「病い」に注目する研究が進んだが、今後ヘルスヒューマニティーズにおいては、古今東西、より複雑な人間の経験に注目し、作品の射程を広げた文学研究がさらに進んでいくことが期待される。

「ヘルスヒューマニティーズと文学」という時、その教育や研究に用いられる方法は特別なものではなく、文学研究で最も重要である、「精読（close reading）」という伝統的な研究方法である。そして、実践においても、特別な本を特殊な方法で読むわけではない。身近にある物語を一人で、あるいは人と一緒に読んだり聞いたりするという、人間の日々の営みに添うような読書プロジェクトを工夫を凝らし地域社会に合うかたちに創りあげ実施するという、わずかな資源があればどこでも実現が可能なものである。つまり、文学の力に重きを置き、その力を目的や社会や地域の状況に合わせ独創的に活用するという考え方である。本があれば、その本が自然に私たちに働きかけてくれる。なぜなら、文学の特性として、深い洞察や複数の視点を私達に与え、人生で困難に直面した時には、内省や熟考、物事への理解へと導いてくれるという力を文学作品が持っているからである。

ビリントンは健康とは、心身ともに健康であること、そして自分の経験や人生、自身の考えを他者と分かち合うことができることだと論じている。そして、すべての人にとって健康的な環境が作られていることが重要であり、その健康的な環境とは、あらゆることについて自由に考えることができる空間や場所であると記している（Billington, 2016, p.136）。そのような環境づくりの重要な鍵となるのが

「文学」であり、このことが彼女の著書のタイトル *Is Literature Healthy?* という問いの答えである。

　このような環境づくりの一歩として糟谷知香江と筆者は2023年度より中央区築地の「聖路加健康ナビスポット：るかなび[12]」において「聖路加読書の会」をスタートした。「るかなび」とは誰もが自由に訪れることができる施設であり、市民と専門職が一緒になって、健康を自分で創る社会の実現を目指す場である。私たちの地域社会において、ヘルスヒューマニティーズの実践として文学の力をどのように活かすことができるのか。本があれば、どこでも場所を選ばずに人々のウェルビーイングを高める独創的な試みに着手でき、そして「あらゆることについて自由に考えることができる環境づくり」ができることを、ヘルスヒューマニティーズの研究と実践を組み合わせることで明らかにしていきたい。

注

*本章の2節「英国モダニズム文学から —— D・H・ロレンスの小説『息子と恋人』における病いと看取りの語り」は、第53回日本ロレンス協会大会（2022年6月18日オンライン開催）での口頭発表の内容に、大幅な加筆修正を加えたものである。

［1］ヴァージニア・ウルフ『病むことについて』川本静子編訳,（みすず書房, 2002), p.73.

［2］メディカルヒューマニティーズにおいては、医師など医療者を対象とし、文学テキストを用いて伝統的な「精読（close reading)」を行う教育プログラム「ナラティブ・メディスン」が大きな役割を担っている。一方、ヘルスヒューマニティーズにおける文学は、研究者や教育者、そして医療者という専門職だけでなく患者やケアラー、地域医療サービスの利用者など一般の人々すべてを対象とする。同書、第3章第2節で論じた通り、ヘルスヒューマニティーズにおいては、「ナラティブ・メディスン」の対象を医師や医学生から他の保健医療分野の専門職や学生へと大きく広げることが可能である。

［3］20世紀文学の一潮流で、1920年前後に起こった前衛運動を指す。

［4］芸術、健康、ウェルビーイングに関する全党議員連盟による重要な報告書であり、芸術の有益な影響を示す包括的なエビデンスと数多くの実践例を示すものとなっている。本報告書には2年間にわたる調査、エビデンスの収集、そして患者、医療・福祉関係者、芸術家、芸術行政関係者、研究者、地方自治体関係者、閣僚、その他の政策立案者、そして国会議員とのディスカッションから得られた知見が紹介されている。その目的は、医療・社会福祉制度が直面する多くの課題の解決のためには芸術が大きく貢献しうること、「従来の境界を越えた新たなコラボレーションの形成」が必要であることを信頼に足るエビデンスを示しながら伝えることである。主要メッセージは「芸術は高齢化、長期的な健康状態、孤独、メンタルヘルスなど、医療と社会的ケアが直面する大きな課題を解決するのに役立つ」、「芸術は医療サービスや社会的ケアの経費節減に役立つ」等である。Creative Health: The Arts for Health and Wellbeing - Second Edition https://www.culturehealthandwellbeing.org.uk/appg-inquiry/Publications/Creative_Health_Inquiry_Report_2017_-_Second_Edition.pdf（2023年8月20日閲覧）
The Short Report https://www.culturehealthandwellbeing.org.uk/appg-inquiry/Publications/Creative_Health_The_Short_Report.pdf（2023年8月20日閲覧）

［5］リーディング・ウェルの「認知症のための本の処方箋」については、呑海（2018: pp.1-12)に詳しい。

［6］Libraries Connectedは戦略的な組織であり、公共図書館が地域のニーズに応えられるように することに重点を置いている。この組織のビジョンは英国のすべてのコミュニティの中心に、 包括的で現代的、持続可能で質の高い公共図書館サービスを維持・構築することである。

［7］The Reading Agencyは英国の慈善団体で、あらゆる年齢の人々に読書をする力を与えること を目的としている。その一環として、「図書館とはヘルスリテラシーと自己管理を支援し、健康 に関するイベントや活動を提供し、創造性と学習を刺激し、個人と地域社会を結びつけること ができる場所である」としてその活動を推進している。

［8］地域の図書館が住民の健康とウェルビーイングを支援する役割を担う。新しいユニバーサ ル・ライブラリー・オファーは、学習、読み書き、文化活動を通じて、地域社会を結びつけ、ウェ ルビーイングを向上させ、平等を促進することを目的としている。特に図書館によるサービス の主要分野として「文化と創造性、健康とウェルビーイング、情報とデジタル、読書」をあげ ている。https://www.librariesconnected.org.uk/page/universal-library-offersを参照（2023 年 8 月 25 日閲覧）。

［9］"Reading Well evaluation infographic 2020/22"（https://reading-weU.org.uk/resources/ 6637） を筆者が日本語に訳し作成した図 11-1 を参照されたい（2023 年 8 月 25 日閲覧）。

［10］https://tra-resources.s3.amazonaws.com/uploads/entries/document/6767/ Loneliness_ Awareness_Week_2023_-_library_toolkit.pdfが本ツールキットである（2023 年 8 月 25 日閲覧）。

［11］https://www.activeeastlothian.co.uk/physical-activity/ageing-well-37 からAgeing Well Activity ListおよびHealth and Wellbeing Walksがダウンロードできる（2023 年 8 月 25 日閲覧）。

［12］「聖路加健康ナビスポット：るかなび」については以下に詳しい。https://university.luke. ac.jp/lukeNavi/summary.html（2023 年 8 月 25 日閲覧）

文献

Bakhtin, M. M., Holquist, M., & Emerson, C.：*The Dialogic Imagination: Four Essays*, University of Texas Press; Reprint edition, 1983.

Billington, J.：*Is Literature Healthy?*, Oxford University Press, 2016.

Crawford, P., Brown, B., Baker, C., Tischler, V. & Abrams, B.：*Health Humanities*, Palgrave Macmillan, 2015.

呑海沙織：英国のリーディング・ウェル・プログラム —— 認知症のための本の処方箋プロジェク トを中心に, *Journal of Informatics*, 15(2), 1-12, 2018.

Fifield, P.：*Modernism and Physical Illness: Sick Books*, Oxford University Press, 2020.

Frank, A. W.：*The Wounded Storyteller: Body, Illness, and Ethics*, 2nd edition, University of Chicago Press, 1995. 鈴木智之（訳）, 傷ついた物語の語り手 —— 身体・病い・倫理, ゆみる出版, 2002.

Inoue, M.：Narrative Technique in Three Versions of D. H. Lawrence's Chatterley Novels. *Tsuda review: the journal of the Department of English Literature, Language, Culture, and Communication*, 45, 23-70, 2000.

神谷美恵子：ケアへのまなざし, みすず書房, 2013.

川崎明子：ブロンテ小説における病いと看護, 春風社, 2015.

川本静子：イギリス教養小説の系譜 ——「紳士」から「芸術家」へ, 研究社, 1973.

Lawrence, D. H.：*Sons and Lovers*. Cambridge University Press, 1993. 小野寺健・武藤浩史（訳）： 息子と恋人, 筑摩書房, 2016.

武藤浩史：訳者あとがき, D. H. ロレンス（著）, 息子と恋人, 筑摩書房, 2016.

武藤浩史：D・H・ロレンス研究小説・思想・本文校訂, 慶応義塾大学出版会, 2022.

Strange, J. M.：*Death, Grief and Poverty in Britain, 1870-1914* (Vol.6), Cambridge University

Press, 2005.

鈴木晃仁：医学と英文学 (1) 臨床医学の物語的転回, 英語青年＝*The rising generation*, 152(1), 25-27, 2006a.

鈴木晃仁：医学と英文学 (4) 患者による病気の物語, 英語青年＝*The rising generation*, 152(4), 217-220, 2006b.

多和田葉子：献灯使, 講談社, 2014.

White, A.：バフチン、社会言語学、脱構築, 根村亮（訳）, 富山太佳夫（編）, 批評のヴィジョン (pp.155-191), 研究社, 2001.

Woolf, V.：*On Being Ill: With Notes from Sick Rooms by Julia Stephen*, Wesleyan University Press, 2012. 川本静子（編訳）, 病むことについて, みすず書房, 2002.

吉田健一：文学の楽しみ, 講談社, 2010.

第11章　方法としてのナラティブ

　本章はナラティブをキーワードとする3つの節から成る。1では、健康と病い
にまつわる当事者の語りを軸に、社会科学の手法に基づく語りのデータベース制
作やその活用をさまざまに試みている認定NPO法人「DIPEx」の取り組みを紹
介する。2では、患者の「病いの語り」に耳を傾け患者の心を尊重する能力を持っ
た医療者を育むための教育プログラムとして米国などで広く取り入れられている
「ナラティブ・メディスン」を紹介する。3では、「ビジュアル・ナラティブ」す
なわち視覚的な語り／物語を対人支援領域においてどう活用できるのか考察する。

1　ポリフォニーとしての語り ―― DIPEx の挑戦

　DIPEx とは Database of Individual Patient Experiences の頭文字をとったもので、
「ディペックス」と発音する。闘病記が一人の患者の病いの経験の記録であると
するならば、数多くの個々の患者の経験をデータベース化したものが DIPEx で
ある。同じ病いでも、年齢や性別、家族構成など立場が違えば、病いの体験も
違ってくる。新たに診断を受けた患者やその家族が、多数の体験談の中から自分
と近い立場の人のそれを見つけて、病気と向き合うための知恵と勇気を手に入れ
られるようにすることを目的として作られたデータベースである。
　DIPEx をそのまま日本語に訳せば「個々の患者の体験のデータベース」となる
が、私たちはあえて「健康と病いの語りデータベース」と訳している。それはこ
のデータベースに収録されているのが、文字ベースで「書かれた体験記」ではな
く、インタビューを通じて「語られた体験談」の集積だからである。サイト上で
は映像や音声を通して、「生身」の身体を通して発せられた語り（口話だけでなく
手話も含む）に触れることができるようになっている。
　つまり、DIPEx とはさまざまな当事者の声が重層的に共鳴する、「ポリフォ
ニック（多声的）な語り」のデータベースなのである（Ziebland et al., 2020）。本
節では、統計学的客観性（エビデンス）が尊重される医学の領域で、「単なるエ
ピソード」として片付けられがちな主観的体験をあえて集め、数字には還元でき

ない質的データとして集積するという、DIPExの挑戦について紹介する。

1-1 挑戦の始まり

　ことは1990年代の終わりの英国で、それぞれが病いを得て患者となる経験をした2人の医師の出会いに始まる。膝関節の置換手術をした薬理学者のアンドリュー・ヘルクスハイマーと、乳がんを患った総合医のアン・マクファーソンは、それぞれ医療の専門家でありながら、患者が実際に経験する病気への理解が十分ではなかったことを痛感していた。ある学会で顔を合わせた2人は、「患者には、同じ病気にかかった人の体験を聞く機会が必要だ」と意気投合する。

　当初2人は質問紙調査を通して患者の体験を量的に明らかにしようとしたが、期待外れな結果に終わったため、医療社会学者スー・ズィーブランドに相談を持ち掛けた。「そういうことなら質的調査、つまりナラティブ・インタビューを行っては？」という彼女の提案を受け、一つの疾患について35 〜 50人程度の患者にインタビューしてデータを集め、テーマ分析を行った結果をデータベース形式にまとめるという今日のDIPExの原形が作られた。

　英国DIPExの最初のモジュールとして高血圧と乳がんのデータベースが公開されたのが、2001年である。YouTubeの登場より前に、病いの体験談を映像でインターネットに配信するという画期的な患者向け情報ツールが誕生したのである。当時もインターネットの掲示板やメーリングリストで患者同士が情報交換することはできたが、そこで流れる情報の信頼性が問題視されることも多かった。DIPExは社会科学の質的調査の手法を用いて系統的に集められたインタビューデータを、その疾患の専門家や患者会スタッフなどからなるアドバイザリー委員がチェックして情報の信頼性を担保することで、そうした問題を克服してきた。

　そこから20年余を経て英国のウェブサイトの名称も変わって、今では「Healthtalk[1]」と呼ばれており、そこには110を超す疾患や医療の体験のモジュールが公開されている。その活動は英国から日本はもちろんのこと、ドイツ、スペインからさらに世界へと広がっていき、2013年にはDIPEx Internationalという傘組織が法人化された。現在では世界14か国で同様なウェブサイトを作成する試みが行われている（これについてはのちに詳述する）。

　ちなみに創設者のひとりであるヘルクスハイマーは、イアン・チャーマーズらとともにコクラン共同計画の設立に関わった人物である。さらにDIPExのインタビューをビデオカメラで記録して、それをインターネットに公開することを提案したのはチャーマーズだったと聞き及んでいる。コクラン共同計画といえば、

ヘルスケアの介入の有効性についてのシステマティック・レビューをデータベース化し、誰でもアクセスできるようにした、EBM（Evidence-based Medicine）のインフラとも言えるような国際プロジェクトである。

　エビデンスレベルのピラミッドの裾野のほうにある「記述研究」に基づくDIPExは、EBMの対極にあると言えなくもないが、それを作ったのがEBMに深く関心を寄せていた人びとだったということは興味深い。NBM（Narrative-based Medicine）とEBMは必ずしも対立するものではなく、「車の両輪のようなもの」と言われるが、まさにEBMに深く携わっている人たちが個々人の体験の重要性を強く認識していたことがよくわかる。

　それでは具体的にDIPExの方法論についてみていこう。これは先に紹介したズィーブランドが率いるオックスフォード大学のMedical Sociology and Health Experience Research Group（MS&HERG）が開発した質的研究法である。その基本は、（1）Maximum Variation Sampling、（2）Narrative Interview、そして（3）One-sheet-of-paper（OSOP）と彼らが呼ぶテーマ分析の方法からなる（Pope et al., 2020）。

　まず、語り手を探すにあたって、その多様性を最大化する、つまりなるべく違う経験をしている人を集める努力をする。そのうえで自宅などご本人がリラックスして話ができる環境で、インタビューを行う。一問一答ではなく、異変に気づいたときから今までのことを久しぶりに会った友人に話すようなつもりで物語ってもらうのである。そうして35～50人程度のインタビューから得られた「語りデータ」を意味の塊ごとに切片化して、継続的比較によるテーマ分析を行って、1枚の大きな紙（OSOP）の上に概念的な地図を作り上げ、それをウェブサイトのデータベースの形に落とし込んでいく。DIPEx Internationalに加盟するすべての国において、同様の方法を用いてウェブサイトが作られているのである。

　冒頭にも述べたように、DIPExの主たる目的は患者支援だが、実際にはそれ以外にも多種多様な使われ方がなされている。その最も代表的なのが医療者教育である。ウェブサイト上に公開されている映像・音声クリップを学生に見せて、教科書には載っていない、患者の生の声を聴かせる方法もあるが、さらには教育の目的や内容に合わせて、「トリガーフィルム[2]（trigger＝引き金になる映像の意）」と呼ばれる専用のショートフィルムを作成することもできる。さらにはトリガーフィルムを活用して、サービス提供者と利用者の双方が参加して臨床現場の改善について話し合うEBCD（Experience-based Co-Design）といった実践も行われている（佐藤（佐久間）ほか, 2020）。

　さらにウェブサイトに公開される「語りデータ」はインタビューを通じて得ら

れたデータのほんの一部にすぎないが、非公開部分のデータも学術研究や教育に二次利用することを語り手から許可を得ているので、実際に数多くの学術論文が書かれている。つまり、患者に情報を提供することにとどまらず、患者の体験に根ざして、患者主体の医療の実現を目指す「患者体験学」の確立を視野に入れているのである。

1-2　DIPEx-Japan の挑戦

そんな DIPEx プロジェクトに日本が関わるようになったのは2006年のことだ。DIPEx 創始者のひとりのヘルクスハイマーと親しかった医師・別府宏圀を中心として、DIPEx-Japan 設立準備委員会が立ち上がり、DIPEx の方法論を学ぶために英国からズィーブランドを招聘して講演やワークショップを開催し、さらに仲間を増やした。そして、2007年にメンバーのひとり、吉川（和田）恵美子が厚生労働科学研究がん研究事業の助成を得たことで、日本で最初のモジュールとなる、乳がん、前立腺がんの語りデータベース構築が始まったのである。

当初は患者がインターネットで顔を出して自身のがん体験について語るというのは、ほとんど先行事例がなく、まずは大学の倫理審査委員会の承認を得るのに時間がかかった。さらに語り手の募集にも苦労した。アグネス・チャンや山田邦子らがん罹患を公表する著名人も多く、患者会活動が盛んだった乳がんは、順調に協力者を見つけることができたが、前立腺がんは乳がんに比べて、罹患年齢が高いため、インターネットに馴染みがない人が多く、なかなか協力者が集まらなかった。しかし、いったんプロジェクトが進み始めると、当初の予想に反し、プロジェクトに関心をもってくださった方々の多くが映像を収録することにも同意してくださった（乳がん・前立腺がんでは語り手の8割以上が顔を出しておられる）。

2009年12月に「乳がんの語り」が公開されてから、2018年までに「前立腺がんの語り」「認知症の語り」「大腸がん検診の語り」「臨床試験・治験の語り」「慢性の痛みの語り」が相次いで公開された。「認知症の語り」では当事者だけでなく、家族の語りも取りあげられ、「大腸がん検診」や「臨床試験・治験」の語りでは「病い」そのものではない、医療行為に関わる体験談がデータベース化された[3]〔図11-1、図11-2〕。

「慢性の痛みの語り」までは大学に所属する研究者が主体となって、厚生労働科学研究費補助金もしくは科学研究費助成事業（科研費）といった国の助成金を原資としてデータベースが作られたが、2017年に始まった「クローン病の語り」は、それまでとは全く違う経緯をたどって作られた。このプロジェクトを立ち上

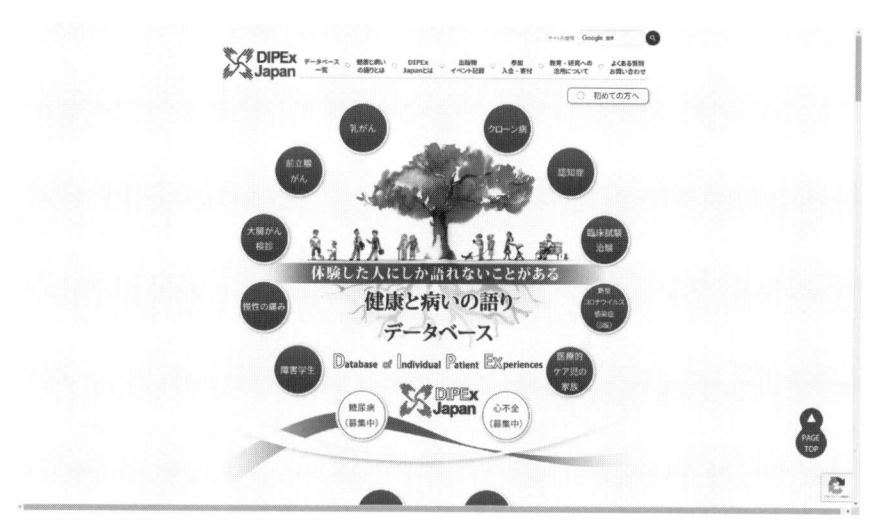

図11-1　健康と病いの語りディペックス・ジャパンホームページ

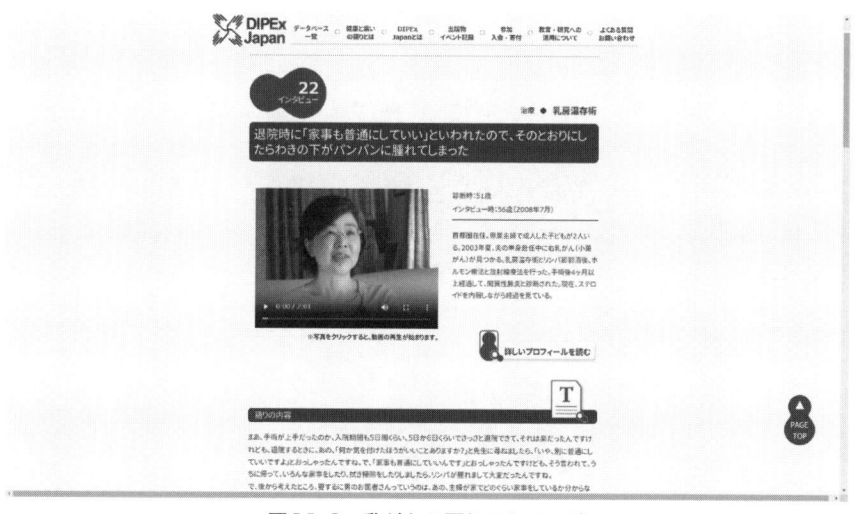

図11-2　乳がんの語りの1ページ

げたのは、研究者ではなく、潰瘍性大腸炎の当事者であった花岡隆夫（故人）で
あり、資金についても、公的研究費ではなく、クラウドファンディング他、一般
の方々からの寄付金によって賄われた。花岡はファンドレイジングをしながら、
これまでのモジュールの研究者と同様に、所定の方法論のトレーニングを受けて

インタビューに臨み、データの分析にあたってはそれまでのプロジェクトで経験を積んだリサーチャーのサポートを受けながら、2019年に「クローン病の語り」ウェブサイトを完成させた。

ここから当事者主導のプロジェクトの流れが始まる。2021年に公開された「障害学生の語り」は自ら障害学生として大学生活を送った経験を持つ研究者・瀬戸山陽子が立ち上げたプロジェクトであり、その後は「障害をもつ看護師・看護学生の語り」のプロジェクトに取り組んでいる。また、2023年7月に完成した「医療的ケア児の家族の語り」も、実際のインタビューとデータベース構築は大学に所属する研究者によって進められたが、そもそもの企画はNPO法人キープ・ママ・スマイリングと任意団体ウィングス医療的ケア児などのがんばる子どもと家族を支える会という2つの当事者団体のスタッフから持ち込まれたものであった。「障害学生」と「医療的ケア児の家族」のプロジェクトは、科研費ではなく、トヨタ財団の研究助成を受けて実現した。

このようにデータベース構築に当事者が積極的に関わるようになったのは、DIPEx-Japanが大学等の研究機関から独立した市民団体という組織形態をとってきたことも影響しているだろう。DIPEx-Japanは2009年6月に東京都より「特定非営利活動法人健康と病いの語りディペックス・ジャパン」として承認を受けている。DIPEx Internationalのほかの国々において、同様に独立した法人格を持っているのは英国のDIPEx Charityだけであり、そこではインタビュー調査とデータ分析をオックスフォード大学が、ウェブサイト構築をDIPEx Charityが行うという役割分担が決まっている。一方、DIPEx-Japanはインタビューからウェブサイト構築までのノウハウをすべて持っており、モジュールごとに異なる大学に所属する研究者とコラボレーションを組むという形をとっている。

海外のDIPExプロジェクトチームの多くが大学等の研究機関に所属して、自分たちの学術研究成果を市民社会に還元するためにウェブサイトを作っているのに対し、DIPEx-Japanは「患者主体の医療の実現」という目的を持った市民運動として学術研究チームと協働している点が大きく異なる。そのため、DIPEx-Japanの理事や運営委員にはインタビュー協力者や患者会スタッフなどが多く参加しており、当事者参加型のプロジェクトが生まれやすい素地があったといえる。

その一方で、当事者の語りが社会資源として有効に活用されるためには、学術研究的な厳密性も必要であり、その点においては大学に所属する研究者と組んで学術研究の一環として行うことにも意義がある。データの質が担保されていることから、DIPEx-Japanには語りデータを学術研究に二次利用したいという希望が数多く寄せられる。そこで当事者主体の医療・福祉・教育の実現に寄与するよう

な非営利の学術研究や教育プログラムの開発に限り、「データシェアリング」と呼ばれる制度を通じて、ウェブサイトに公開されていない部分も含めたデータの利用を認めている。これまでにデータシェアリングの成果として30本を超える論文（査読付き投稿論文10本を含む）が完成している。

さらに、この語りのデータベースを医療者教育に活用することはDIPExの目的のひとつであった。最初のデータベース「乳がんの語り」が公開された2009年から希望者による活用が始まり、利用申し込みは延べ700件を超えた（2023年11月現在）。もともと患者の体験から学ぶことに親和性の高い看護領域の学部教育での活用が多く、今もその傾向は続いているが、徐々に医学や他の医療系領域、福祉系領域に広がりつつある。テーマに合わせて語りを視聴しディスカッションするという方法が多くを占めるが、語りをもとにしたシナリオ作成やロールプレイ実施などの活用も見られる。なかには患者の気持ちを感じとり、その気持ちに応えていく心構えや意思を醸成することを目指して、病いの経験を語る患者にあてて手紙を書くというプログラムもあった（健康と病いの語りディペックス・ジャパン編, 2019）。

DIPEx-Japanが取り組んだプロジェクトのひとつに患者・当事者が参画して医療者向けの教育プログラム・教材を作成するというものがあった。インタビューの多くが自分たちの体験を医療者に知ってほしいと願っており、参加メンバーにはインタビューに協力した当事者もいた。どういう語りを教材とするかといった話し合いの過程で医療者側と当事者側で視点の違いが現れ、ともに検討することに意義のあるプロジェクトであった。

当事者の体験や語りに学ぶことの意義から、さまざまな試みが行われてきたが、2022年に改訂された医学教育モデル・コア・カリキュラムには、プロフェッショナリズム教育に有用な患者のナラティブの動画サイトとしてDIPExが紹介された（モデル・コア・カリキュラム改訂に関する連絡調整委員会：医学教育モデル・コア・カリキュラム令和4年度改訂版. p.114）ことは大きい。今後さらなる活用の広がりが期待される。

1-3　DIPEx Internationalの挑戦

DIPEx International[4]（以下DI）というのはオックスフォード大学のMS＆HERGが作り上げた質的研究手法に則って患者体験のデータベース構築を目指すプロジェクトチームの集合体で、現在14か国15団体が加盟している。2013年の設立時は英国、日本、ドイツ、スペイン、オランダ、韓国、オーストラリア、カ

ナダ、イスラエルの9か国だったが、この10年で、イスラエルが脱退したものの、新たにノルウェー、チェコ、米国、スイス、ブラジル、スロヴァキアの6か国が加わり、英国では特例としてHealthtalkウェブサイトを運営するDIPEx Charityが加わっている。

　新たに参加を希望する国は、かなり高いハードルをクリアすることが求められる。まずは人員体制が整っていること（その国において質的研究の専門家として一定の評価を受けている研究者が中心となり、多様な専門領域に人脈を持つ経験豊富な医師、さらに患者支援団体や自助グループ等の協力を得られること）を示したうえで、オックスフォード大学のMS&HERGもしくは既存のDIのメンバーによるトレーニングを受けなくてはならない。さらにそれらのトレーニングに係る実費、インタビューの旅費や録音データの文字起こし費用、ウェブサイト構築に必要な経費を、DIの利益相反の倫理コードに抵触しない資金源から調達することが求められる。

　ただし、いわゆる中低所得国からの参加に関しては、英国まで渡航してトレーニングを受けるのではなく、近隣のメンバー国からシニアリサーチャーを現地に派遣してもらって研修を受けることができるようなシステムもある。ブラジルチームの参加に際しては、米国やオーストラリアのDIPExのメンバーが半ばボランティアのようなかたちでブラジルまで行ってトレーニングを行っており、毎年世界各地で開催されるDI年次大会への参加には法人として渡航費の援助を行っている。高いハードルを設けてはいるものの、DIは学術研究機関というよりは、各国で質の高い語りのデータベース作りを可能にするための相互扶助の場としての性格が強い組織なのである。

　年次大会では理事会・総会といった組織運営面の話し合いの他、各国の活動報告や国際共同プロジェクトの打ち合わせ、SNSやアートを通じた語りデータの新たな活用方法についての情報交換など、密度の濃いメンバー間交流が行われる。ホストはメンバー国の持ち回りになっていて、これまでに日本を含む世界各地で開催されてきた。パンデミック期間中もオンラインで交流は続けられ、そこで「新型コロナウイルス感染症の語り」を集めて、ウェブサイトを構築しようという企画が立ち上がった。

　DI加盟国中9か国が参加したCOVID-19国際共同研究は、それぞれの国でウェブサイトを公開することにとどまらなかった。もともとDIでは同一のインタビュー手法を用いていることに加え、事前にプロジェクトメンバーが話し合って作り上げた共通のインタビューガイドを使って聞きとりを行ったためデータの質が揃っており、分析手法も共通なので、国際比較研究をデザインしやすい。その

結果、COVID-19国際共同研究では、各国のコロナ医療体制や政府の感染症対策、あるいはパンデミック以前からあった社会的格差や社会保障制度が、感染者やその家族の病い体験や日常生活にどのような影響を及ぼしたのかを明らかにする研究プロジェクトを複数立ち上げることができた。これらは2023年に8本の査読付き投稿論文となって、電子ジャーナル *Social Science and Medicine: Qualitative Research in Health* の特集号[5]に公開されている。

DIはこうした学術研究だけでなく、語りデータの活用を通じて、広く社会にインパクトを与えることを目指している。まだパンデミックが終焉する前の2022年春には、各国の long COVID の語りの映像を編集してトリガーフィルムを作成し、WHOの委員会に議論を活性化する材料として提供した。同様に、ロシアのウクライナ侵攻以降注目を集めるようになった難民問題についても、当事者の語りを収集・分析し、その成果を一般社会の人びとと共有することを目指す国際共同プロジェクトが立ち上がっている。DIにおいても「健康と病い」の語りを「医療」という狭い枠組みの中でとらえるのではなく、日々の暮らしの中の喜びや悲しみの語りの一部としてとらえ直そうとする動きが始まっているのである。

1-4　これからの挑戦にむけて

ヘルスヒューマニティーズとは、「保健・医療と芸術・人文学・社会科学を融合した新分野」であり、「目的はこれらの分野の知識と実践がどのように医療者の教育と研究を進め変革していくか、そして患者・医療職者・すべての人の健康とウェルビーイングにどのように貢献しうるかについて探求すること」（Huffman & Inoue, 2019）であるとされている。

これまで述べてきたように、DIPEx は患者主体の医療の実現をめざして、健康と病いの語りのデータベースを公開し、それらを必要とする当事者や家族、医療者、教育者、研究者に提供してきた。DIPEx の語りは医療という枠組みにとどまらずさまざまなかたちで活用され、人びとが自分らしい生活や病いとの付き合い方を実現するための一助となり、医療者にとっては患者主体の医療や当事者の体験を学ぶ貴重な教材になっている。DIPEx の活動は、当事者の経験や語り（ナラティブ）に魅力を感じて集まった多様な立場や専門領域のメンバーが、立場の違いを超えて議論を重ね、学びあい進めてきた。個々の体験や価値観を尊重し、それぞれがお互いを理解しあおうとする過程に意義を感じている。

言うまでもなく語りには力があり、それぞれの人に与える影響は実にさまざまである。似たような状況に置かれて苦しんでいる人たちにとって、さまざまな経

験をした当事者の多様な語りが救いや励まし、一人ではないという感覚、新たな気づきをもたらす。医療者にとっては自分がケアしている目の前の患者に対する気づきや理解のヒントを得られるだけでなく、語り手の病いや人生、いのちに学び、一人の人間として自分の人生や価値観を振り返る機会となる。そして、それは他者と関わるときの想像力やケアリングの心を育むことにつながるだろう。このようにDIPExの活動は当事者の語りという社会資源をベースにして、さまざまな人びとの健康とウェルビーイングに貢献しうるものである。

DIPEx-Japanのウェブサイトは語りに出会う場というより、語り手という存在に出会う場を提供していることに大きな意義がある。DIPExの最大の特徴は、当事者の語りを映像、音声、テクストで視聴することができる点にある。映像や音声があることによって、より語り手の存在が確かにそこにあると伝わり、人格を持って病いの語りがいきいきと視聴する人の心に届くと考える。また、一人語りでもなく、不特定多数の人への語りでもなく、語り手が対面する聴き手（インタビュアー）に対して自分の体験や思いを語っていることも重要な点である。

DIPExのインタビューに応えてくださった方たちの中には、語ることで癒しを体験したという人もいる。自ら語ることを選んで、プロジェクトに協力し、自分の語り（経験）が人の役に立つ幸せを感じている人もいる。語りを聴くことは、自分の中にあって語られていない（言語化されていない）思いに、言葉を与えられる体験にもつながる。語りがポリフォニックであればあるほど、自分の思いを代弁する語りと出会うことが可能となる。語りが触媒となり、新たな語りを生み出し続けるのである。

DIPEx-Japanのウェブサイトには、決して掲示板やSNSのように双方向でやりとりできるかたちではないが、視聴者が語りに対する「ひとこと」をコメントできるような仕組みがある。そこに書かれているのは語りに対するコメントというより、語りを提供してくれた相手に対して語りかけるように「共感や同意」「気遣い」「気持ちの吐露」「意思の表明」「今後の見通しを得たこと」「自己の経験」を伝える数々の言葉である。DIPExの語りを通して、語り手という一人の人間と出会い、豊かな経験に触れ、心が動かされて湧き上がるように自己の語りが生まれる。語りに宿った語り手のいのちと出会うことで、自らのいのちの力となる語りが生まれていくのである。

語りというものは、自分の枠組みや思い込みに囚われない新しい見方や考え方に気づかせてくれるものである。当事者の語りは病気になった人が医療を受ける受け身の患者ではなく、一人ひとり異なる背景や価値観、思いを持って生活する主体であり、かけがえのない人生を生きている一人の人間であることを教えてく

れる。それぞれの価値観や思いを重んじることで一人の人間を大切にケアすることにつながる。ケアは一人ひとりの当事者の力を信じて、相手の視点から世界を見ることから始まる。語りから私たちが学べることは、人との出会いを通して得られる多様なことであり、自分を知り、自分の知らない人生を知り、自分とは異なるさまざまな人びととともに生きることを学ぶということではないだろうか。医療者として、治す、ケアするという視点から、共に学ぶ視点へと進化することが求められていると考える。

　DIPExの活動を推進してきた「患者・当事者の語りが医療や社会を変える」というスローガンは、語りを通して育まれる一人ひとりの他者に向けられる視線の変化によって実現に近づくのかもしれない。まだまだ成し遂げていない多くの課題に向き合い、引き続き取り組んでいきたい。

注
［1］ Healthtalkホームページ：https://healthtalk.org/
［2］ さらに「カタリストフィルム」（catalyst＝触媒）という呼び方もある。
［3］ 健康と病いの語りディペックス・ジャパンホームページ：https://www.dipex-j.org/
［4］ DIPEx-Internationalホームページ：https://dipexinternational.org/
［5］ *SSM-Qualitative Research in Health* | Journal | ScienceDirect.com by Elsevier. https://www.sciencedirect.com/journal/ssm-qualitative-research-in-health

文献
Huffman, J. & Inoue, M.：A vision of health humanities in Japan: A proposal definition and potential avenues for application in nursing education and beyond, 聖路加国際大学紀要, 5, 8-13, 2019.
健康と病いの語りディペックス・ジャパン編：患者の語りと医療者教育——"映像と言葉"が伝える当事者の経験, 日本看護協会出版会, 2019.
Pope, C., Ziebland, S., Mays, N.：Analysing qualitative data. In Pope, C. & Mays, N. (Eds.), *Qualitative Research in Health Care* (4th Edition), Wiley-Blackwell, 2020.
佐藤（佐久間）りかほか：当事者経験にもとづく協働設計（Experience Based Co-Design＝EBCD）による認知症ケアの改善, 江戸川大学紀要, vol.30, 2020.
Ziebland, S. et al.：Polyphonic perspectives on health and care: Reflections from two decades of the DIPEx project. *Journal of Health Services Research & Policy*. 26(2) 1-8. 2020.

2　方法としてのナラティブ・メディスン

　私たちは日々様々な物語（ナラティブ）に触れている。医療の現場において、それは診断やケアに直結するものであり、患者家族のいのちやQOLにも反映される大切なものだ。だからこそ医療者のコミュニケーション能力の向上のために

これまでもさまざまなアプローチが試みられてきたが、忙しく時間がない医療者に「伝えたくても伝えられない」「わかってもらえない」と感じる患者家族は今も少なくない。

　日々忙しく余裕のない現場では、多くのことが流れ作業的に「ただ目の前のことに対処する」ようになり、思い込みや決めつけを生み、その思い込みや決めつけに無自覚のまま医療者は患者家族をとらえ「わかったつもり」になってしまう（＝医療者の内に「内側の物語」を作ってしまう）ということも少なくない。「患者は医師の診断に基づく治療を受けるのが当然」と考える医療者の前にそれに反する患者が現れると、「問題患者」「理解不足の困った患者」というレッテルが張られたりする。患者には患者の思いがあるのだが、それが共有されないまま、どちらも「わかってもらえない」と感じる患者／家族と医療者の間の溝が深まる一方になってしまう。

　患者の病いの語りに耳を傾けようとし、その語りに心動かされ、その患者の力になりたいと願う医療者を育てることが、コミュニケーション・スキル・トレーニングを超えたナラティブ・メディスンの教育である。

2-1　ナラティブ・メディスン

　ナラティブ・メディスン（Narrative Medicine）は、物語能力（narrative competence）を通じて実践される医療と定義される。この能力は、病いの物語（stories of illness）を認識し、吸収し、解釈し、それに心動かされて行動するために必要とされる（Charon, 2006/2011, p.vii）。医学教育プログラムとして米国コロンビア大学のリタ・シャロン教授により、2000年に創設された。ナラティブ・メディスンは、患者が病いの中で耐えていること、病者へのケアの中で医療者自身が体験していることを理解するための実用的な知恵を医療専門家に提供する（Charon, 2006/2011, p.viii）。物語能力を磨くことで、医療者は患者のことをより気遣うことができるようになり、患者の体験により波長を合わせることができるようになり、より良く自分自身の実践を振り返ることができるようになり、患者が自らの病いについて語る物語をより正確に解釈できるようになる（Charon, 2006/2011, p.155）。

　医学部教育から始まったこのプログラムは、米国の多くの医学部で取り入れられており、一年次から必修科目とされているところも少なくない。このプログラムを創設したコロンビア大学では、医学生は必修科目としてのナラティブ・メディスン履修後も、その関連のさまざまな選択科目を履修し続けることができる。

医学部入学前にナラティブ・メディスンの修士課程を修める学生もいる。本邦においてもナラティブ・メディスンは少しずつ取り入れられ始めており、医学部教育に限らず、多職種の医療者の現任教育や医療者以外も含む対人援助教育の現場など、少しずつその裾野が広がりつつある。また教育メソッドとしてのナラティブ・メディスンがもたらす効果を検証する研究も散見されるようになった (Milota et al., 2019; Gowda et al., 2019; Sarah & Moreno-Leguizamon, 2017)。

2-2　ナラティブ・コンピテンス（物語能力）の三本の柱

　物語（ナラティブ）に関心を持ち、注目し、医療者の感性を磨き、対象者理解のみならず自己理解をも深めることを目的としたこのプログラムは、「注意深く五感を研ぎ澄まし対象と向かい合う」「病いの物語りを細やかに読み解く」「自分なりの表現を磨く」といった物語能力を育むために、以下の三本の柱（栗原, 2017）を軸とする。

1　注目／配慮（Attention）：「目の前の対象に真摯に向かい合う」実践、細部に向ける細やかな注意と全体を俯瞰する視野、そして「今ここ」「自分の身体」にしっかりと在るという能力であり、物語能力を磨くうえでの根幹をなす。それは小説を精密読解(close reading)する、絵画をゆっくりと鑑賞(slow mindful viewing)するといった演習を通じて意識的に育み修練することにより、意識を向けると気づく・見えてくるという認識の広がりや理解の深まりの体験をもたらす。

2　表現（Representation）：認識したものを表現する能力。自身の考えや気持ちといった漠としたものを（書くことで）言語化したり、文章や絵、音楽など、「（表現）形にする」ことによって、それは手に取り、考え、反応し、分かち合う対象となる。その演習は、「書く・表現する」ことの難しさ（言葉にならない思いがある、自分のつたない表現が相手に伝わるのか、言葉にすることで零れ落ちてしまうことがある、などそのもどかしさを知ることにもなる）とその奥深さを教えるとともに、表現を細やかに磨くことが自身の観方・聴き方・とらえ方を磨くことにつながることを教える。たとえば、文章を書く場合、うまく書くことではなく、どんなことが選択されて形を持つようになるか、（書くことによって）どんな発見があるかが重要である。そして表現する実践を通じて、自己の創造性を磨くことにもつながる。

3　連携・参入（Affiliation）：物語が共有されるとき、語り手となる者にとって

は言葉足らずで拙く感じる自分の表現のもどかしさやそれを他者にさらす恥ずかしさを感じても、その恥ずかしさを押して相手（聴き手）に自分の語りを分かち合う勇気が生まれ、その勇気の源は相手に寄せる信頼であることを感じる体験となる。また自分の語りを聴いてもらう聴き手の温かさや自分に寄せられる関心に安心を感じ、その相手との間に育まれていく関係性を感じるといった経験となる。そして聴き手にとっては語り手の勇気と自分に対して寄せられる信頼感を感じる経験、また相手に真摯に向き合い、相手の語りを注意深く受け取ろうとする姿勢の中に、相手に対する温かな気持ちや関心、思いやり（コンパッション）などが立ち現れてくるのを感じる経験となる。対話を通じて語り手も聴き手も自己理解が深まるという経験、そして語り手の勇気と聴き手への信頼の発現が相互に影響を及ぼすことに気づくという経験が、語り手と聴き手との間の関係性をさらに深めていくという恵みをもたらす。

2-3　ナラティブ・メディスンを体感するエクササイズの実際

絵画をゆっくりと鑑賞（slow mindful viewing）する

　複数人で1枚の絵や写真をじっくりと眺める。自分なりに気になったところから「物語」「解釈」「意味」を想像／創造するこのエクササイズでは、複数の眼がとらえることにより、「見えているもの」と「見えていなかったところから見えてくるもの」が多層的に広がる。参加者がそれぞれに持ち寄る視点が、自分の視野を広げることとなり、自分では想像もつかなかった「読み」「気づき」を得ることが可能となる。

　絵画や映画など、ビジュアルアートを利用することの大きな利点のひとつに連想の自由度がある。臨床や教育の現場では、何かを発言する際に「正しくあらねばならない」というプレッシャーが大きい。「間違ったことは言えない」という思いから、カンファレンスが沈黙に包まれたり、異なる意見が対立を生んでしまったりすることも少なくない。そもそも「正しい答えが1つだけ」などめったにない医療の現場であるにもかかわらず、である。そういうことに慣れた人たちに対して自由な連想や解釈が大切にされるビジュアルアートを用いることで、「1つの正しい答え」を求めようとする普段の「枠」を外す許可を与えることになる。一人ひとりの物の見方・とらえ方が尊重され、それぞれの視点がその対象理解を深めるプロセスに寄与するという経験が生まれる。各自が自由に想像し創造し、シェアすることにより新たな視点に気づき、それがまた刺激となって視野が拡

がってゆくという経験は心地よい。それは複数の視点で対象をとらえようとする「観点取得」の練習となり、自由な分かち合いができる心理的に安全な場をつくる経験の積み重ねにもなる。加えて、自分とは異なるとらえ方に出会うことで、初めて「自分のとらえ方」「バイアス」に気づくことにもつながるかもしれない。

　臨床の現場で、特に困難な事例に取り組むときこそ、多方面からの視点でとらえようとする姿勢やこれまでの枠を外し、さまざまな意見を出し合うことで見えてくるものがケアのアプローチのアイデアを生むうえで大切になるのではないかと思う。さらに自分の意見の正しさにこだわるのではなく、「自分と異なる意見が自分の理解を深める一助となる」という姿勢で互いに他者の意見を尊重できるようになると、そこに柔軟性が生まれる。勇気を出した発言が受け止められることが、信頼関係を育み次の勇気の発言を生む。それがチームビルディングにもつながるだろう。

精密読解（精読：close reading）

　小説や詩などを複数でじっくりと読み込む際に、特に物語特徴（枠組み、形式、時間、プロット、欲求など）に着目しながら吟味する（栗原, 2017, p.165）。それは医療現場で触れるさまざまなナラティブにも共通するものであり、そこを考慮できるようになることにより、読むというひとつの行為に払う注意が、患者の病いの語りを聴くときにも同じように向けられるようになる。精密読解の対象となる小説や詩を細やかに吟味することにより初めて気づくことがあることに驚かされるという経験、そうした精読により得られる視点の助けを意識できると、（これまではひょっとすると気づかれぬままであった）患者の伝えようとしているかすかなサインやヒントに気づけるようになるのだ。

　たとえば筆者は、単発のワークショップなどでこのエクササイズを行う際に、パワーポイントのスライドの1枚に収まる分量の小説の抜粋や詩を用いる。配布資料としても印刷したものを渡し、まず1回目それを音読し、各自その音読を聞きながらその中の時間軸や登場人物の動き、ナレーターの声や場の描写といった表現やメタファーなど、気になる箇所にしるしをつけながら読み込む。そして2回目は別の方に（また違った声で）音読してもらう。目で文章を追いつつ、耳で「語る声」を聞きながら、そこに描かれた世界に没入する時間でもある。一人で一冊の本を読んでいたら読み飛ばしていたかもしれない箇所が、このように改めてじっくりと時間をかけて読み込んでみることでより豊かに展開してゆく。物語能力の最初の柱、注目／配慮（Attention）の修練でもある。助詞や接続詞など細部に目をこらし、物語の世界に入り、自らの想像力をかきたてることで新たに見

えてくるものを拾う。どのような言葉遣いや表現が気になったか、何に気づいたか、読み手としてどのような気持ちになったかなどを自由に発言していただく。自分が着目したところと同じところを他の人も着目していたということもあれば、他の人の指摘で改めて気づいたというところもあるだろう。同じものを読んでいても人によって着目点が違うこと、その相違が自分の視点をさらに広げるきっかけとなることを体験する。

省察作文（reflective writing）を書き、それを分かち合う

　絵画などビジュアルアートの題材も、精読のための小説や詩も、それがどのように省察作文のお題に結びつけられるかを考えて選ぶ。観る者、読む者の心が動くこと、関係性や喪失がテーマのものを意識的に選ぶことが多い。じっくりと絵を観るなかで、あるいは小説や詩を精読するなかで、観る者として、あるいは読む者として、私たちの内にはさまざまな思いや感情などが浮かぶ。そのように内に生じた諸々が、省察作文（reflective writing）の内容や語り口に影響を及ぼす。選ばれた題材を読み込んだところで、「省察作文を促すテーマ（prompt）」を示し、その場で（つまりなんの前準備なく）作文してもらう。その前に行われた精読のプロセスの余韻を感じながらそれぞれ省察作文を書き、その後その書いたもの＋アルファを分かち合う。まず（一人で）「書くこと」自体が（誰にも邪魔されず）安全に自分のことを表現する場を設けることであり、書く行為に導かれて思いや気持ちが言葉となって浮かんでくることを体験する。また実際に書きながら「何を書くか」「何を書かないか」という取捨選択をしていることを意識することにもなる。

　前述のような単発のワークショップでは、4〜5分といった時間を定め、グループで一斉に書く。それにより「他者の表現に引きずられない自分の表現」「短時間で表現する際に何が取捨選択されるか」に書き手が気づく契機となる。物語能力の2つ目の柱、表現（Representation）の修練である。実際に書いてみると、「自分の感じたこと、考えたことを言葉にするのは想像以上に難しい」や「書いてみて改めて気づくことがある」と実感する。時間が来たところで筆を止め（そのため「書ききれなかった」と感じることも多々ある）、そのときのグループやペアのパートナーに対して、自分の書いたものを読み聞かせる。その分かち合いの時間は、自分の拙い表現が相手に伝わるかという不安、相手に温かく受け取ってもらえたときの歓びと相手との間に感じるつながり（Affiliation）を体験する機会にもなる。それもまた、医療者に精いっぱい伝えようとする患者・家族の勇気やもどかしさといった体験に思いを寄せる契機となるかもしれない。

時間が許す場合には、さらに聴き手は「相手の語りを自分はどのように受け取ったか」、語り手は「自分の語りを聴いてもらうという体験はどうだったか」を２～３分で書き、それをまた相手と分かち合うというエクササイズを加えることもある。このエクササイズを通じて、「短時間であっても、語り手が言葉足らずと感じる語りであったとしても、言葉以外のメッセージも含めて聴き手は語り手の伝えようとすることを受け取れるものだと感じられる」、あるいは「思いや経験を言葉で伝えるというのはやはり難しいものなのだと感じる」といった経験が得られ、それを通じて真摯な聴き手の姿勢や勇気と信頼が育むつながり、そして非言語的コミュニケーションの力といった大切なエッセンスを体感する契機となる。

2-4　ナラティブ・メディスンのエクササイズが依って立つ前提

　ナラティブ・メディスンのこうした一連のエクササイズは、以下の前提を踏まえてデザインされている（Charon et al., 2016/2019, p.62）。

1　ナラティブ・メディスンは、感情的な反応を決めつけたり、修正させたり、または効果的な対応を教育しようとしたりしない。むしろ、学ぶ者たちが自分自身の関わる恐怖を軽減させ、その情動に名前をつけたり、他の表現方法となる言葉を探したりすることにより、自己や他者に向かい合い「しっかりとその場に在る（present）」ための能力を磨くことを目指す。
2　人びとは他者が自分のことをどう感じているかについて不思議なほど敏感であり、本当のところ自分の気持ちを隠すことなどできないものなのだ。
3　他者の苦しみをシャットアウトすることは不可能だ。それはいつのまにかあなたの精神生活に入り込んでしまうか、あるいはそれを寄せつけないようにすることが身体的にも負荷となりバーンアウトにつながるだろう。
4　ナラティブ・メディスンが社会的正義に奉仕する方向へと多くの方法を引き続き示していくことを通じて、私たちは偏見と人種差別の本質や構造において感情が果たす役割に注意を払う。
5　ナラティブ・メディスンは、審美的な経験が情緒的な反応を解き放ち、信頼と協調が競争にとって代わり、関わりあうことの本質が自己と他者の認識を可能にする環境の創生を目指している。

　これら前提を踏まえて、ナラティブ・メディスンでは「生きた体験（lived

experience)」を大切にしている。そこには身体感覚や感情、思考の動きに意識を向け、自己の感覚への気づきを向上させたり、自己洞察や俯瞰的な観察を促したりする働きがあり、共に取り組む仲間との間に育まれる関係性の深まりが生まれる。しかも一連のエクササイズは「あなたの感情について書きなさい／語りなさい」とは求めていないにもかかわらず、題材となる物語や詩、ビジュアルアートなどに触れることが呼び水となり、有機的に心動かされ立ち現れる感情が語られるのである。

2-5　ナラティブ・メディスンがもたらす恩恵

「観る」「聴く」に意識的になる

読む／聴く／観る前と後で物事の観方・感じ方が変わる力をもった小説、絵画、映像、音楽に触れる経験を通じて、私たちは改めてじっくりと対象に向かい合い意識的に聴くことがもたらす気づきや理解の深まりといった体験を重ねる。それ自体が新鮮な喜びとなる。

文学や芸術作品を精読するときと同じような真摯な姿勢で患者・家族に向かい合ったら医療はどのように変化するだろうか。偉大な作品に向かい合うような集中力と「相手のことをもっと知りたい」という医療者の真摯な姿勢が患者・家族に向けられたら、その向けられた患者・家族は医療者から「かけがえのない存在」として尊重され大切にされていることを感じとるだろう。そこに育まれた関係性の場は患者・家族が病いの語りを表出しやすくし、その物語に耳を傾ける医療者のこころを動かすだろう。

ときにペースダウンし、自身のとらえ方の枠や思考の枠などを振り返り、「他にも可能な視点」を想像／創造してみるということも大切だ。理解を急ごうとする心をペースダウンすることにより、相対するものの細部に注意を払ったり、より深く意味を考えてみたり、全体を俯瞰したり、自分のとらえ方の偏りや思い込み、決めつけなどに気づいたりするきっかけが生まれる。精密読解をしているとき、「誰の声が聞こえてくるか（書かれているか）」「誰の声が聞こえてこないか（書かれていないか）」にも注意を払う。それは「沈黙を強いられている人たち（社会的弱者）」がいるか、いるとしたらそれは誰か、ということに気づくアンテナを養うことにもなる。

「語る」練習を通して、「語り手」の葛藤を知る

私たちは他者に物語ることを通じて、「単に私たちが何ものであるかを記述し

ているだけではなく、私たちが自分自身になることを助けているのである」
(Charon, 2006/2011, p.101)。自己を語ることは、「あらかじめその人の中にある
物語が語られる」（自律的行為）ではなく、聴き手との間に生まれる関係性を通し
て「語りが生まれてくる」（関係性的行為）であるということを、ナラティブ・メ
ディスンの演習を通して体験する。語り手を経験して初めて、「自己を語るとい
うのはこんなにも勇気がいることなのだ」「自己を語る言葉や表現が思うように
見つからずもどかしい」といった情動的プロセスに気づく。医療者にとって、こ
れまで当たり前のように聞いてきた「患者の語り」「家族の語り」がこうした勇
気や信頼のもとにあることに気づくと、改めてその語りを大切にしたい、そして
語る相手として選ばれることへの感謝の気持ちが生まれるかもしれない。

　こうして聴き手は、「その時その場で語りたいこと・語れること以上のことは
語らずともよい」（聞き出したりしない）を学ぶ。そして「相手にわかってもらえ
たと感じられる」ことが語りを促進させること、「対話を通じて語り手にも聴き
手にも発見があり、自己理解が深まる」「大切なことを語る相手として語り手か
ら選んでもらえる」といった語り手と聴き手との間に育まれる関係性の力を知る。

「書くこと」の発見的性質を知る

　「書く」というのは、何かを外在化する行為である。ナラティブ・メディスン
の演習で、「語る前に書く」ことを重要視している背景には、「書く」ことにより
「以前には明確になっていなかった感情や経験に、間接的、比ゆ的、あるいは不
完全であっても言葉を当てはめる」(Charon et al., 2016/2019, p.332) ことがある。
語ったことはその場で消えてゆくが、書いたものはその後何度も読み返すことが
可能となり、また異なる複数の観点で吟味されうるものとなる。こうして外在化
することで、「書かれた」経験は「ただ出来事の中でそれらの経験が起こった」
だけでなく、他者の観点を通して「自分だけでは知る由もなかった新たなる気づ
き」が得られる機会が生まれる。

曖昧さが許容できるようになる

　ナラティブ・メディスンの実践を通じて、私たちは改めて「他者の語りに込め
られたものを正確に知ることはできない」ことを体験する。私たちは決して他者
の物語の全体を理解したと断言することはできない。それはいつまでも他者の自
己全体に対する接近にすぎない（DasGupta, 2008, p.980）のである。それは物語
的謙譲（narrative humility）であり、私たちにとって患者の物語というものは、
理解し何とでもできるという対象物ではないということを認め、その曖昧さや矛

盾に対してオープンでありつつ接近し接触することのできる動的な対象であるということを認める姿勢を意識させる（DasGupta, 2008, p.980）。この姿勢は、医療現場におけるさまざまな不確実性や多種多様な価値観に向かい合う際に求められる力（ネガティブ・ケイパビリティ）にも通じる。

チームビルディングとなる

ナラティブ・メディスンの魅力は、人と人とが出会い、語り、聴き、分かち合うという行為に意識的になると、語り手と聴き手との間に生じる特別なつながりを体感できること。医学部の必修科目として、医療機関の定期研修として、医療者に向けたワークショップとして、読み、書き、お互いに書いたものを共有することを通じて、その物語能力を磨いていくという実践により、医療者が患者を理解する力、医療者同士がお互いに理解しあう力、そして自分自身を知る力が高められる（Charon, 2006/2011, p.vi）経験を重ねる。その場に集う医療者たちがそれぞれ「職業人」のマスクを少しの間はずし、自分たちの内に積み重なったジレンマや喪失悲嘆、不全感などを語り合える安全な場が作れること、芸術や表現に触れて各々の内にある好奇心や表現力が刺激されること、複数の視点や感性、思考に触れ、自己洞察が深められること、「ちょっと勇気を出して胸の内を語る・分かち合う」ことがお互いをより深く知り相互のつながりを育むという経験ができることなど、ナラティブ・メディスンにはスタッフケアやチームビルディングを大切にしつつ臨床家のこころや感性を育む力を包含している。

グリーフケアとなる

医師や看護師の教育研修において、これまで「患者・家族の気持ちには焦点を当てるけれど、自分自身の情動には注意を向けない」ことを良しとしてきたところがあるかもしれない。医療・看護、介護の現場では、数多くの喪失・悲嘆の物語に触れ、それは時にスタッフの内にある喪失悲嘆を刺激し、心揺さぶることもあるにもかかわらず。また「日々是応用問題」の臨床現場には、一筋縄にはいかないことも多々あり、医療者自身の不全感や無力感、傷つきも少なくない。ナラティブ・メディスンの演習では、複雑な関係性や喪失をテーマにした題材を選ぶことが多く、それは医療者の喪失悲嘆を語り、仲間に聴いてもらう呼び水にもなる。文学やビジュアルアートに触れて、自然に心動かされ、自身の喪失悲嘆が共鳴する、その感情に気づき、言語化し、仲間と分かち合う物語に織り込まれるようになる。それはお互いにグリーフケアの場を提供することにもなる。チームビルディングを通じた相互サポートとグリーフケアは、バーンアウトの予防として

の働きかけにもなる。

2-6　おわりに

　一人ひとりの物語を聴き、大切にするということは、そのまま「その方（語り手）を大切にする」ということに通じる。その「物語」は、治療やケアの選択に活かされるだけでなく、「表現すること」と「わかってもらうこと」がつらさや苦悩を和らげる「緩和ケア」となり、それを分かち合う医療チームとの間に信頼関係を育む。そこに育まれる関係性に支えられ、患者は治療の道のりにある試練の山を一つひとつ越えられるようになり、その姿に医療者も心動かされながら、患者・家族に内在する力（内なる力）の存在を教えていただく。

　人が誰か他の人の物語の何を聞くかということは、その人自身の経験や心の状態しだいなのだという認識は私たちを謙虚にする。「この患者さんの物語の中で、私はどこにいるのだろうか？」そして「医療の物語の中で、私はどこにいるのだろうか？」という問い（Charon et al., 2016/2019, p.89）を繰り返すことにより、意識的に「患者の病いの語りを丁寧に聴く」姿勢が育まれることになる。それは患者家族理解を深め、彼らの満足度の向上につながり、また医療者の臨床力を磨くことにもなり、その医療者自身の人間的成長と自信、そして自身の仕事に対する満足感をもたらしうる。それは医療の様相を変えうる力となるだろう。

注
［1］2023年現在、千葉大学医学部や岡山大学医学部のプロフェッショナリズム養成プログラムの一部として取り入れられている。また上智大学グリーフケア研究所でも対人援助の人材養成プログラムにナラティブ・メディスン講義演習が取り入れられている。

文献
Charon, R.：*Narrative Medicine: Honoring the Stories of Illness*, Oxford University Press, 2006. 斎藤清二 他（訳）, ナラティブ・メディスン —— 物語能力が医療を変える, 医学書院, 2011.

Charon, R. ... et al.：*The Principles and Practice of Narrative Medicine*, Oxford University Press, 2016. 斎藤清二・栗原幸江・齋藤章太郎（訳）, ナラティブ・メディスンの原理と実践, 北大路書房, 2019.

DasGupta S.：Narrative humility, *Lancet*, 371, 980-981, 2008.

Gowda, D., Curran, T., Khedagi, A., et al.：Implementing an interprofessional narrative medicine program in academic clinics：Feasibility and program evaluation, *Perspectives on Medical Education*, 8, 52-59, 2019.

Milota, M. M., van Thiel, G. J. M. W., & van Delden, J. J. M.：Narrative medicine as a medical education tool: A systematic review, *Medical Teacher*, vol.41(7), 802-810, 2019.

栗原幸江：コミュニケーション研修としての『ナラティブ・メディスン』 —— 2016年ワーク

ショップ・セミナー報告，笹川記念保健協力財団「ホスピス緩和ケアに関する研究助成『ナラティブ・メディスン』アプローチを用いたコミュニケーション教育プログラム開発」報告書，2017.

Sarah, B. & Moreno-Leguizamon, C. J.：Can narrative medicine education contribute to the delivery of compassionate care? A review of the literature, *Medical Humanities*, 43(3), 199-203, 2017.

3　方法としてのビジュアル・ナラティブ

　ビジュアル・ナラティブの原語の"visual narrative"という語は、たとえば写真家の活動に見ることができる[1]、1枚あるいは複数の写真を用いて何らかのメッセージを伝えようというものである。この「伝える」という点を絵で考えるなら、たとえば風刺画は、諧謔や皮肉というニュアンスを見るものに伝える。また、「この絵は〜をモチーフにしている」という表現は、端的に絵の特質のひとつを表しているであろう。宗教画は偶像崇拝を許す宗教において経典に記された神聖な人物の事蹟の物語を絵で表現しており、このことは、絵が物語を内包しているとも言える。

　写真であれ絵であれ、これらが何かを伝えうるということは、すなわちこれらの視覚的イメージは言語性を持つということにほかならない。非言語メディアである写真や絵は言語的な機能を持つということである。本節では、対人支援領域において、ビジュアル・ナラティブ＝視覚的な語り／物語というものをどのように活用しうるのか見ていきたい。

3-1　視覚的イメージを活用するうえで考慮すべき点

　次項2〜4ではビジュアル・ナラティブに言及のある、あるいはビジュアル・ナラティブの観点で説明しうる具体的な活動を取りあげるが、その際に考慮すべき点について以下に記しておきたい。

- (a) 研究・教育・支援等の諸活動において視覚的イメージを用いることの必然性、あるいはそれらが言語だけで十分になしうるものなのかという検討。
- (b) どのような視覚的イメージが用いられているか。
- (c) その視覚的イメージはどのような特質を持っているのか。
　　たとえば絵であれば、異なる時間、別々の空間、想像上の架空のもの、それらをどのように配置するか等、あらゆることを自由に表現できる[2]〔図11-3〕。写

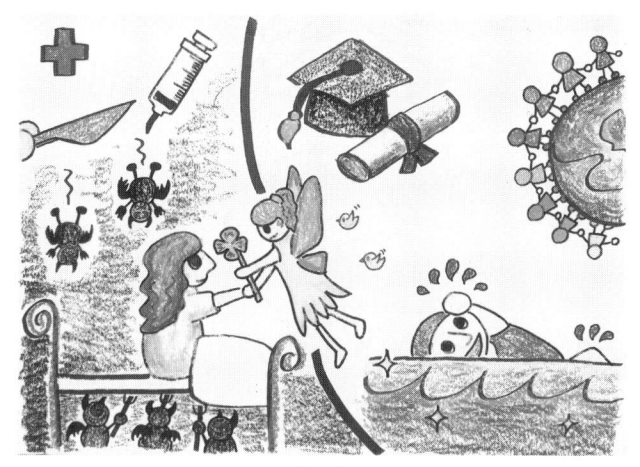

図11-3　絵の例（筆者作）

真であれば、肉眼で見たままを切り取れる記録性・迫真性といったものがその特質として第一に挙げられるだろう。

（d）視覚的イメージは、制作して用いるのか、すでにあるものを用いるのか。

（e）制作するのであれば、それは誰（支援者か被支援者か）の行為なのか。

以上のことを踏まえたうえで、視覚的イメージがビジュアル・ナラティブとして用いられるのであれば、視覚的イメージに何が仮託され、どのような物語が紡がれているのかという点が重要な意味を持つことになる。

3-2　研究に見るビジュアル・ナラティブ

本項では「ビジュアル・ナラティブ」をタイトルにうたった論文を1つ取りあげる。[3]農業教育分野における研究であり、対象はその学生である（Roberts et al., 2020）。この研究が行われた背景には、農業教育に携わる教師の不足がある。大学を卒業し免許を取得した者でも教職以外を選択する場合が少なくないうえに、いったん教職に就いても離職する者が少なくないからである。この問題に対処するためには大学の養成プログラムにおいて学生たちがどこに懸念を感じるのかを明らかにする必要があるという考えの下で、ロバーツらは、学生が感じる懸念を視覚的に表現して語る方法を取り入れた研究を行った。

研究は以下のように進んでいった。まず、カリキュラム内の初期フィールド体験中に、学生に農業教育にまつわる懸念を感じる場所の写真を4枚撮影するとい

う課題が与えられた。そして、撮影した写真と、その写真がどのような懸念を表しているのかについてのキャプションを提出するよう求められた。全員の写真とキャプションは教員によって1つにまとめられ、続くフォーカスグループ・インタビュー（focus group interview; 以下FGI）で使用された。FGIは学生の中の希望者を集めて写真をもとにフィールドでの経験を振り返るというもので、各グループ10人前後の学生が参加し、時間は約2時間であった。参加者は各々自分の写真が農業教育にまつわる懸念とどう関連するのかを他の参加者に説明し、またそれを聞いている者たちは、それぞれの説明に対して共感であれ異論であれ、自分の意見を言うように促され、同時にその説明に関しての自分なりの経験も話すように促された。そのうえで、彼らはそのような懸念に対処する方法について批判的に検討するよう教師から求められた。このFGIの様子は録画され、質的に分析された。

　この研究においてビジュアル・ナラティブ＝視覚的語り／物語が効果的に用いられているのは、研究プロセスの教師による「教示」と「FGI」とによる。教示により、言葉で表現するのが難しい懸念というものを写真に託し、そのうえでその写真に学生自らが意味づけをし、FGIにおいてそれらを共有することで「懸念の物語」が紡がれているのである。たとえば、大学に展示してある競技会で獲得したトロフィーやフラッグの写真を提示した学生が多かったが、それぞれの懸念として、ある者は、自分が仕事上での競争力を持てないのではないかと語り、またある者は、自分が将来教師になったときに自分の生徒がコンテストで勝利を収められるよう導くことができるかをプレッシャーに感じていると語った。しかし、その後の対話を通して、勝利を重視しすぎない考え方の必要性を語る者や、そのように考えることによって実際に農業教師になったときストレスが和らぐのではないか、と語る者が現れた。このように本研究では、写真と対話を通して農業教育に関する理解が共同で構築され、懸念の物語に新たな意味が付与された様子が報告されている。

　なお、本項では論文を一本だけ取りあげたが、他に2つビジュアル・ナラティブをタイトルにうたった論文を挙げておく（Backman et al., 2018; Nakagawa & Saijo, 2021）。それぞれ学問領域は異なるが本項で扱ったものと同様の枠組みを持っているので、前項も参照しつつ比較検討されたい。

3-3　支援の場に見るビジュアル・ナラティブ

　本項では、支援の場における実践例として一冊の本を取りあげる。小児看護

学・家族看護学を専門とする濱田裕子の監修による『空にかかるはしご ── 天使になった子どもと生きるグリーフサポートブック』(2017a) という本で、子どもを亡くした家族を対象としたグリーフケアプログラムを開発する目的で実施されたアクションリサーチ（濱田, 2017b）の成果である。なお、本作品の制作過程でビジュアル・ナラティブという言葉は用いられていないが、本論で説明してきたビジュアル・ナラティブの要素を見いだすことができるので、ここで取りあげるものである。

濱田のこの一連の試みにおいては、まず子どもを亡くした家族と子どもの看取りに関わった医療者を対象としたインタビュー調査を行って、家族のケアニーズがどのようなものであるかが検討された。次に、同様の体験を持つ家族が参加するFGIが実施され、語り合う場を設けること自体がケアニーズへの対応になることが明らかにされた。そこで、「グリーフの集い」として家族が交流できる機会が設けられた。さらに、家族らの協力により、子どもを亡くした家族に向けたグリーフサポートブックが制作され、当事者家族と医療関係者に限定的に配布された。それが高い関心を集めたため公に出版されたのが、ここで紹介する書籍である。

この本の構成を濱田らの説明にしたがって記す。本は三部構成で、それぞれ、第一部：子どもの思い出の物や風景の写真とそれにまつわるエピソード、第二部：体験記、第三部：医療関係者からのメッセージとなっている（濱田他, 2020）。これ以外にも、子どもを亡くした経験のある5名の母親がお互いの体験を語り合った座談会の記録、医療情報や関係する書籍の紹介も掲載されている。本項ではビジュアル・ナラティブという観点で、特に第一部に注目したい。

第一部には24人の子どもが取りあげられている。一人ひとりには見開き2ページが与えられ、左ページには、上部に手書きのような文字のタイトル、中央ほぼ全域を使って詩的な文、下部に小さな文字でキャプションがあり、一方、右ページには、子どもの思い出の物や風景の写真が、それぞれ配されている。なお、編集後記によれば、詩的な文とキャプションは家族から聴きとった物語であり、写真はスタッフの撮影した多くの写真から選ばれた一枚とのことである。一例をここに示しておく〔図11-4〕。

遺族がこの本の制作に参加することについては、「子どもを語る場となり、自らのグリーフに向き合うことにつながる」（濱田他, 2020, p.74）と期待されていたという。実際、このアクションリサーチの初期に実施されたインタビューで明らかになった家族のケアニーズのうち、子どもの疾患や年齢に関係なく共通していたこととしては、「子どものことをなかったことにしたくない」「子どものことを

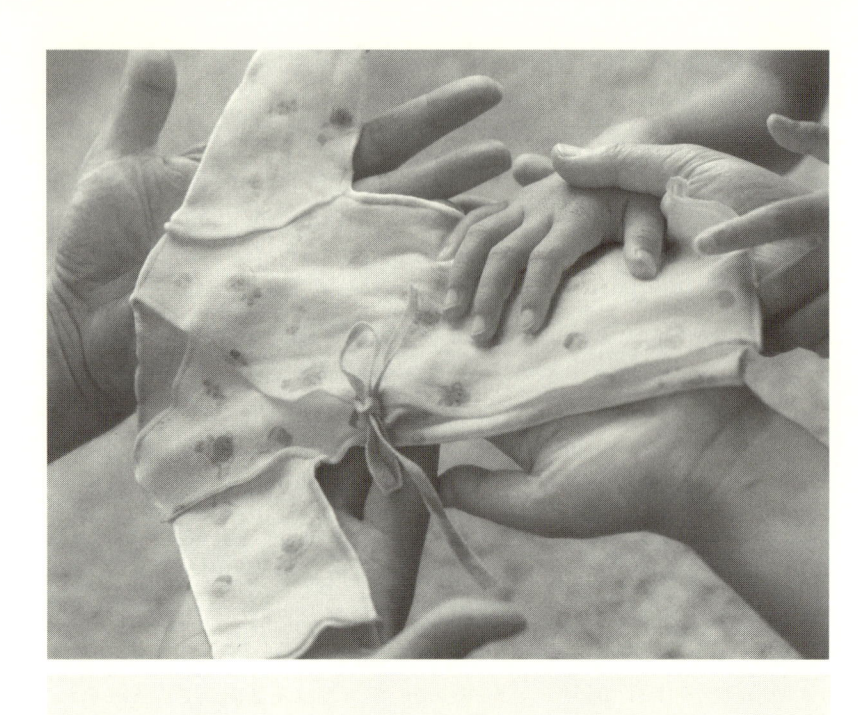

図11-4 「天使になった子どもたちの思いでのもの」の一例（濱田、2017a、pp.16-17）

いつか お空で

着せてあげられなかった、ちいさな肌着。
これでもまだ大きいくらい、
ちいさなちいさなまほちゃん。

思い出がないことが思い出。
してあげられなかった、たくさんのことが思い出。

「いつかお空で育ててあげたい」
「いつかお空で遊んであげたい」

生きることも、死ぬことも、もう怖くない。
いつか会えるその日まで、空を見上げて生きる。

まほちゃんのちいさな肌着 [5ヶ月/身ごもり4ヶ]

424gで生まれたまほちゃん。同じように超低出生体重児で生まれたお姉ちゃんは、成長してもう1年生。いつもお姉の存在を空にやり、すぐそばに感じているそう。旅立ちの後、まほちゃんは初めてお家に帰り、たった一晩だけど家族4人で過ごすことができました。

16

242

知ってほしい」「ありのままの自分でよいことの保証」「気持ちを表出できる場が
ほしい」「気持ちを共有できる人がほしい」の5点が挙げられているが（濱田,
2017b）、本の制作はこれらのケアニーズに応えるものとなっている。すなわち、
第一部と第二部は子ども一人ひとりの命の証であり、それが本として公表される
とは子どもの存在を知ってもらうことにほかならない。また、本を制作する過程
ではスタッフが家族から聴きとりを行い、自宅等で思い出の物や風景の写真を撮
影しているが、これは家族が気持ちを表出する機会にもなっていると考えられ、
結果として家族の気持ちが共有されていると言えよう。また、事情を理解してい
るスタッフの前で、家族は「ありのままの自分」でいられたのではないだろうか。

　本の制作への参加にあたっては、「同じような体験をもつ人の役に立てれば」
（濱田他, 2020, p.74）という思いを持った家族が少なくなかったという。幼い子
どもを亡くすというように自分の力で変えることが難しい現実を前にした無力感
にはしばしば、孤立無援のような感覚を伴う。心的外傷からの回復に関して、
ハーマン（Herman, 1992/1999）は以下のように述べている。

> 　心的外傷の体験の中核は何であろうか。それは、無力化 disempowerment と他
> 者からの離断 disconnection である。だからこそ、回復の基礎はその後を生きる
> 者に有力化 empowerment を行い、他者との新しい結びつきを創る creation of
> new connection ことにある。(Herman, 1992/1999, p.205)

　困難な体験によって生じた無力感を乗り越えるためには、他者と経験を共有し
ながら「〈世界には意味がある〉という感覚」(Herman, 1992/1999, p.105) を取り
戻すことが有効であるとハーマンは述べている。この考えに基づけば、混沌とし
た状態から本人が納得できる1つの物語を見いだして他者と共有して結びつきを
作るだけでなく、出来上がった物語を別の場所で活用できるようにしていくこと
にも意義がある。同じように苦しんでいる人びとのために自分の経験が役に立て
ば、そのこと自体が無力感を和らげることに寄与すると考えられるからである。

　本を制作するという目的に向けた共同作業は、他者と経験を共有して新しい結
びつきを作る契機となり、困難な体験に新しい意味を見いだすことにつながって
いく。また、同種の経験をした人びとの物語が集められるときには、お互いの物
語を共有することに伴う効果も生じる。もちろん、同種の経験とは言っても、全
く同じ経験をしている人はいない。それにもかかわらず喪失経験に伴う感情には
類似性があるということが、他者の物語を共有するなかで見いだされる。つまり、
辛い気持ちを抱えているのは自分だけではないと実感されるのである。このよう

な観点での取り組みは、大切な人を亡くす、回復困難な病いや障害を負うといったように自分の力で変えることがとりわけ難しい現実を前にした無力感に対するケアの文脈での活用に適していると考えられる。

こうした作品の制作にあたって視覚的イメージが必須というわけではないが、視覚的イメージを取り入れる利点は小さくないだろう。表現上の観点では、作品の中の視覚的イメージは遺族の経験や思いを切り取って表現したものであり、そこに写っている事象の過去や未来をも想起させること、また視覚的イメージに言葉が添えられることによって、時に曖昧で多義的な視覚的イメージに明確な意味が付与されること、逆に視覚的イメージが言葉を補って豊かなメッセージを伝えるという相乗効果もある。制作上の観点では、視覚的イメージは描かれている事柄にまつわることを見る者の心の中に浮かべさせたり、対象を理解する糸口となったり、写し出された事象に関連する語りを引き出す効果を備えているだけでなく、「目に見えるものを扱う作業」というわかりやすさをもたらしてくれる効果もある。これらはビジュアル・ナラティブの効果と言い換えることができるだろう。

書籍におさめられた一枚一枚の写真は、それぞれの家族にとって子の命の証であり、スチルでありながら永遠のものであろう。また、ある家族から他の家族に対しては一人ではないというメッセージを伝えるものであろう。そして、この本を手に取る者にとっては、「天使」とその家族の24の物語であろう。もちろん、支援者の想いも託されている。写真は、どこまでも純度を高められた結晶のような言葉に寄り添われ、そこに写し取られた被写体は芯を残しつつもうっすらとしたベールで被われているように見える。これが撮影時のフィルターやソフトフォーカス特性を有したレンズの使用によるものであるのか、ポストプロダクションによるものなのか、あるいは写真に託された数々の想いによるものなのか、事の実際は知る由もないが、それは母の、家族の優しいまなざしのようにも思える。

3-4　教育におけるグラフィック・メディスン

グラフィック・メディスンは医師兼マンガ家であるイアン・ウィリアムズによって2007年に考案された用語であり、病いや障害、ケアを提供すること・されることに対して包括的な視点を向け、「ナラティブ・メディスンの原理とマンガ芸術のビジュアル体系探求」(Czerwiec et al., 2015/2019, p.1) とを結びつけるものである。具体的には、人間の個別性に着目しつつ病いにまつわる経験や心の動きをマンガ媒体の中で表現し、またそれを活用するというものである。グラ

フィック・メディスンのこの定義は、本書のテーマであるヘルスヒューマニティーズを体現しているような考え方であるうえにマンガという視覚的な語り／物語に対する多くの探索的な言及があることから本項を設けた。なお、ここで取りあげるのはグラフィック・メディスンの活動の中核的メンバー6人による"Graphic medicine manifest"（Czerwiec et al., 2015/2019. 邦訳『グラフィック・メディスン・マニフェスト ── マンガで医療が変わる』）である。

　彼らの活動は次の2点において際立っている。ひとつは、マンガという視覚表現媒体をどのように活用しうるのかということだけでなく、何を表現しうるものなのかということを深く探求している点である。もうひとつは、マンガを読むという行為だけではなく、マンガを描くという行為もなされるという点である。

　著者のひとりウィリアムズは、マンガ、とりわけ「闘病記コミック[4]（the comic of memoir of illness）」において、外面的に何らかの痕跡を伴う疾患や、時に表面上は窺い知ることの難しい心の病い、またそれらに伴う痛みや苦しみが、絵・図像としてどのように表現されうるのか検討している。彼は、自己観察や過去に蓄積された病いの表現の参照によって得られた視覚的イメージを単純化したり、逆に誇張したり、あるいは比喩的な表現やマンガ特有の漫符を用いることでシンボリックに表現されると述べている。また、そのように創造された数々の病いの表現は、新たな病いのイコンになるとも述べている。

　S・M・スクワイアーは、「社会関与協働型研究」をキーワードにマンガが果たしうる役割について言及している。彼女は医学人文学を含むさらに大きな枠組みである保健医療人文学（ヘルスヒューマニティーズ）におけるグラフィック・メディスンの活用について女性学・障害学等を取りあげ、検討している[5]。たとえば障害学について彼女は、医学モデルと社会モデルに言及したうえで、近年はこの二者を排他的なものとせず、障害のある当事者の経験の複雑さを扱おうとしていると述べている。仮にある人が行政機関によって上肢・下肢ともに機能の著しい障害があることから重度の身体障害にあたる等級と判断されたとして、その人の日常生活を言葉で描写しても多くのことを伝えるにはしばしば困難を伴う。しかし、マンガのような視覚的メディアであれば、障害に由来する身体的な状態を明示的に描くことができるであろう。また、当事者の経験の複雑さは専門職だけでなく一般の人びとにも理解してもらう必要があり、やはりマンガのような視覚的メディアを通して伝えることが有用であろう。

　M・J・グリーンは、学生にマンガの吹き出しの中の言葉を消去したものを提示し、吹き出しの中を埋めることでストーリーを完成させるというエクササイズを行っている。彼はこの狙いを、吹き出しにどのような言葉が入っていたかとい

う正答を得るためのものではなく、学生のダイアローグ・ライティングの実践を助けるためであると説明している。実践の結果全く異なるストーリーが出来上がったことが示されているが、この一連の作業は図らずもマンガがどのような視覚媒体であるかということをよく表している。絵は、1コマであれ数コマが連なったものであれ、それだけで自由に解釈ができるということである。そしてその解釈とは、言葉でなされるものであろう。必然的に、ストーリーは何通りにも出来上がる。そしてこのことは、マンガは単に絵と言葉とを用いて何かを表現しているというだけではなく、絵と言葉が相互補完的に機能することで読者に何かを伝えるものであるということを表している。この点についてはグリーン自身も触れつつ、マンガを読む行為について次のような主張をしている。「コミック作家は必然的に、不完全なビジュアルと書き言葉で説明するわけだから、空間と時間を経済的に利用していることになる。読者は〈中略〉絵画的サインとテクストのサインをステッチし〈中略〉ストーリーを完成させ」る（Czerwiec et al., 2015/2019による。p.79）。さらに、彼は臨床の場面を想定し、「学生は診断的推理、つまり言葉（患者の語る現病歴）とビジュアル（理学的所見、非言語的手がかりなど）に注意を向ける活動を理解できる」（同, p.79）としている。

　M・サーウィックは、マンガを描くという実践をその意義とともに報告している（Czerwiec et al., 2015/2019）。具体的には次のようになる。彼女は教示を2つ与え学生に1コマ漫画を描かせている。初めの教示は「臨床的出会いを描く」というものであり、続く教示は、自分が患者として診断を受ける場面と逆に医者として患者を診断している場面を描くというものである。どちらのエクササイズでも描いた後でその1コマ漫画を当人に説明させ、さらに学生たちに、それぞれの1コマ漫画を見ながら発言内容について議論をさせる。サーウィックはこの一連の行為を、リタ・シャロン（Charon, 2006/2011）のパラレルチャートを引き合いに出し、リフレクティブ・ライティングと同様なものの獲得が期待されるとし、「リフレクティブ・ドローイング」という用語を提示している。このリフレクティブ・ドローイングやリフレクティブ・ライティングは、対人支援を行う者として福祉の現場で広範な活動を行う人びとにとっても有用なツールとなりえるのではないだろうか。

3-5 「伝える」ということと「伝わる」ということ

　写真を撮るものが写真にどのようなメッセージを託そうと、これを見る者の自由な解釈は妨げられるものではない。写真に何らかの言葉を記したキャプション

を添えたとして、解釈に一定の枠を設けられるかもしれないが、見るものに制作者のメッセージが伝わるかは実際のところ定かではない。しかし、対人支援の場で視覚的イメージを活用するとき、これに何かを託すのであれば、その託したものは見る者に伝わることが期待されているであろう。支援者は視覚的イメージに何かを託そうとするなら、支援のプロセスにどのように組み入れ、託したものの理解をどこまで求めるのかについて十分に検討する必要があるだろう。同時に、選択する視覚的イメージの特質にも深い考察が必要となる。本節では、写真と絵とマンガを取りあげたが、視覚的イメージはこれにとどまらない。対人支援の場においてはアニメも実写のドラマも活用することができるであろう。

　視覚的イメージは我々の身の回りにあふれている。生活の場にも職場にもどこにでもあるだろう。グリーンがマンガを読む意義を診断的推理との対比で説明したところで登場した「理学的所見」と「非言語的手がかり」も視覚的イメージであり、一考に値する。画像診断で得られた視覚的イメージは、患者の肉体の内部を表し、多くのことを「物語る」かもしれないが、最終的に多彩な読みを求められてはいない。それは、患者のものであることは間違いないが、患者は何らかのメッセージを託してはいない。一方、肉眼に投影されている患者そのものも視覚的イメージであり、患者の姿勢、表情、歩行の様態は患者が発しているものには違いなく、やはり多くの可能性を伝えるかもしれないが、患者自身は能動的に何らかの意図を込めてはいないだろう。

　「伝える」「伝わる」ということについて論考するという行為は、二者間における理解の可能性 —— あるいは不可能性 —— を探ることとも言える。つまり共約不可能性を探究するということになるが、これを主要なテーマとしている『物語りと共約幻想』(川野他, 2014) のなかで作道は、共約の前提として「共在」をキーワードとして論じている。作道は、アフリカにおける牧畜民を対象として行ったフィールドワークを例に挙げながら、観察という行為について以下のように述べている。

> 　観察がどのような意味をもつのかは、その当初はわからないことが多い。ぼんやりとなにかの啓示のように感じられている。同様の出来事がエピソードとして繰り返し現れるとき、よりはっきりした意味あるものとなる。(作道, 2014, p.110)

　観察は視覚からの情報を中心に据えつつ現場において生起する事象について何かを読み取るという行為である。観察の対象である人々がフィールドで生起する事象から受け取っている意味を読み取れるようになるためには、その人々と共に

ある、すなわち共在することによって相手の持っている「センス」を研究者が自分の内に培っていく必要があり、「共在することで相手を理解しようとしている」（pp.119-120）と作道は述べている。これを支援の場に置き換えれば、支援の対象となる人々の持っているセンスを支援者が自分の内に培うことによって、被支援者が経験する事象から受け取っている意味を読み取れるようになる、ということになる。

　共在は、フィールドワークにおいては参与観察を通して実現されるが、支援の現場においては何らかの形で支援者と被支援者が経験を共有することを通して実現されるのではないだろうか。本節第2項で取りあげたロバーツらの研究（Roberts et al., 2020）では、学生たちが感じた懸念を共有する手段として写真が用いられ、写真を媒介として学生と教員が共在して懸念の物語を紡いでいた。また、第3項で取りあげた濱田らによる作品（濱田, 2017a）では、子どもとの死別を経験した家族と制作スタッフが共在して作品が制作されたと考えられる。第4項で取りあげたグラフィック・メディスン（Czerwiec et al., 2015/2019）は多様な活動を含むが、たとえばサーウィックによるリフレクティブ・ドローイングでは自分で描いたマンガを媒介として学生たちが臨床での経験を語り合っており、ここでも共在が生じていると言える。もちろん、これらは視覚的イメージだけに依拠して行われるわけではない。しかし、視覚的イメージは、経験を共有する際に有効な媒体となることは本節で見てきた通りであり、共在を支えるものでもあると言えよう。

　我々はさまざまな感覚を頼りに外界のことをとらえ、自らの肉体のこともとらえる。しかし、それらを解釈したりそのことを誰かに伝えようとするとき、言葉に頼ることになる。我々は言葉の呪縛からは逃れ難く、このことが、時に難しい問題を引き起こす。他者に伝えたいことを十全に伝えられないという経験は誰しも持っているだろう。書き手や話者の巧拙ではどうにもならない部分を孕んでいる。誰かに何かを伝えようとするとき、その人の心の中には、言葉とともに何らかのイメージ —— 明確な輪郭を伴うものであれ曖昧模糊としたものであれ ——が伴ってはいないだろうか？　ときには**匂い**であったり、**ノイズ**や**メロディ**であったり、体のどこかの部位に感じた**疼き**や**痺れ**が去来してはいないだろうか？　ビジュアル・ナラティブはそれらの心的表象を再構成し、視覚的イメージとして外界へ出す行為といえるかもしれない。

3-6　おわりに

　ヘルスヒューマニティーズは、人が人として健やかに生きていくために広範な分野に活路を見いだそうという学際的な学問領域であり、これには研究に加えて教育活動・実践活動が伴う。そして、人を一人ひとり個別の物語を有する存在として全人的に対しようという試みでもある。であるならば、対人支援という活動に身を置く者は、確立した方法や支援策等に頼りつつも、被支援者の置かれた状況に何より配慮した柔軟な対応が求められるであろう。

　ビジュアル・ナラティブは、これ自体特定の概念でも理論でもなく、誰もがそれぞれの立場で思うままに扱うことができるものである。2〜4項で見てきたように、その取り扱いは決して容易なものではないが、活用することにおいて何ら制限はない。ビジュアル・ナラティブ＝視覚的な語り／物語は、ヘルスヒューマニティーズにとっても有用な「視点」を与えてくれるであろう。

注

［1］この言葉は"visual storytelling"と同義で理解される。なお、日本語でもカタカナで「ビジュアル・ストーリーテリング」として用いられている。
［2］これは著者の研究活動（糟谷, 2022）で制作した紙芝居の一例である。研究対象者のプライバシーを考慮して変更を加えて今回改めて制作した。
［3］本節では紙幅の関係で引用論文中の写真を掲載できないが、論文はWebを通じて入手できるので適宜参照されたい。
［4］日本であれば健康と病いの物語を記したエッセイマンガに近い。
［5］『グラフィック・メディスン・マニフェスト』において"Medical Humanities"には「医学人文学」、"Health Humanities"には「保健医療人文学」という訳語が充てられている（p.48）。ここでは引用元の表記に従った。

文献

Backman, C., Stacey, D., Crick, M., et al.：Use of participatory visual narrative methods to explore older adults' experiences of managing multiple chronic conditions during care transitions, *BMC Health Services Research*, 18, 1-10, 2018.

Charon, R.：*Narrative Medicine: Honoring the Stories of Illness*, Oxford University Press, 2006. 斎藤清二 他（訳）, ナラティブ・メディスン ―― 物語能力が医療を変える, 医学書院, 2011.

Czerwiec, M., Williams, I., Squier, S. M., et al.：*Graphic Medicine Manifesto*, Pennsylvania State University Press, 2015. 小森康永 他（訳）, グラフィック・メディスン・マニフェスト ―― マンガで医療が変わる, 北大路書房, 2019.

濱田裕子（監修）：空にかかるはしご ―― 天使になった子どもと生きるグリーフサポートブック, 九州大学出版会, 2017a.

濱田裕子：子どもを亡くした家族のグリーフケアプログラムの開発 ―― 語りのアクションリサーチ, 科学研究費助成事業研究成果報告書, 2017b. Retrieved from https://kaken.nii.ac.jp/ja/file/

KAKENHI-PROJECT-26502006/26502006seika.pdf（検索日：2023 年 8 月 1 日）

濱田裕子, 藤田紋佳, 森口晴美：子どもを亡くした遺族への関わり ―― 遺族から学ぶグリーフケア, グリーフ＆ビリーブメント研究, 1, 69-75, 2020.

Herman, J. L.：*Trauma and Recovery*, BasicBooks, 1992. 中井久夫（訳）, 心的外傷と回復, 増補版, みすず書房, 1999.

糟谷知香江：「人生紙芝居」を介したグリーフケア ―― ナラティブ・アプローチの考え方をもとにした実践例として, 看護研究, 55(6), 600-604, 2022.

Nakagawa, Y., & Saijo, T.：A visual narrative for taking future generations' perspectives, *Sustainability Science*, 16, 983-1000, 2021.

Roberts, R., Stair, K. S., & Granberry, T.：Images from the trenches: A visual narrative of the concerns of agricultural education majors, *Journal of Agricultural Education*, 61(2), 324-338, 2020.

作道信介：共約と共在 ―― アフリカ牧畜民でのフィードワークから, 川野健治・八ッ塚一郎・本山方子編, 物語りと共約幻想, 質的心理学フォーラム選書 2, 新曜社, pp.105-122, 2014.

やまだようこ：ビジュアル・ナラティヴとは何か, ナラティヴとケア, 9, 2-10, 2018.

第12章　方法としてのコミュニティ

　本章ではコミュニティに基づく活動を扱う。1では、病院というコミュニティにおいて、患者とその家族、医療スタッフのウェルビーイングの促進を目的としたアート活動に取り組む英国の事例を紹介する。2では、地域社会において、大学生と住民との交流を促進する目的のコミュニティ活動「ものづくり教室」の事例を紹介する。続く3でも地域社会におけるコミュニティ活動を扱うが、3では高齢者と子どもの世代間交流を促進するプログラムの特徴と効果について看護学の立場から学術的に考察する。

1　コミュニティと医療における
　　ウェルビーイングのための折り紙

　病院とは大人にとって、病気とは別の精神的刺激を受けることが少ない場所である。そのため、創造的な活動を患者に提供することが、患者が気分の落ち込みに関連するマインドワンダリング（mind wandering：注意の揺らぎ）と闘う手助けになりうる。折り紙は集中力をもたらし、また気持ちを高めるための実用的なツールである。折り紙は普遍的で広く親しまれているアートであり、子ども時代のポジティブな事柄を想起させてくれる。また、折り紙は美しく意味あるかたちのものを創るという、大人にふさわしい挑戦をもたらしてくれる。折り紙のセッションを患者やスタッフに提供することは、患者が退屈やストレスと、スタッフが燃え尽き症候群と闘うための実践的なウェルビーイングのサポートとなり、医療現場をより思いやりに満ちた場所とするためのひとつの方法である。

1-1　序論

　ありふれた一枚の紙を折ることで、いったい何がそこに立ち現れてくるだろうか？　鳥だろうか、船だろうか、あるいは飛行機だろうか。1枚の平らな紙を折ることで、動物や物を連想させる立体的な形が手と想像力の中で生まれる。しかし、

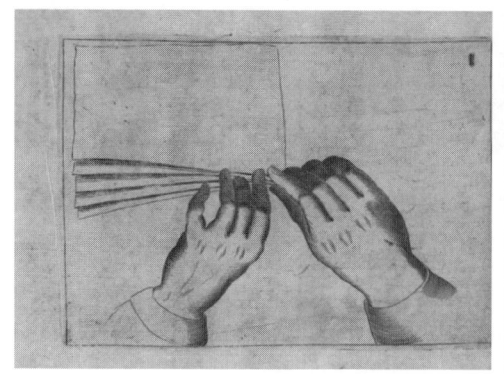

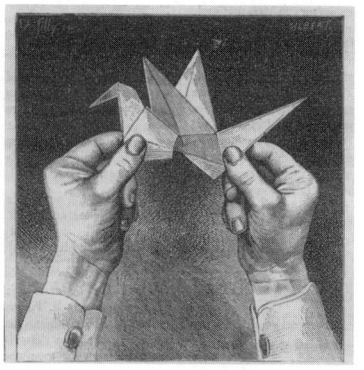

図12-1　マッティア・ギーガーの著書の
『ナプキンの折り方』の挿絵

(Mattia Giegher (1629) UB Basel, AP V 31a, 19)

図12-2　動く紙の鳥

('Mechanical paper bird' (1885) in 'La Nature', issue 621. April 25 by Charles Gilbert-Martin, E. A. Tilly and Auguste. Michel Grandの許可を得て複製)

折り方の指示に従って折り紙を折っている人にとって、折り紙とは創造的なものであろうか？ 創造性のひとつの定義としてシンプルなものは、「何か新しいものを生み出す能力」(Barron, 1965, p.3) である。創造性に関する本の中で、ストーは「それが意味するところは、『何か新しいもの 』が、すべての人にとって新しいものである必要もなく、それどころか創作者以外の誰かにとって新しいものである必要もない。」(Storr, 1972, p.11) と説明している。折り紙は他人から学ぶものだが、「何か新しいもの」はその人自身によって生み出される。折り紙の経験は発見に満ち溢れている。紙がどのように動くのかを理解し、折ることに挑戦することは人の心を引きつける。さらに、出来上がった折り紙という「紙の作品」は人の想像力を育むものとなる。

1-2　アートとしての折り紙

折り紙は、紙を大切にし、折ることを通して文化を称えるものである。紙は植物の繊維をすりつぶして乾燥させたもので、2000年以上前に中国で発明された製法により平らな表面を形成する (Tsien, 1985, p.2)。「ペーパー（紙）」の語源は、古代エジプトで文字を書くのに使われた「パピルス」と言われる葦である (Britt, 2020)。発明以来、紙は筆記や描画によるコミュニケーションの手段として使われてきた。素材としての紙は、破れることなく折りたたむことができ、折り目もしっかりつく。紙の天然繊維は温かみのある柔らかな手触りで、持っているだけ

でリラックスできる。

　折りたたむという行為は、革製の小銭入れのような密閉容器を作ったり、ナプキン折りで娯楽を楽しんだりと、世界中のさまざまな文化で実用的な目的で使われてきた。1629年、パドヴァのバイエルン人、マッティア・ギーガーの著書 *Trattato delle piegature* は、「ナプキンの折り方をよく学んだので、その科目を副業としてパドヴァ大学で教えていた」として、挿絵が掲載されている（Mitchell, 2023; Birnbaun, 2012）〔図12-1〕。「折り紙」とは、日本で発達した紙を折ることである。製紙の技術は、中国から朝鮮半島へ、そして610年までに仏教僧を通して日本へと伝わった（Robinson, 2003）。折り紙は人びとの間で口承で受け継がれてきたものであるため、その記録は少ない。最も古い文献のひとつは、1680年に日本の俳諧師であり小説家でもあった井原西鶴が詠んだ俳句で、その中に折り紙の蝶についての言及があるため、その頃までには折り紙が文化の一部であったことが推察される。「Kindergarten（幼稚園）」という言葉を作ったドイツの教育者フリードリヒ・フレーベルは、折り紙を遊び心のある学習ツールとして使い、世界中に広めた。1880年頃、フレーベル折り紙は、日本の学校でのレクリエーション（遊戯折り紙）に影響を与え始めた。1885年、フランスでは、日本の伝統的な鶴に関連していると思われる「機械的な折り紙の鳥」の図が *La Nature* に掲載された〔図12-2〕。折り紙は、世界中の人びとが実際に折ることや、あるいは本や映像を通して、新しいかたちが生まれる喜びとともに今なお進化し続けている。

1-3　コミュニティのための折り紙

　折り紙は「伝承」、つまり先祖代々受け継がれてきた家宝であり、余暇の時間を手を使い互いに心を通わせながら他者と共に過ごすことで「生き続けてきた」日本の伝統文化の一部である（Kodansha International, 2010）。折り紙は世代を超えて受け継がれ、共に過ごした幸せな時間を通して子どもたちの間で共有される。折り紙とは共同体の精神を体現するものである。なぜなら、私たちは他者と共に会話しながら折り紙をすることで、伝統的な折り方や新たな発見を喜びとともに共有できるからである。この遊び心に満ちたアートは、紙を折ることにより私たちの想像力と自己修養の力を伸ばしてくれる。出来上がった作品は、紙飛行機として飛ばすこともできるし、動物や物のユニークさを楽しむことができるものともなる。折り紙は、つながりや感謝の気持ちを育む日本の贈答文化に由来している。

それでは折り紙がどのように私たちの役に立つかを考える前に、まずは折ることについて考え、その先にあるものを発見してみたい。

1-4 折り紙の折り方

折り紙に必要なのは、いくつかのシンプルな概念だけだ。折り紙という技法は、忍耐と粘り強さを必要とし、折り紙をしている間は自分の手と紙に完全に集中することになる。折っている間、集中するにつれてすべてのことが自分の周りから消え去っていく。自分へのご褒美に美しい折り紙を買って、その模様や色に感嘆してみよう。その瞬間、あなたに「語りかける」一枚を見つけてみてほしい。折り紙の代わりに、どんな紙を使っても折り紙をすることは可能である。片方の角を紙にかぶせ、直角三角形を作る。端が揃ったら、長方形を切り取る（または折って手で裂く）。ほとんどの折り紙は正方形から始まり、それが無限の可能性をもたらしてくれる。

正方形の紙を手にしたら準備完了である。後で助けとなるいくつかの簡単な「ルール」を紹介しよう。第一のルールは、最初が肝心だということだ。上手に折り始めればうまくいくし、下手に折り始めると折り進めてもうまくいかなくなるばかりである。時間をかけて、まずは紙の角と端を正しく揃える。正確さは集中力をもたらしてくれる。第二に、端を揃えたら、しっかりと折り目をつけて折ること。折り目が柔らかすぎると紙が開いてしまい、何をしているのかわからなくなってしまう。指や爪、物を使って強く折り目をつけ、ストレスを発散させ、リラックスすることを楽しもう。第三の「ルール」は、楽しみながら折り紙をすることを自分に言い聞かせること！　遊び心を持って自分に優しく接することは、学びの重要な側面であり、新たな挑戦への前向きな姿勢を促してくれる。もし、自分が思うように折ることができないと感じたときは、自分を責めずに「私は新しい方法を発見した」と思ってみよう。

以下の説明を参考に折り紙を折ってみてほしい。これは日本の伝統的な折り紙のデザインであり、他の人と学び、分かち合うための良い出発点となる。実際のセッション中、私は何を折っているのかを秘密にして「サプライズ（後で驚かせること）」とするようにしている。

正方形の紙を半分に折り、鋭い直角三角形を作る。自分で正方形を作った場合は、すでに対角線はついている。折り紙を使う場合は、白い面を上にすれば、三角形を折るたびに色のついた面が見えるようになる。三角形を開き、対角線を垂直にする。その後もう一方の対角線も折るが、中間線を示すために真ん中だけ少

し折り目をつける。もう一度開く。ひし形の状態のまま、上の角を中心点に持ってきて折り目をつける。下の角を一番上の真ん中に持ってくる。この状態では、下の方が幅広く見えるはずである。今度は右下の角を縦中央の線に沿わせ、折り目をつける。左も同じように、左下の角を上に持っていき、縦中央の線に沿って折り目をつける。これで、今何を折っているかわかるだろう。これはハートだが、このままだと鋭く、角張って見えてしまう。そこで上部の尖った部分を後ろに折り返し、上部の角を取る。両側の尖った部分も後ろに折り返して角を取り、ハートを丸みを帯びたものにしよう。そしてハートをお互いに見せあうと、そこには必ず笑顔が生まれ、お互いの思いやりの気持ちが伝わり、自分を大切にすることを思い出させてくれる。

この比較的シンプルな折り方にも、心をマインドワンダリングから積極的に解き放ち、集中させるための多くのステップがある。折り紙とは、前向きで意義深くそして挑戦しがいのある活動を通して私たちの心を没頭させる強力なツールになりうる。

1-5 入院中の心

私たちは人生のあるときに、もしかすると入院することになるかもしれない。患者になると、長期間にわたる不安と待ち時間に直面することになる。子どもの気を紛らわすために、カラフルな病室、おもちゃが用意され、遊びの専門家、学校、慈善団体、協力的な両親などからさまざまな支援がある一方、入院中の大人にはほとんど何も用意されていない。気晴らしの機会がなければ、私たちの心はすぐにさまよってしまい、気分の落ち込みや否定的な考えにつながり、具合が悪いときにはそれが高まりやすい。大人にとって、病気に関するポスターやパンフレットに囲まれている医療現場は、心をどこかに集中させる機会が欠けている状況であることが多い（Burns, 2017）。

キリングスワースとギルバート（Killingsworth & Gilbert, 2010）は、83か国の5,000人を対象に、「何をしているか」、「心がさまよっているか」、「気分はどうか」などをランダムに尋ねるアプリを使った研究を行った。人間である以上、心は、私たちの「今、ここ」に集中するよりも、さまよい、あれこれと考え続ける。これは想像の機会をもたらすが、それ以上に不安をもたらす。この大規模な研究によると、心は頻繁にさまよい、その割合は47％にものぼり、心がさまよっているときの幸福感は低い。著者は、「人間の心はさまよう心であり、さまよう心は不幸な心である」とし、「起こっていないことについて考える能力は、感情的な

代償を伴う認知的達成である」と指摘している。病気の間は、終わりのない待ち時間に心配することが多くある。経験上、患者はネガティブなマインドワンダリングによって、読書に集中できないことが多い。腫瘍病棟では、集中を妨げる機械の音が絶え間なく響いている。集中できないことは、退屈の特徴である苛立ちや無気力をもたらす。イーストウッドら（Eastwood et al., 2012）は、退屈は鬱病や不安と関連しており、深刻に受け止めるべきであると指摘している。患者は病院での退屈を精神的苦痛と表現している（Smith, 2018）。

ウィルソンらによる11の研究をまとめた論文（Wilson et al., 2014）から、大人が活動しないことによりどれほど一人で苦労しているかを知ることができる。この研究の参加者は、ただ考える以外には何もすることがない状態で、何もない部屋に6〜15分間一人きりにされる。ほとんどの人は「ただ考える」ことを楽しんでおらず、また約3分の1の人は椅子から立ち上がったり、携帯電話を見たりといった外的な活動をして気持ちをごまかしていた。「ただ」考えるよりも、人びとは時間をつぶすために活動することを好む。確かに人びとは活動することを好むが、ただ考えることより、むしろ不快な活動をすることを好むかどうかを研究者たちは調査した。参加者には不快な電気ショックという選択肢が与えられた。その結果、男性の3分の2以上、女性の4分の1が、ただ座って考えごとをするよりも、電気ショックの投与を繰り返した。この研究は、心をポジティブな方向にコントロールするのは難しいということを示している。ウィルソンらが説明するように、「訓練されていない心は、自分ひとりでいることを好まない」のである。瞑想やマインドフルネスはマインドワンダリングをコントロールするのに役立つが、多くの人にとってそれらは魅力的ではなく、必要な自己修練が不足することとなる。

医療機関にいる患者は集中できない長い時間を過ごすこととなり、ネガティブなマインドワンダリングの状態に置かれることがある。大人の患者に魅力的なアクティビティを提供することで、病気を超えた集中力と交流がもたらされ、人生の貴重な最後の瞬間のウェルビーイングを支えることができる。ウルリッヒ（Ulrich, 1984）の研究によると、単調な景色の窓を見る患者と、より精神的に刺激的な木々の景色を見る患者では、手術から1日後の回復に全体的な差が見られた。

私は腫瘍病棟での仕事で、52人の患者に、起きている時間のうちどのくらいの時間、退屈を感じ、それがどのように感じられるかを尋ねてみた。この質問を大人にすることはめったにない。3分の1以上の患者は問題ないと感じたが、大多数は自分の時間の20〜100%を退屈に悩まされていると答えた。ある患者は、

「退屈がおそらく最大の問題であり、敵であった」、「退屈がどれほどひどいものか、孤独を感じさせ、永続的な不安状態に陥らせるものか、誰も過小評価することはできない」と説明した。

1-6　医療現場におけるアート

　何もない「臨床」環境は、意図せずにマインドワンダリングを助長する（Burns, 2019）。退屈は、気分の低下、意味の欠如、時間の流れの遅さ、フラストレーション、無気力、危険な行動、絶望感と関連しており、精神的健康を損なう。医療環境を充実させることで、患者やスタッフの福祉をサポートするための視覚的な刺激や、病気を超えた集中力をもたらすことが可能となる。病院におけるチャプレンの存在は、私たちが肉体を越えた存在であり、人間の精神に対するサポートが必要であることを認識させてくれる。チャプレンは患者のバックグラウンドに関係なくサポートするが、無神論者が宗教的な人からの精神的サポートを望むことはまずない。英国では人口の3分の1以上が無神論者であり（Census, 2021）、アートが適している非宗教的な精神的サポートという選択肢へのアクセスについての議論が必要かもしれない。

　医療の臨床環境を豊かにするアート作品は、機能性を超えて人びとへの思いやりやケアを表現する。アートの展示は、18世紀と19世紀にヨーロッパで行われた芸術家たちの博愛主義的な取り組みから発展してきたが、20世紀前半は、より医療的なアプローチに重点が置かれ、豊かさはあまり感じられなかった（Nitkiewicz, 2016）。アートプログラムは1970年代から台頭し、英国の病院では、慈善基金や病院自体によって支援された100人以上のアートコーディネーターやキュレーターがいると推定されている（Aston, 2009）。アートコーディネーターは、展示を変えたり、取り付けたりすることを企画し、場合によってはアーティストが患者と一緒に仕事をすることを可能にする。

　「アートセラピー」は、医療におけるアートのもうひとつの側面であり、20世紀半ばに精神科病院に長期入院していた患者を助けるために、心理療法から生まれたものである。「アートセラピー」は、1942年にイギリスのアーティスト、エイドリアン・ヒルが結核から回復する過程で生み出した造語である（Hogan, 2001, p.135）。この専門職は、個人的な表現を通して患者がトラウマを克服することに重点を置いており、実践者にはかなりの訓練が必要で、この実践は主にメンタルヘルスケアの中で行われている。

　クローフォドら（Crawford et al., 2015）は、人文学がいかに思いやりのあるケ

アに貢献できるかについて、建築物の質の向上から、医療者へのよりいっそうの共感と洞察の促進、病気のときに患者や介護者がより良い生活を送るためのサポートまで、さまざまな角度から考察している。

1-7 折り紙 —— 個人的な経験

「クリエイティブ・スペシャリスト」としての私の役割は、腫瘍病棟の患者とスタッフに、ウェルビーイングのサポートとしてのクリエイティブな活動を提供することである。アイデアや素材の選択は、患者からの反応やフィードバックによって形作られてきた。過去の学校でのネガティブな経験を連想させるため、絵画のような伝統的なアート活動への参加は多くの人びとにとって困難なことであると感じた。参加した数少ない人びとは、すでに自分自身を芸術的だと考えていた。よりアート活動に参加しやすくするために、愛する人へのカード作りや、貝殻や化石などの自然の素晴らしさを見たり、意味のある歌の歌詞を考えたり、共同コラージュに落書きを投稿したりといった、堅苦しくない活動を提供してきた。落書きは写実的である必要がないアートの一形態であり、人びとは何が現れてくるかを見ながらおしゃべりすることができる。この魅力的なアクティビティでは、参加者は他の人が描いた落書きを見て、自分の落書きとの共通点や他の人の落書きとの共通点に気づくことが多い。これは、退屈したときに学校で落書きをした幼少期の記憶とリンクしており、集中力を高めるのに役立つと推測できる (Andrade, 2009)。

　あるとき、私はポーラという患者を訪ね、バッグにデコレーションをするよう勧めた。彼女は、「私は絵を描くのはあまり好きではない。でも次回の訪問時に、私は、あなたにあることを教えたい、そしてそれを学んで他の患者にも伝えてほしい」と私に語った。次の訪問でポーラは、伝統的な折り紙の方法で作る花束用のユリと茎の折り方を教えてくれた〔図12-4〕。彼女は子どもの頃、香港の病院でこの複雑な折り紙の折り方を習ったことがあるが、大人になり体調が悪くなった際に折り紙づくりを再開した。彼女は医療従事者のケアに感謝するために折り紙で花束を作った。ポーラは入院中、折り紙は心を落ち着かせ、生産的で集中できるものだと語り、花がもたらしてくれる人びととの笑顔を楽しんでいた。ポーラは、伝統的な折り紙であるふくらみのある星や、幸運と健康のシンボルとされる鶴の折り方も教えてくれた。

　私自身の創作活動では、絵画、デッサン、彫刻、文章など、さまざまなメディアを通しての自己表現を促している。折り紙はそれらとは全く異なるアート形態

であり、自己表現との関連性はあまり明白ではない。しかし、折るものを選び、紙を選ぶことからコミュニケーションが始まる。花、ハート、鳥といったテーマには、人生、愛、自由に関する多くの重層的な意味がある。折り紙は高い集中力と他者との交流を必要とし、より広い文化や歴史とのつながりをもたらす。落書きと同じように、折り紙は友人と過ごした子どもの頃の温かい幸せな気持ちをもたらしてくれる。男性にとって、折り紙は飛行機や水風船の記憶を呼び起こすものであることが多く、女性の場合は、友達と一緒に自分が好きな人や何を楽しんでいるかについて、「折り紙占い」や「パクパク（Chatter Box)」をしたことを思い出すことが多い。折り紙は日本が発祥の地だが、子どもの頃に折ることは世界中で共有されている。折り紙の作品を手にするだけで、男女を問わず、文化や階級を超えて、大人の好奇心や興味を喚起するのに十分だと私は思う。大人が困難な状況に直面したときに、折り紙は集中力や喜び、達成感をもたらす有意義でやりがいのある活動に関わる手段を増やしてくれる。

1-8　折り紙とウェルビーイング

　ウェルビーイングとは、簡単に言えば「健康で幸せだと感じている状態」（ケンブリッジ辞典）と定義できる。フィニス（Finnis, 1980）は、ウェルビーイングを、「生命」「知識」「遊び」「美的経験」「社交性（友情）」「実際的合理性」「宗教」の7つの基本的側面に分けている。第一に、「生命」とは自己決定と、痛みやケガからの解放を可能にする活力を意味する。患者の場合、医療の現場にいるのは活力を回復させるためである。創造的な活動をすることは、たとえ具合が悪い状態であっても、患者に活力をもたらす。第二に、フィニスはウェルビーイングの重要な側面として「知識」を、それ自体が望ましいものとして、そして生涯を通じて学ぶことの重要性という観点から挙げている。折り紙は、単純なものから複雑なものまで、無限の可能性を秘めた新しいものを、他者から、あるいは自分で実験しながら学ぶ機会を与えてくれる。第三に、フィニスは「遊び」はウェルビーイングと人間文化の基本的な側面であることを示唆している。知識と同様に、参加すること以上の意味がないパフォーマンスに没頭することの役割は、パフォーマンスそのものを楽しむことにある。折り紙は、ウェルビーイングにとって価値がある遊び心に満ちたものであり、趣味として追求すれば自己動機づけにもなる。第四に、「美的経験」はアートを通して経験したり、自然の中の美しさを通して見いだしたりすることができる豊かな幸福感の重要な要素である。遊びとは異なり、「美的経験」は人が参加する必要はなく、単に満足のいく美しい形を楽しむ

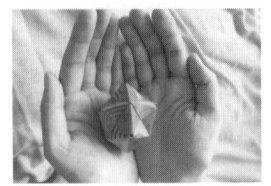

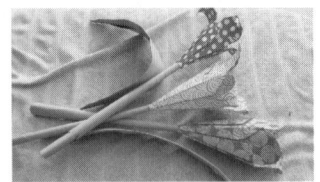

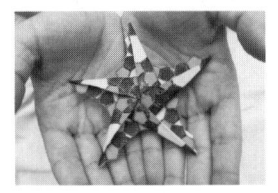

図12-3　患者とその家族と　　　図12-4　病院のベッドの　　　図12-5　患者が色紙で
　一緒に折ったソノベボール　　　　上の伝統的なユリの花　　　　　折った星

ことである。折り紙は美しい形や模様を作り出す。折り紙の美的な美しさは、あらゆる背景を持つ人びとを魅了し、折り紙はその根底に完璧さを示唆させるものであるため、現実の人生が完璧さとはほど遠い場合に、よりいっそう意義深いものとなる。第五に、「社交性」はコミュニティの価値であり、そしてその最も強いかたちである友情の豊かさにおいて、最も高いレベルの善を経験することになる。ほとんどの人にとって、折り紙は友情の温かさを思い出させてくれるものである。他者から学ぶという経験は、ウェルビーイングの重要な側面である強いつながりと協力の感覚をもたらす。そのことが折り紙を、孤立しがちな他の伝統的なアートとは異なるものにしている。折り紙はまた、人びとが贈り物をすることを奨励し、社交性を促進する。第六に、「実践的合理性」である。フィニスは、「自分自身の知性を、自分自身の行動やライフスタイルを選択する問題に効果的に役立てることができるという基本的な善」だと説明する。問題を解決するための自立と自己決定には、自由、理性、誠実さ、真正性が含まれる。折り紙などの創造的な活動は、病院での退屈や心配に対処する解決策をもたらす。最後にフィニスが示唆する「宗教」は、宇宙や秩序の起源との関連において、死に関する疑問と関連している。宗教を信じる者にとっては、折り紙は意義深いものとなり、一方無神論者にとっては、折り紙は宇宙の秩序につながる数学と科学と関連するものとなる。

　病気は私たちの物語を崩壊させ、無秩序と主体性の喪失をもたらす。折り紙は高度に構造化されたアート形態であり、正確な折り線によってコントロールをもたらし、整然とした美しさを生み出す。ある患者は、自分自身の人生がコントロールできないと感じていたときに、折り紙を習うことで、心に「新たな構造」がもたらされたと感じたと述べている。折り紙は、高度なレベルの集中力を私たちにもたらしてくれるので、否定的なマインドワンダリングから離れることができる。今この瞬間に注意を向けるマインドフルネスの利点については研究が進んでいるが、多くの人はもともと瞑想を学ぶことに興味がない。折り紙は実用的で

魅力的なマインドフル・アクティビティであり、その人を今この瞬間に導いてくれる。ある患者が語ったように、創造的であることは、必要とされる「心の休日」をもたらしてくれる。

　折り紙は集中力を養い、一度マスターすれば、感謝の深さを表現する贈り物を作る手段となる。「西洋」では、創作活動はしばしば自己表現のために用いられる。俳句のように、折り紙は一定の制約の中で取り組むものであり、自然を外から見るという、より「東洋的」な哲学から来ている。もともと折り紙は、（それぞれの作品に独自性はあるが）明白に自己を表現することよりも、自然の形に備わる美しさにより重点を置いたものであるため、贈り物に適したものとなっている。本やYouTubeを通じて、何を折ればいいのかについての無限のアイデアが提供され、実験する機会を与えてくれるので、折り紙は自分自身のモチベーションを高めることができる。

1-9　患者との関わり

　私はこれまで医療現場で3,000人以上の人と関わってきた。ハート、花、動物、箱など、折り紙の題材になりそうなものをいくつか用意し、その人に何を折りたいのか選んでもらっている。必要なものは、カラフルな紙とクリップボードだけである。折り紙は、清潔な材料を使い、散らかることがないので、臨床環境において理想的である。場合によっては、折り紙に絵を描いたり文字を書いたりすることもある。参加者は時間をかけて、折り紙のすべてのプロセスを楽しむことを勧められる。時間をかけて学ぶことで、患者が好きなようにおしゃべりすることができる。このプロセスにより、患者は自分自身に優しく、忍耐強く、根気強く接することができるので、セルフケアの側面が促進されることになる。励まされることで、期待以上のことが達成できる。セッションは、笑いと笑顔があふれる楽しい雰囲気がその特徴である。患者の体調があまりにも悪く、患者自身が折り紙を折ることができないと感じる場合には、代わりに、患者が選んだテーマと用紙に基づいて、私が折り紙を折ることを提案している。折り紙の一つひとつのプロセスを丁寧に示すことで、そこには精神的な刺激と交流が生まれ、患者の気分が向上する。出来上がった折り紙は、一緒に過ごした時間を思い出させてくれるものとなる。緩和ケアで長期間家を離れていた患者が、私に折り紙を折ることを強く希望したケースがあった。彼女は庭が恋しいと言い、香水をスプレーしたバラを折ってほしいと私に頼んだ。彼女は夢中になって見ており、このセッションで「**自分は解放された気分になった**」と語った。

ほとんど言及されることはないが、患者を励まし、患者に対して繊細に接するためには、実践者の複雑なスキルが鍵となる。しかし、折り紙であれば、美しい紙を提供し、わかりやすい折り図や動画へのリンクを利用し、展示エリアを提供するだけで、患者や訪問者に折り紙を折る機会と意欲を提供することができる。

　可能な限り、参加者にはセッションの終わりに匿名で短いアンケートに答えてもらい、サービスの発展を支援するために率直な感想を書いてもらっている。507人の患者からのフィードバックの要約を以下に示す〔表12-1〕。回答はテーマごとにグループ分けされている。患者は、セッションが精神的な刺激と、喜びをもたらしてくれると感じている。

　患者の言葉は要約以上のものを伝える。以下に患者のコメントの例を挙げる。

患者のコメント

　「絶対にこの素晴らしいサービスを続けてほしい」「リジーさん、今後もこの良い取り組みを引き続き頑張って続けてほしい。これはだれにとっても意義がある」「やめないでほしい。これはとても価値があるセッションで、私を大いに助けてくれた」「ぜひ続けてほしい。これは本当に宝物のような体験であり、恵みである」

「どのように役に立ちましたか」に対する回答

　「私のがんの問題を忘れさせてくれた」「私を夢中にさせてくれ、瞑想的で、その瞬間の肉体的なことやそれに伴う心配事から解放してくれた」「厳しい現実から心を遠ざけてくれた」「自分がどこにいるのか忘れて集中できた」「精神的な刺激にとても役立つ」「あなたと一緒に座ることができて、よかった。とても助かった」「気分が沈んでいた」「笑ったり、思い出したりした」「その日の憂鬱な気分が大きく変わった」「人びとが自分はいつも通りであると感じることができるよう

表12-1　患者からのアンケートの要約（$n=507$）

Q1. セッションは役に立ちましたか？ もしそうなら、どのような形で？	99% 50% 22% 21%	「はい」（$n=507$） 精神的な刺激 他者とのつながり 気分の向上
Q2. セッションであなたはどのように感じましたか？	62% 24% 11%	満足（$n=501$） リラックス 達成感
Q3. このセッションを続けたいですか？	100%	「はい」（$n=382$）

になる」「長い入院生活の退屈を和らげることができる」「自分が好きなことを思い出せるようになった」「体力がついた」

「このセッションであなたはどう感じましたか？」に対する回答

「幸せ、笑顔、喜び、そして感謝」「生き返った感じがした」「笑顔になった」「とてもワクワクし、刺激を受けた」「精神的にかなり回復し、強くなった。今は生きているという気がする」「自分が病院にいるということを忘れさせてくれた」「精神的に楽になった。気分が良くなり、バランスがとれた」「リラックスして好奇心が湧いた」「痛みから気を紛らわせることができた」「医療的というより人間的だった」「新しいことを学べてとても幸せで嬉しかった」「自己意識と再発見の感覚をもたらしてくれた」「より前向きでエネルギッシュになれた」

ポールという患者の例から、クリエイティブなセッションがどのような変化をもたらすことができるかについて知ることができる。あるコンサルタントが、落ち込んで泣いているポールを訪ねてくれないか、と私に頼んできた。私はポールを訪ね、ギターを弾くのが好きだが、病棟の環境ではギターを弾けないとポールが感じていることに気づいた。私が彼に絵を描くように勧めたことで、彼は自分自身がいかに創造的なことが好きだったかを思い出すことができ、彼の気分は上向いていった。彼は折り紙に挑戦し、折り紙で花を折って医療者や友人に贈るようになった。さらに自分が愛する人の葬儀用の花まで作った。ポールは作曲することを再開し、レコーディングもした。車椅子を使いながらもフェスティバルに出かけ、結果的にそれが彼にとって最後の夏となった。ポールは病院でのセッションについて、「自分の原点に戻って演奏する機会」を通して「とてつもなく助けになった」、そして「自分が明るくなり、笑顔を保つのに大いに役立った」と語った。

1-10　スタッフのウェルビーイング

エンゲルら（Engel et al., 2023）による、アート、医療、燃え尽き症候群をテーマとした系統的な文献レビューは、医療者を対象とした視覚に基づく活動に関する26の研究に焦点を当て、全体としてそれらの活動が共感とつながりを促進し、燃え尽き症候群を緩和するのに役立つ効果があることを明らかにした。

私たちの腫瘍病棟の医療者は、緩和ケアの患者を含む非常に具合の悪い患者をケアしている。スタッフ向けとして、私たちはスタッフがこの病棟に配属されたときに折り紙のセッションを提供し、可能であればグループセッションも行っている。また、折り紙の花束を飾ることで、病棟に彩りを与え、スタッフや患者、訪問者へのケアを表現している。病院では本物の花はあまり推奨されないが、折り紙の花は、ケアのしるしとして喜ばれる（Day, 2009）。10 〜 60分のセッションに参加したスタッフには、短い匿名のアンケートを通じて、その体験を振り返るよう勧めた。85人の医療従事者からの回答は表12-2にまとめられており、折り紙がリラクゼーションをもたらすという強い支持を得た。

　スタッフが書いた言葉は、以下のように全体の要約以上のものを伝えている。

「以前はどのように感じていましたか？」に対する回答
　「仕事で頭がいっぱい」「ストレス、不安」「いろいろなことが頭から離れずストレスを感じていた」

「セッションであなたはどう感じましたか？」に対する回答
　「とても温かく、幸せで、楽しい」「とても癒され、ストレス解消になった」「穏やかな中でエネルギーが沸いてくる」「仕事のストレスから解放される」「幸せで、

表12-2　医療従事者が記入したアンケートの要約（$n＝84$）

Q1.セッションは役に立ちましたか？もしそうなら、どのような形で？	100%　はい（$n=84$） 42%　リラクゼーション 30%　集中できる／仕事のことを忘れることができる 20%　ストレス軽減 19%　創造的である
Q2.セッションであなたはどのように感じましたか？	58%　リラックスできた（$n=85$） 44%　幸せ 12%　創造的 11%　達成感
Q3.以前はどのように感じていましたか？	33%　ストレスを感じている（$n=78$） 24%　大丈夫（OK） 14%　疲れている 14%　多忙 12%　不安 4%　退屈
Q4.このセッションを続けたいですか？	100%　「はい」（$n=84$）

何かを達成したような感覚になる」「気持ちが軽くなる」「幸せで穏やかな気持ちになる」「病棟で感じているストレスが軽減される」「リジーさん、ありがとう！」「気持ちが落ち着く —— これまでは動揺や恐怖を感じていた」

1-11　Origami Pulse CIC と「ゆめ伴プロジェクト in 門真」

2018年以来、折り紙作家のズーレイ・サヤレロと共に、「**一度に一折りずつ、人生をより良いものにする**」ことを目的とした「Origami Pulse CIC」を設立した。ズーレイは自身が困難に直面した際に、折り紙が自分のメンタルヘルスを前向きにサポートし、さらに他者とのつながりをもたらしてくれることに気づいた。国営宝くじ（National Lottery）からの資金援助を受けて、私たちは、精神的、及び身体的に健康面での困難さを抱える人びとを含む、コミュニティの弱い立場の人びとを対象に折り紙のワークショップを提供し、図書館や学校などの公共スペースで、対面あるいはオンラインで折り紙を紹介した。私たちは、伝統的な折り紙を紹介したシンプルなパンフレットを作成及び印刷し、コロナ禍の初期に25,000枚を英国中の病院に送った。

ユニバーシティ・カレッジ・ロンドン病院での仕事の一環として、私はYouTube（www.YouTube.com/DrLizzieBurns）で誰でも利用できる動画を定期的に作成し、コロナ禍における人びとのつながりを促進するため、ソーシャルメディアを通じてこのリンクを共有するよう人びとに呼びかけた。この公開共有がきっかけとなり、「ゆめ伴プロジェクト in 門真」のボランティアであるコミサロフ喜美氏が、折り紙を「笑顔の輪」をもたらすために使っているという双方の共通点を認識し、私に連絡してきてくれた。「ゆめ伴プロジェクト in 門真」は、大阪府門真市のさまざまな団体や人びとと共に設立された。ゆめ伴プロジェクトの「折り鶴プロジェクト」は、施設に暮らす認知症高齢者やスタッフが、コロナ禍においても社会とのつながりを失わないようにと、森安美氏が折り鶴を折るよう呼びかけたことから始まった。ボランティアとともに、入居者たちは何百、そして何千もの鶴を折り始め、公共の場にそれらの折り鶴を飾ることで希望を祝い、共に達成できることへの誇りを育んだ。焦点と目的を共有することで、家族が訪問できないときでも、強い共同体意識が育まれる。住民、スタッフ、家族、友人、支援者が折った折り鶴の展示は、関係者全員に前向きさと喜びをもたらす。「笑顔の輪」は世界中に広がっている。ゆめ伴プロジェクトのストーリーを私の英国とフランスのコミュニティで共有したことで、あらゆる年齢の人びとが支援のために折り鶴を折るようになった。未来へのメッセージや願いが書かれた折り鶴は

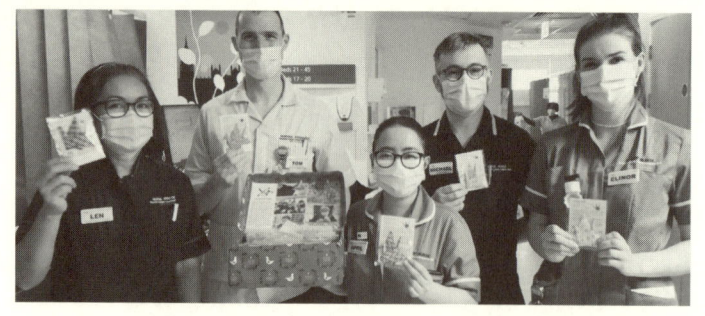

**図12-6 「ゆめ伴プロジェクト in 門真」からの
折り紙ギフトを手にするユニバーシティ・カレッジ・ロンドン病院の看護師たち**

贈り物として大阪に送られ、展示された。

　高齢の住民たちは、英国に感謝の気持ちを伝えたいと考え、「おもてなし」を「日本流のホスピタリティ」と説明し、折り鶴を寄贈してくれた。私たちはこの折り鶴のギフトを、私が勤務するユニバーシティ・カレッジ・ロンドン病院の、マスク着用中であっても笑顔を絶やさない看護師たちに提供するために「笑顔の宝箱」〔図12-6〕を作った。ゆめ伴プロジェクトは、「2025年日本国際博覧会（大阪・関西万博）」にて、世界を越えた人と人とのつながり、笑顔、友情を促進するために、伝統的な折り紙を使った大規模な展示をすることを目指している。折り紙を折るというシンプルな行為は、言語を介さずに世界中の人びとを結びつけることができる。鶴、花、ハートはケアの意味を伝える。子どもたちが折り方を学び、またその子どもたちが将来この無邪気な喜びを未来の世代と分かち合うことで、過去は未来へとつながっていく。

　折り紙とは身近で普遍的なアートである。紙を折るというシンプルな行為によって、医療現場の人びとは喜びを発見し、その喜びを表現することができる（Burns, 2020）。ささやかな一枚の紙を折ることで日常が美しいものに変わっていく。

謝辞

University College London Hospitals NHS Foundation Trust、サポートしてくださった私の上司であるサイモン・ウォーラー氏および腫瘍科のチーム、ULCH Charity, Origami Pulse CICの一環としてプロジェクトに資金を提供してくれたThe National Lottery、そして私の同僚でありまた友人でもあるズーレイ・サヤレロ氏、この機会を与えてくださった聖路加国際大学の井上麻未教授、喜びをもたらしてくれた「ゆめ伴プロジェクト in 門真」の森安美氏、コミサロフ喜美氏、そしてゆめ伴のすべての皆さまに、感謝の意を表します。ありがとうございました。

文献

Andrade, J. ：What does doodling do?, *Applied Cognitive Psychology*, 24, 1, 100-106, 2009.

Aston, J ：Hospital arts co-ordinators: an accidental profession?, 2008-9. https://www.artsandhealth. ie/wp-content/uploads/2011/08/Hospital-arts-co-ordinators-an-accidental-profession.pdf

Barron, F. ：The psychology of creativity, In *New Directions in Psychology II*, Holt, Rinehart & Winston, 1965.

Birnbaum, C. & Sallas, J. ：*The Beauty of the Fold: A Conversation with Joan Sallas*, Sternberg Press, 2012.

Britt, K. W. ：Papermaking, Encyclopaedia Britannica Online, 2020.

Burns, E. ：Pass me an anti-boredom pill doctor, BMJ Opinion, 2017. https://blogs.bmj.com/ bmj/2017/03/02/elizabeth-burns-pass-me-an-anti-boredom-pill-doctor/

Burns, E. M. ：Elephant in the ward: Boredom in hospitals, *BMJ Supportive & Palliative Care*, 9, 231, 2019.

Burns, L. ：Transforming the everyday into something beautiful: How origami can help encourage self-care, BMJ Opinion, 2020. https://blogs.bmj.com/bmj/2020/12/21/transforming-the-everyday-into-something-beautiful-how-origami-can-help-encourage-self-care/

Census 2021：Religion, England and Wales. https://www.ons.gov.uk/ peoplepopulationandcommunity/culturalidentity/religion/bulletins/religionenglandandwales/ census2021

Crawford, P., Brown, B., Baker, C., Tischler, V & Abrams, B. ：*Health Humanities*, Palgrave Macmillan, 2015.

Day, G. ：Wards of the roses, *BMJ*, 339, b5257, 2009.

Eastwood, J. D., Frischen, A., Fenske, M. J., & Smilek, D. ：The unengaged mind: Defining boredom in terms of attention, *Perspectives on Psychological Science*, 7(5), 482-495, 2012.

Engel, T., Gowda, D., Sandhu, J. S., & Banerjee, S. ：Art interventions to mitigate burnout in health care professionals: A systematic review, *The Permanente Journal*, Jun 15; 27(2), 184-194, 2023.

Finnis, J. ：*Natural Law and Natural Rights*, Clarendon Law Series, Oxford University Press, 1980.

Grand, M. & Curat, C. ：In search of the Flapping Bird, *British Origami Magazine*, 286, 2014.

Hogan, S. ：*Healing Arts: The History of Art Therapy*, Jessica Kingsley, 2001.

Killingsworth, M. A. & Gilbert, D. T. ：A wandering mind is an unhappy mind, *Science*, 330, 932, 2010.

Kodansha International ：*Densho Origami: Traditional Japanese Figures for Everyone*, 2010.

Mitchell, D. ：2023. https://www.origamiheaven.com/historyindex.htm

Nitkiewicz, R. ：Art in hospitals, 2016. https://www.kingsfund.org.uk/blog/2016/04/art-hospitals

Robinson, N. ：History of origami, Encyclopaedia Britannica Online, 2003.

Smallwood, J. & Schooler, J. W. ：The science of mind wandering: Empirically navigating the stream of consciousness, *Annual Review of Psychology*, 3(66), 487-518, 2015.

Smith, J. ：The malady of boredom, *BMJ Opinion*, 2018. https://blogs.bmj.com/bmj/2018/11/29/ jeremy-smith-the-malady-of-boredom/

Storr, A. ：*The Dynamics of Creation*, A Pelican Book, 1972.

Tsien, T-H. ：Science and civilisation in China, *Chemistry and Chemical Technology*, vol. 5 part 1. Paper and printing', Cambridge University Press, 1985.

Ulrich, R. S. ：View through a window may influence recovery from surgery, *Science*, 224, 420-422, 1984.

Wilson, T. D., Reinhard, D. A., Westgate, E. C., Gilbert, D. T, Ellerbeck, N., Hahn, C., Brown, C. L.

& Shaked, A.：Just think: The challenges of the disengaged mind. *Science*, 345, 75-77, 2014.

2　地域でのものづくり──作業療法の展開

2-1　多世代交流としての大学生の地域での取り組み
──京都橘大学作業療法学科

　作業療法（Occupational Therapy）の「作業」は、一般的に日本語としてイメージする作業という言葉とは少しニュアンスの異なるものである。Occupationalの語源はOccupy（占有する、占める）であり、作業療法が介入対象とする事象は、その個人にとって満たされた生活、生き方になる。個人が病気や障害、加齢、劣悪な環境により、自分を満たす生活や仕事、好きな趣味などがうまくできない状態の人に、その個人のOccupyされた状態を取り戻す関わりが作業療法の根幹となる。そうした意味では医療的課題への介入だけでなく、社会的課題（引きこもり、孤立、貧困、虐待など）に対しても作業療法の視点で介入できることは多い。

　日本において、作業療法士は医療現場にいることが多いが、近年では在宅支援や街づくり、予防事業などで、地域支援や地域の課題に介入する作業療法士も増えてきている。地域とは生活の場であり、そこには多世代が交錯したさまざまな生活形態やニーズがあり、医療現場の学びだけではとうてい対応できない課題も生じてくる。多くの作業療法士が地域で活躍することもそう遠くないことであり、学生のうちから地域の課題を肌で感じる機会を作ることはこれからの作業療法士育成にとっては必要なことと思われ、現に多くの養成校で地域に実際に出かける演習授業を設置している。京都橘大学においても「地域包括ケアシステム演習」という講義を3回生に設置し、団地の課題、農福連携、社会資源としての図書館との連携などを実際の場に赴き、担当職員や団地の住人、高齢者、発達障害児者との交流を行いながら、地域の実情や課題に直接触れ、考える機会を作っている。以下は、その実践についての報告である。

Ｙ団地における多世代交流とヘルスプロモーション活動

　Ｙ学区、Ｎ学区には、高齢化が進行しているＹ団地（高齢化率：分譲住宅52.0％、市営住宅50.8％；2019年1月現在）がある。Ｙ団地エリアは、京都市の「京都刑務所敷地の活用を核とする未来の山科のまちづくり戦略」において、大学などとの連携によってコミュニティの活性化を図るエリアに指定されている。2019年度、

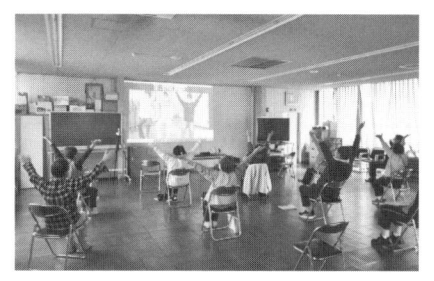 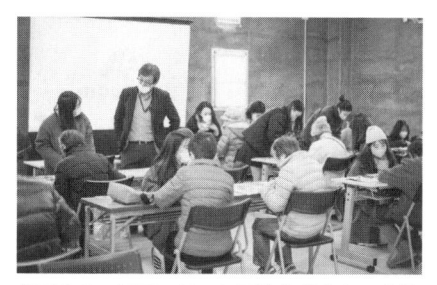

図12-7　団地の高齢者とコロナ禍で行った　　　図12-8　対面で行った団地高齢者との交流
**　　　　リモートでの体操　　　　　　　　　　　　　　（ものづくりを一緒に行っている場面）**

住民のニーズを把握するために、本学、京都市、Y・N学区自治連合会が連携し、住民に対する今後のY団地地区の在り方に関するアンケート調査を実施した。その結果、高齢者から若者まで多世代が交流することによるコミュニティ活性化が求められていることが明らかとなった。その結果を踏まえ、2020年1月に団地集会場にて「ものづくり・健康教室」を開催した。血圧測定、骨密度測定などの健康測定、革細工活動、タオル体操、認知症の講話など2時間にわたるイベントに約50名が参加し、こうした機会が地域の交流の場となることを再認識した。この活動を機に地域住民同士のつながり作り、地域と大学とのつながり作りを狙いとした『京都橘大学作業療法学科「つながる」プロジェクト』を発足、市の支援事業に採択され、地域活性化に向けた活動を継続している。

　そして令和2年度から、作業療法学科3回生専門科目「地域包括ケアシステム演習」と紐付け、学生とY団地の地域住民が参加、交流する多世代交流と地域支援の具体的な方法を自分で考え、実践するアクティブラーニングを目的に取り入れている。具体的には年間4回程度開催し、令和2年度はCOVID-19の影響を鑑みリモート型での実施となったが〔図12-7〕、令和3、4年度は感染対策に留意しながら対面で実施することができ〔図12-8〕、これまでに延べ200名以上の住民の参加があった。学生たちは5〜6人のグループに分かれ、リハビリテーションの視点から身体運動を促す「健康体操」と、認知機能を促進する「頭の体操」を自分たちで企画、実践した。学生にとっては地域の高齢者の方々とコミュニケーションをとりながら実践することや、地域の状況を肌で感じる貴重な機会となっている。参加した高齢者の方々からは、「若い世代と交流することで元気をもらえる」「引きこもりがちなコロナ禍において希望のもてる会でした」といった声もあり、講義等で学んだ知識を社会実装する意識の醸成にもつながっている。人により、ある場所へ集う理由は異なってくる。まずは外に出てくること、その場

に来ることが大切であり、それがなくては良い取り組みがあっても意味をなさない。今後は自治会の協力を得て食品ロスに対する取り組みも開始し、高齢者だけではなく、子育て世帯にも広げ、まずはコミュニティに足を運ぶ理由作りをたくさん用意し、地域の中で多世代にわたる「つながり」の場を拡大していきたい。学生にはその活動がイベントで終わるのではなく、いま行っている活動がその先の地域づくりにどのような意味を持つかということを考える機会にもしたいと考えている。

企業と連携して農福連携の実践を体験

TORAYが運営するトレファームのビニールハウスはレイズドベッド、遠隔からの肥料散布、散水、モニタリングが可能な設備が整っており、車椅子の方、頻繁にビニールハウスに来ることができない方でも農業を行うことができる。ここでは施設の高齢者や障害施設の入居者も野菜の栽培に参画し、その収益を入居費の一部に当てるなどの実験も行ったことがある。企業の技術を知り、技術が社会参加や生活支援の一助になるのであれば、その技術を高齢者や障害を持っている人へつなげていくことも地域における医療・福祉職の大切な役割である。COVID-19の影響があるときにはリモートにて教員が実際の場に行き、ボランティアの方と一緒に企業連携の取り組みについて話をする機会を設けていたが〔図12-9、図12-10〕、現在では学生がビニールハウスに行き、種まきと収穫を行っている〔図12-11〕。収穫時には高齢者や施設利用者とのふれあいを持ちながら、医療や福祉と農業をつなげていくイメージを体感する機会としている。

学生からは、「車イス使用者が農業に取り組む場合に配慮すべき点はどんなことか」「精神科の作業療法にトレファームを導入する際の利点と疑問点」「自分で収益を上げて、生活の糧にすることの大切さやそのことによる活力の向上が見られる」など具体的な疑問や意見が出てきており、ヘルス産業事業に医療職としてどのように連携・貢献できるのかを考える機会となっている。

社会資源として公立図書館と連携する

京都市内のD図書館では地域支援の取り組みとして、『認知症カフェでの回想法の実施』『世界アルツハイマーデー展示』『認知症にやさしい本棚の設置』といった企画を実施している。地域包括ケアシステム演習では、D図書館の司書の方を講師としてお招きし、図書館の視点から地域課題や対策を教示してもらっている。学生は、図書館が本を読む、借りるだけの拠点ではなく、地域の社会資源のひとつとして、連携できる場であり、活用できる場であることを学んでいる。認知症

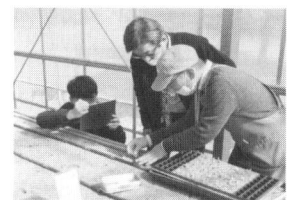
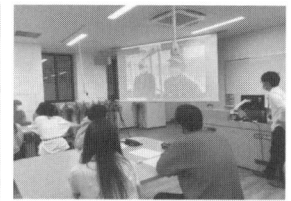
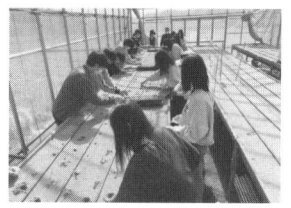

図12-9　ボランティア高齢者に種まきの指導を受けている場面

図12-10　遠隔でボランティアの高齢者学生がディスカッションしている場面

図12-11　農園に行って種まきの実際を経験

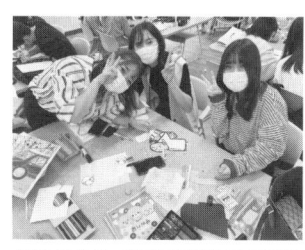
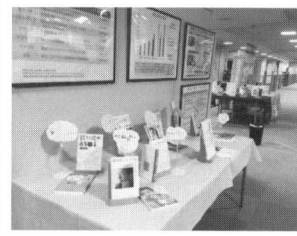
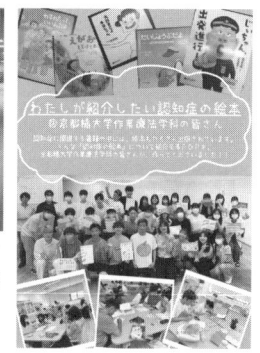

図12-12　絵本を読んでPOPを制作している学生

図12-13　図書館でPOPを付け絵本や本の紹介をしている実際の場面

図12-14　図書館が制作した紹介パンフレット

施策推進大綱では図書館も認知症啓発における重要な拠点であることが明記されている[2]。講義では認知症に関連する児童書（絵本）のPOP作成を通じて、地域や教育の現場における実際的な認知症の啓発活動に参画している〔図12-12、図12-13〕。図書館のイベント時やアルツハイマー月間の展示において活用してもらっており、自分の制作したコンテンツが市民の目に触れる場に置かれることで、制作のモチベーションを上げる学生もいる〔図12-14〕。

2-2　高齢者の創造性を刺激する
──ものづくり教室を通した高齢者と若者の協同

ものづくり教室の変遷

　高齢になっても、障害をもっていたとしても、その作業に夢中になれれば、ひとりでに体が動いていく。その人にとって意味のある作業は、その人を健康に、幸福にしてくれる。作業療法のモットーは「作業が人を健康にする」ということ

である。我々が所属する作業療法学科では学科の特性を生かし、高齢者を対象として作業（ものづくり）を通じて仲間づくりや活力づくりに貢献するヘルスプロモーション・プログラムを2018年度より実施してきた。活動は月1回の土曜日、学生も参加するかたちで行われてきた。2019年秋には学生と高齢者が協同して、学園祭に出店することとなった。企画会議が行われ、香りで集客しようとアロマを使ったアロマストーンやアロマワックスサシェなどを作ることとなった。ラッピングなどは学生がセンスよく行い、強気の値段設定であったが完売となった。

このように学生と高齢者の協同が盛り上がりを見せたところで、新型コロナ感染拡大の影響を受けて、2020年からは活動休止を余儀なくされた。しかし2021年1月よりZoomを使ってのオンラインものづくり教室へと形を変えて継続することとなる。まず3回、ソフトのダウンロードの仕方から、Zoomへのアクセスの仕方、操作の仕方などの講習会を行い、2021年1月に第1回の「オンラインものづくり教室」を開催した。開始直後には「音が聞こえないけれど、どうしたらいい？」などの質問が電話を通してあり、カメラでPCを示しながら説明するなどして、なんとか無事に進行することができた。さすがに難しいかと実行を迷ったチャット画面上にgoogle formのURLを貼ってアンケートをとるという試みも、意外とスムーズに実行できた。Zoomの使い方をマスターした高齢者たちは、自分たちで万葉集の集いなど、オンラインでのクラブ活動の運営を始めた。また骨折などで仲間が入院したときもZoomでつながり励ましたりしている。感染症流行下でなくても体力の衰えや家族の介護などから大学に来られなくなったメンバーもいる。2023年4月からのものづくり教室は、大学で行いたい対面組と自宅から参加するオンライン組のハイブリッド型で開催している。

2022年秋からは、奈良県山添村でも高齢者対象のものづくり教室を行うこととなった。山添村では災害時の情報共有のため高齢者のスマホ教室などを行いICT（Information and Communication Technology：情報通信技術）への関心を高めようとしてきているが、なかなか効果的に行えていないという実情があった。そこでものづくり教室を年何回か山添村で行い、会場と京都のオンラインものづくり教室のメンバーとをZoomでつなぐ取り組みを開始した。山添村の高齢者からは「なかなか若い人と会う機会がないけれど、孫のような大学生にやさしく教えてもらえて楽しいひとときだった」「京都の方たちとも交流できてよかった」と大好評であった。Zoomを学びたいという方もいて第2回目の始まりにZoomがつながる仕組みを説明した。2023年9月、3回目の山添村でのものづくり教室ではハーバリウム（ドライフラワーなどをガラス瓶に入れ専用のオイルで浸した）とアクアリウム（金魚や熱帯魚のシールや水草、海草などを使った）を作製のあと、

学生がスマホで作品を素敵に撮るコツを教えた。

高齢者と若者の感情の共同体

　ものづくり教室は、学生と高齢者が協同することを目的の一つとしている。会場では、学生のひとりが作業の講師役となり、WEBカメラを通して京都の高齢者たちに作業の手順を教える。その手元の様子はスクリーンで会場にも映し出される。他の学生たちは、テーブルごとに高齢者の作業のお手伝いをする。学生たちに対し、高齢者とのものづくり教室の経験についてグループインタビューを行い、分析したところ、その内容から3つのカテゴリーが抽出できた。

　〈高齢者とのコミュニケーションの学び〉。これは、たとえば「ハーバリウムの説明をするときに自分たちがいつも通りに使う言葉で伝えてもうまく伝わらなかった場面があった。言葉で伝えることの難しさを感じた」、「年代の違う方に対しての言葉遣いや、どのように説明したら伝わるかを普段の生活以上に気をつけた。1回目のものづくり教室ではうまく伝えられなかった部分もあったが、2回目ではしっかりと伝えることができたと思う。目線を合わせたり、ため口を使わずになるべく丁寧な言葉を使うように心がけられたと思う」のように語っている。また、「山添村の高齢者の方々はとても温かく、自分の孫のように接してくださり、一緒にものづくりをしていくなかで距離が縮まったように感じました。高齢者の方も『若い子とふれあう機会はなかなかないから楽しい』と言ってくださり、高齢者の方々にとっても、学生にとっても有意義な時間になったのではないかと思います」のように語った。「自分の祖父母よりも、会話が弾んだ」と語るものもいた。また、「始めはなかなか話せなくて困ったんですけど、打ち解けてもらえたという瞬間があって、笑顔を大切にしたらいいのかなと思った」や「気を使いすぎるより、こちらも楽しんだほうがいいんだと思った」など、実際にコミュニケーションするなかで身につけていったものがあった。

　〈作業の力の体感〉は作業療法を学ぶ学生にとって重要な要素である。冒頭に述べたように作業療法のモットーは「作業が人を健康にする」ということであり、特にこの「作業の力」を学生のうちに体験してもらうことは今後の作業療法士としての基礎を作るうえで非常に重要なことである。学生は、「ものづくり教室を行っているときは、高齢者の方々が全員いきいきとしており、自分も楽しかったし、参加できてよかったと心から思うことができた」「前回一緒に作ったハーバリウムを、ストラップにしてかばんに付けてくれていた方がいて（机上に飾る大きめのハーバリウムの他にストラップにする小さいものも作成した）、それを見てとてもうれしい気持ちになりました。『これ見て！』と嬉しそうにハーバリウムを

見せてくださったので、やってよかったという達成感を感じることができました」「以前の参加者がカバンに小さいハーバリウムを付けて、『病院で見せたらほめられた』というようなことを言われ、やりがいやうれしさを感じました」の語りのように、作業によって高齢者が生き生きしたり、その作品を誇らしく思ったりと、作品という成果物ができることの意味や作業の力を体感する貴重な機会となっている。

　〈ケアの喜び〉もまた作業療法を学ぶ学生にとって重要なものである。「手指の振戦が見られる方もいて、その方は細かい作業が難しそうでしたが、私がサポートしながら本人のイメージ通りに作ることができました」「自分で作られたペンダントなどを嬉しそうに高齢者の方達で見せあいながら楽しそうにしてくれてる姿を見て、自分がサポートしながら作ったことにすごくやりがいを感じ嬉しく思いました」と語っている。ここでの「ケア」は、その人のことを考えながら、その人のやりたい作業をサポートしていくことを指している。その人の喜びが自分の喜びとなるような感情の共振を伴う体験である。作る楽しさ、いいものができたという達成感、自分が関わったことで喜んでもらえた喜び。ものづくり教室はそうした感情の共同体から成っている。ものづくりを通し、高齢者も若者も一体となって体感する「楽しい」「うれしい」といういきいきした感情が健康づくりに確かにつながっていくのである。

浮上したジェネラティビティのテーマ

　高齢者たちはまた、学生たちの研究に協力したり、コロナの状況下で実習に行けない学生たちの模擬患者としても協力してくれている。作業療法学科ではコロナの影響で学外実習に行けない学生のため、面接や測定などの評価の相手となる模擬患者役をお願いした。その後、他学科の授業にも呼ばれ、模擬患者として学生の教育に貢献するようになっていった。

　2023年に卒業した筆者のゼミ生2人は、オンラインものづくり教室を卒業研究のテーマとすることにした。学生たちは、高齢者たちが予想以上にオンラインを使いこなして、ビデオフィルターの機能で唇を黄色くして元に戻せなくなったり、バーチャル背景のままで作品を見せようとして作品が見えなくなったりと、好奇心、探究心ゆえのトラブルがあることに驚いた。オンラインで披露するために前もって工夫した作品を準備していたり、材料を集めるために近所を散歩したりと、日常生活にもオンラインものづくり教室が影響を与えていることに着目し、どのようにオンラインものづくり教室が高齢者の健康増進につながっていくのかを探究していった。学生が特に注目したのは高齢者たちの主体性が向上していく様子

だった。ものづくり教室の運営についても「毎回アンケートをしては」「もう少し会員の交流の時間を長くしては」など会員からの意見も多く聞かれ、教室の進行などに反映していった。

　若者との交流について高齢者はどのように考えているのかを、インタビューから分析した。高齢者のインタビューからは〈ジェネラティビィティ（generativity：世代継承性）〉をテーマとする内容が語られた。たとえばAさんは「若者に自分の知っている分野について伝えていきたい。自分たちが知っている歴史であったり、物を伝えていきたい。伝統はこういう理由があってこういうことをしているよというのを伝えていきたい」と自分の経験や知、伝統といったものを若者に伝えていきたいという思いを熱く語った。

　エリクソンは精神分析的個体発達分化の図式の中で、成人期の課題をジェネラティビティ、「次世代を導き確立することへの関心」であるとした。高齢期においてもジェネラティビティが発達課題となるのは、「死の受容」と深く関連しており、これまでの経験や持てる知恵・技術を活かし、次世代に利他性を発揮することで、自分自身の命が次世代へと受け継がれていくことを実感でき、やがて訪れる自分の命の終わりを受け入れることができるようになるとされる（Erikson & Erikson, 1982/2001）。単にケアを受ける存在となるのではなく、若者に経験や技術、知識を伝えたり、若者の成長に役立とうとすることは、高齢者のジェネラティビティを刺激して、「生きる力」を与えるものとなると考えられる。

クリエイティビティの発揮

　さて、ものづくり教室で行われるアクティビティも変化してきた。まずオンラインで行うためには、工程数を少なくシンプルにする必要があった。オンラインになって、苔玉、テラリウム、オイルパステル画、水彩絵手紙、赤松盆栽、風鈴の絵付け、バスボム、ハーバリウム、レジンなどさまざまなものに挑戦してきた。そうした経験の中から、最近注目して行っているのが、自由度の高いアートな種目である。オンラインになって各自の作品を披露し、批評しあう時間を大切にするようになり、各自が自分の工夫したところなど作品のオリジナリティを披露することを楽しんでいるように見えたからである。たとえば最近、アルコールインクアートを行った。これは専用の用紙の上にアルコール液とインクをたらし滲ませ、混ぜ合わせて模様を描く手法である。思いがけない混ざりや滲み具合でおもしろい模様になったりする。偶然にも左右されるもので、自由にやってみたらこんなのができた、というのを楽しんでいく。水彩画や版画をやっているメンバーもいて、最初はそうした抽象的なアートに馴染めず、花の下絵を描いた上にイン

クをたらしたメンバーもいた。だが、学生が自由にのびのびと行っているのを見て、思い切って非常にアートな趣の作品を次々に作って披露した。体調があまりよくなく、オンラインで参加し続けている女性は、いつも手が震えて細かい作業は難しく、巧緻性の必要な作業のときは見学していたが、アルコールインクアートの作品を誇らしく提示し、「手が震えていてもこんな作品ができました。これは作業療法のひとつの完成形なんじゃない？」と少し興奮した様子で画面の向こうから話してくれた。高齢者も学生も、自分の作品を笑顔で披露しあい、「すごいなぁ」「感性が素敵」などとコメントしあう。作品を仕上げた安堵感とともに喜びや驚き、ユーモアなどの感情の共同体が形成されていくのである。

注

［1］トレファーム（TORAY）https://www.toray-tcc.co.jp/construction/torefarm/（2023 年 11 月 1 日閲覧）
［2］厚生労働省：認知症施策推進大綱, p.5. https://www.mhlw.go.jp/content/000522832.pdf （2023 年 11 月 1 日閲覧）

文献

Erikson, E. H. & Erikson, J. M.：*The Life Cycle Completed, Expanded Edition*, W. W. Norton, 1982. 村瀬孝雄・近藤邦夫（訳）, ライフサイクル、その完結〈増補版〉, みすず書房, 2001.

3 互恵性と世代継承性の老年看護学の実践
── 一人ひとりが輝くための世代間交流支援

3-1 世代間交流の背景

コミュニティ（地域）は元来子どもから高齢者まで、さまざまな世代の人びとで構成されるものである。世代とは、生まれた時期が同じで時代を共有する人の集まり、あるいは元号という時代そのもの、または人の発達ステージの違いを指している。

世代が異なる人びと相互の交流を世代間交流と呼んでいる。現代のわが国では、核家族化の進展、都市部への人口集中、生活圏の広がりや生活意識の変化により、日常的に世代を超えて交流する機会は減少し（総務省, 2021）、異世代との接触頻度の低下は世代間連帯の隔絶を生じさせている。そのため、地域共生社会を実現するためには意図的にプログラムを作り、提供することが必要となっており、そ

の必要性に気づいた地域、自治体、学校などではそれらを拠点として、さまざまな場所での世代間交流活動が展開されるようになった。

世代間交流とは、「異世代の人びとが相互に協力しあって働き、助け合うこと、高齢者が習得した知恵や英知、ものの考え方や解釈を若い世代に言い伝えること」（Newman et al., 1997）とされる。世代間交流の理論的背景には、人の生涯の成長発達に関する諸理論やエイジング理論などが挙げられる。

人は生涯にわたり発達する存在であり、各段階で達成すべき発達課題がある（エリクソン, 2021）。子どもは社会の中で他者との相互作用を経験し、言葉を介した相互作用によって認知的発達がなされる（Vygotsky, 1934）。そして、知識は経験から生まれること（Dewey, 1938）など、異世代との交流は子どもの成長発達を促す側面をもつ。また、世代間に生じる社会的相互作用の役割には、高齢者の加齢に伴う影響を減らすこと（Rosenmayr, 1980）、社会的役割から引退し、活動の機会が減った高齢者が新たな役割を見いだし、役割喪失に適応していくこと（Atchley, 2000）が挙げられる。そして、高齢者にとって若者が存在することでライフレビューを促進し（Butler & Lewis, 1977）、高齢者の生活の質の向上をもたらすとされる。文部科学省（2012）は、世代間交流を取り入れることで、子ども世代にとっての高齢者や高齢社会の理解を促進し、知恵や経験の相互伝承をはかるなど、長寿社会においての生涯教育の在り方を提案している。

高齢者と子どもは互恵的ニーズ（reciprocal needs）をもち、世代間交流によって「育つ－育てられる」「教え－教えられる」など、双方の世代の互恵性が発揮され、成長発達が強化される（Newman et al., 1997）。つまり、世代間交流により相互の世代の互恵性が発揮され、両世代が共に輝くのである。このように、世代間交流はそれぞれの世代を生きる人びととをつなぎ、人生を豊かに生涯の発達を促進することができ、看護学のほか、教育学、社会福祉学、心理学など多領域からもアプローチされている。

3-2　世代間交流プログラムの例

いくつかの具体例を挙げる。米国では、2000年にオハイオ州クリーブランドにホワイトハウス夫妻によって世代間交流小学校（The Intergenerational School：TIS）が開設されている。これは小学校教育に地域の高齢者がボランティアとして日常的に参画する革新的な世代間交流の取り組みの例である。一人ひとりの子どもに地域の高齢者が本の読み聞かせや算数メンターとして参画するなど、世代間交流を通した子どもの学習支援を展開し、クリーブランド各地に広がっている

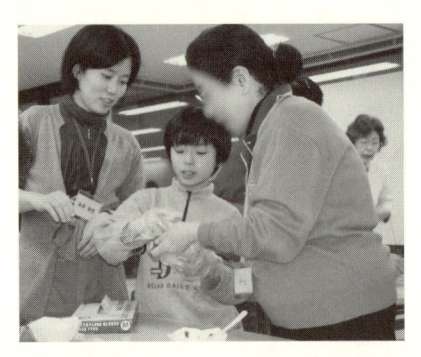

図12-15　世代間交流プログラムにおいてのおやつ作り

(The Intergenerational School, 2023; George et al., 2011)。地域に暮らす高齢者は学校メンターとして新しい役割をもち、ヘルシーエイジングを実現している。

　東京都心部では異世代交流を求める者は多いものの、定期的に交流できる場はまだまだ少ない。そのような中、幼老一体型の複合施設を開設して世代間交流を日常的化している社会福祉法人江東園がある（杉, 2012）。そこでは、地域共生社会づくりを目指す法人の目的により、保育園、養護老人ホーム、そして特別養護老人ホームが展開され、子どもと高齢者が一日を共に過ごすなかで、子どもにとっては高齢者の理解や成長の機会、高齢者にとっては生きがいづくりにつながっているという。

　大学を拠点とした例のひとつに、筆者ら看護系大学教員と地域ボランティア、学生・院生ボランティアにより大学内で展開している多世代交流型デイプログラム「聖路加和みの会」がある（Kamei et al., 2020）。2007年に市民とともにこの会を立ち上げ、会の名前は市民が命名したものである。その背景には、2003年度から全学的に取り組んだ文部科学省21世紀COEプログラムによる市民主導型看護形成拠点としての研究活動がある（聖路加看護大学, 2008）。この取り組みは、People-Centered Care（PCC）を開発して概念化し、PCCを具現化する実際の看護活動のひとつとして立ち上げたものである。PCCとは、市民と保健医療従事者とのパートナーシップにより市民が自分の健康を自身で主導するケアの考え方である。ヘルスケアニーズをもつ市民を活動の中心に据え、専門職はそのパートナーとして相互の理解と信頼、尊敬をベースとして、市民が主体的に健康生活に向けた取り組みができるよう、共に学び、障壁を乗り越え、意思決定を共に行うという専門職の姿勢を示している（Kamei et al., 2017; 高橋他, 2018）。

　筆者らは、大学近隣地域の商店主、民生委員、主婦、NPO、議員などと共に

認知症に関する地域ケアを考えるシンポジウムを企画・実施した。その終了後の振り返りの中から"いつでも、誰でも集える場が欲しい"という意見が上げられた。筆者はそれを汲んで世代間交流プログラム創設の準備を開始し、学内の会議、区介護保険課、高齢者福祉課、教育委員会を訪問して主旨を説明し、ポスターの配布、参加者募集などを進めていった。地域のさまざまな人から「世代間交流プログラムはいい活動ですね。ぜひ実現してほしい」という意見をいただいた。学内の限られたスペースではあるが、年間20回程度集い、小学生と高齢者が共に手芸や小物づくり、ちぎり絵などの共同制作、交流書道や交流ゲーム、散策など、毎回趣向を凝らしたセッションを17年にわたり展開してきた。コロナ禍では、高齢参加者への感染拡大リスクを回避するため、活動を休止せざるを得なかったが、現在ではようやくコロナ前の状況に戻ったところである〔図12-15〕。

3-3 互恵性と世代継承性を引き出す実践
── 一人ひとりが輝く世代間交流の支援

　ここでは、これまでの聖路加和みの会の活動の中で筆者の印象に深く残っている場面を2つ紹介する。

輝いた小学生と笑顔の高齢者に見る互恵性

　A君は高齢者と接することが好きな小学5年生である。ギター、歌、クイズなど何でも得意で、和みの会でその才能を惜しみなく披露してくれた。ある日A君が参加していると、大きな座布団をもったA君のお父さんが会場にやってきた。そして、A君を促して座布団にいざなった。その座布団は落語の高座用だと皆にもすぐにわかり、和みの会の会場は、突然に落語の会場となった。A君の落語は滑舌良く、複数の登場人物に併せて表情や声、そして姿勢を巧みに変えたテンポの良い、うまい掛け合いが展開される。高齢者のみならず、ボランティアや私たち教員までもすーっと聞き入った。落語に集中したA君の表情は輝いていて、普段の和みの会での表情とは一味異なる大人びた表情であった。高齢者たちは「すごいわねー」「良かったわー」「どうやって覚えたのー？」など、一様に笑顔と驚嘆が混ざりあった声で感想が沸き上がった。A君が主役となり輝いた時間であり、落語に聞き入った高齢者はA君から受け取った驚きの気持ちを言葉にすることで、まるで贈り物を交換するかのように互恵性が発揮された瞬間であった。

認知症とともに生きる高齢者が輝いた瞬間に見る世代継承性

　Bさんは91歳の女性で、数年前に認知症と診断を受けていた。長男の配偶者（嫁）が主に介護を行っていた。最初の頃は、Bさんは徒歩で和みの会に来所していた。和みの会は、近隣地域の高齢者7～8人、小学生5～6人、ボランティアとファシリテーター看護教員2～3人の計14～15人が集う。その中にBさんが参加されるため、Bさんを担当するスタッフ（看護教員）やボランティアを決め、隣席に座って、共に活動する体制を整えた。しかし、「嫁に迎えに来てもらうのは大変だからそろそろ帰ります」と当初は表情が硬く、落ち着きが失われることが多かった。あるとき、小学生がふわふわのボールで遊んでいるうちに、ボールがBさんの所に偶然飛んできた。スタッフが「気をつけてー」とたしなめた瞬間、Bさんは「子どもは元気が一番！」と断片的だが大きな声で小学生をねぎらう言葉をかけた。スタッフは、Bさんの瞬時の反応にとても驚いた。これは子どもを気にかけたBさんからの自然な声かけで、Bさんの子どもへの心からの言葉の贈り物に聞こえ、子どもはのびのび元気に育てたいという次世代の成長に関心を注いだ世代継承性が発揮されたシーンであったからだ。

　その後も小学生がおやつを運んでBさんの隣で食べたり、Bさんと折り紙を共に行う活動が増えていった。Bさんは「お茶がこぼれるよー」「かわいいねー」など、発語は単発ではあるものの、表情がゆるむことが少しずつ増えていき、徐々に和みの会に慣れていく様子をスタッフは感じていた。2年が経った頃、自宅でBさんは転倒し、徐々に歩行機能が低下した様子があった。

　ある日「春を見つけよう」というテーマで小春日和の大学の小さい中庭の芝生で春の草花を探すことになった。小学生がにぎやかに白詰草を集め、ボランティアさんが手伝って花冠を作っていた。Bさんは車椅子から子どもたちを眺めていた。ふとした瞬間、花冠がBさんの頭に載せられた。暖かく優しい日差しに包まれた芝生で、Bさんにちょうど春の日差しが注がれていた。花冠を頭に載せたBさんを高齢者やスタッフ皆が注目した。そして「すごくきれいー」「素敵ー」と口々にBさんに声をかけた。その瞬間にBさんの表情は満面の笑顔となり、筆者を含めたスタッフが初めて見たBさんの心底沸き上がる嬉しそうな笑顔の表情に圧倒された。

　認知症とともに生きる高齢者に対して、看護職は何かと手や口を出したがる。和みの会は安心できる場であるのか、歩調は合っているか、どんな声を掛けようかと悩むことも多い。しかし、人と人をつなぎ、自然に交流できるようにすることが人を笑顔にする最良のケアなのだと思う。暖かい日差しの中で湧き出たBさんの嬉しそうな表情は、子どもたちが引き出した笑顔にほかならず、子どもも大人

も一人ひとりが輝く存在となる世代間交流の証であると言えるひとシーンである。

3-4　世代間交流を測る ── ものさしの開発と活用

　筆者らは、このような地域においての世代間交流支援に携わりながら、世代間交流看護支援のアウトカム評価を進めている。世代間交流は単に数字だけで測ることは難しく、2007年の発会当時は、尺度もほとんどなかった。たとえば、世代間交流によって子どもや高齢者の笑顔の回数が増えたとしても、笑顔だけでは看護のアウトカムとしては十分でない。そこで筆者は世代間交流という複雑な事象をとらえるため、質的研究と量的研究の両者を統合するマルチメソッドである混合研究法（Creswell, 2023）を用いて検討することとした。

　何段階かに研究は分かれるが、ここでは、フェーズ1の質的研究から世代間交流の具体的な様相を示し、それに基づいてフェーズ2では、量的研究によって"ものさし"を作り、最終的にフェーズ3で世代間交流プログラムに参加する人の特性別に、世代間交流の特徴を示す。

データ収集と分析
フェーズ1：質的データ収集と分析による世代間交流の様相
　質的データは、世代間交流プログラムの発会初期に生じる小学生と高齢者間の「交流」をエスノグラフィーを参考に、異世代間の相互交流の様相を各回について参加観察して記述した。大学院生や研究員が参加観察者となり、発会初期の2年間の会（80回）の小学生と高齢者の交流場面を観察し、異世代間に生じる行動、言動、態度、表情などを記録した。看護教員は、会の運営を行いながら、全体の観察も行い、各回の終了後に観察記録に看護教員が観察した情報を追加した。観察した結果は内容分析を行い、類似した交流の様相をまとめ、カテゴリーを生成していった。

フェーズ2：量的データ収集と分析による尺度開発
　フェーズ1から導出された交流の様相は、観察尺度を開発するためのアイテムプールとして活用した。これを暫定版聖路加式世代間交流観察尺度（SIEROインベントリー）と命名し、これを用いた参加観察を2年間にわたり行って、データの蓄積を進めた。その後、各観察項目について、信頼性、および妥当性の統計学的検討を進め、SIEROインベントリーを完成した（亀井他, 2013; 河田他, 2023）。

フェーズ3：両データの収斂による参加者の特性と世代間交流の様相
　フェーズ3では、SIEROインベントリーによる交流量と、交流中の特徴的な様

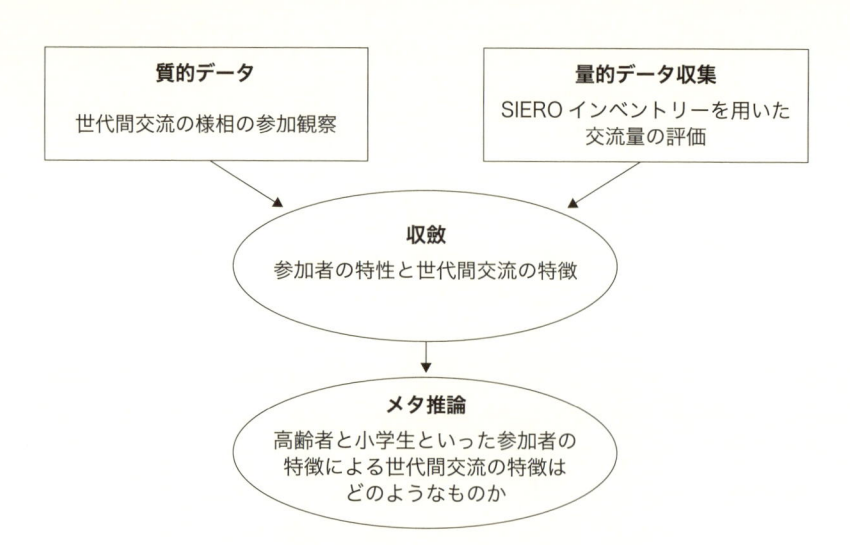

図12-16　参加者の特性と世代間交流の特徴の明確化：混合研究法による手続きダイアグラム

子の記述という量と質のデータを収集した。データは、プログラムの参加者の特性、すなわち心身状態に問題がない一般高齢者、転倒などのリスクがある虚弱な高齢者、認知機能の低下を伴う高齢者、そして小学生に分けて交流の量的結果と交流の質的特徴を収斂し（Creswell, 2023）、参加者の特性とセッションの内容に着目して世代間交流の特徴をつかみ、メタ推論を行った〔図12-16〕。

主な結果と考察
（1）フェーズ1の主な結果と考察

世代間交流の観察結果の分析から、【高齢者が子どもの居場所をつくり迎え入れる】【高齢者と子どもとボランティアがお互いを知る】【皆ができることをする】【共に教えあう】などの世代間交流の様相を表すカテゴリーが見いだされた（亀井他, 2010; Kamei et al., 2011）。和みの会では、高齢者が先に集まり活動を始め、小学生は下校後にプログラムに加わるため、【高齢者が子どもの居場所をつくり迎え入れる】という交流が生じる。これは、発会初期よりも徐々に皆が顔馴染みとなる4週目になって高齢者が小学生を笑顔で迎え入れるようになっていたという特徴があった。また、【高齢者と子どもとボランティアがお互いを知る】は初回のときから観察されていた。【子どもの発言が増える】は、発会から4週目に出現しており、そのときのセッションの内容は、地域にちなんだかるたを皆で作

成するもので、参加者が自由に意見などを出せる場となっていた（亀井他, 2010）。

　観察された世代間交流のうち、「意味ある居場所の共有」が両世代の中核となる概念であるととらえられ、これをコアカテゴリーとした。両世代が地域の中での意味ある居場所をもつことで、地域の子どもや高齢者が互いを知り合い、小物やおやつの作り方などを教え－教えられる体験によって双方が自己有用感を見いだすことができたためと解釈できた。

（2）フェーズ2の主な結果と考察

　世代間交流の様相を表したカテゴリーをもとに、アイテムプールを作成し、暫定版世代間交流観察尺度（SIEROインベントリー）を作成した。これを、2年間のプログラムに参加した高齢者延べ469名、小学生延べ168名、計延べ637名の観察データを分析し、「異世代と歩調を合わせる」8項目、「世代継承性」3項目、「異世代との対話」3項目、「交流活動を楽しむ」3項目の4因子構造（17項目）が示され、モデルの適合度も高かった[1]。これらから、SIEROインベントリーは、高齢者と小学生が地域で集う継続的な世代間交流プログラムにおいての世代間交流の量を測る尺度として、信頼性・妥当性があることが示唆された（亀井他, 2013）。発会当初は認知機能の低下を伴う高齢者の参加がなかったが、徐々に地域包括支援センターからの紹介などで認知症を持つ高齢者の参加が増えた。そのため、SIEROインベントリーを認知機能の低下を伴う高齢参加者にも活用するため、尺度の改訂を行った（河田他, 2023）。

（3）フェーズ3の主な結果と考察

　続いて、このSIEROインベントリーを用いて、一般高齢者、虚弱高齢者、認知機能低下を伴う高齢者、そして小学生という参加者の特性とそのときのセッションの内容に着目して交流の特徴を示し、質的観察結果、および尺度の点数という量的結果を統合してメタ推論を行った。

　おやつ作りのセッションは自然な交流が最も多く出現し、編み物ほか個人での小物製作活動などでは全体的に交流量が少ない〔図12-17〕(Kamei et al., 2021)。一般高齢者群は、小学生が下校して会場に到着すると、自ら「お帰りー」と子どもに声をかけ、会に迎え入れる。子どもに話しかける頻度が高く、話を聞き、会話が弾んでいた。また、小学生の成長を毎週言葉にして喜ぶなど、言語表現豊かに会を楽しんでいる様子が観察された。虚弱高齢者群では、子どもと同じ話題で会話が進むことは少ないが、子どもの話をよく聞く姿があり、共同制作などの活動では集中して、楽しんでいる様子があった。認知機能の低下を伴う高齢者群で

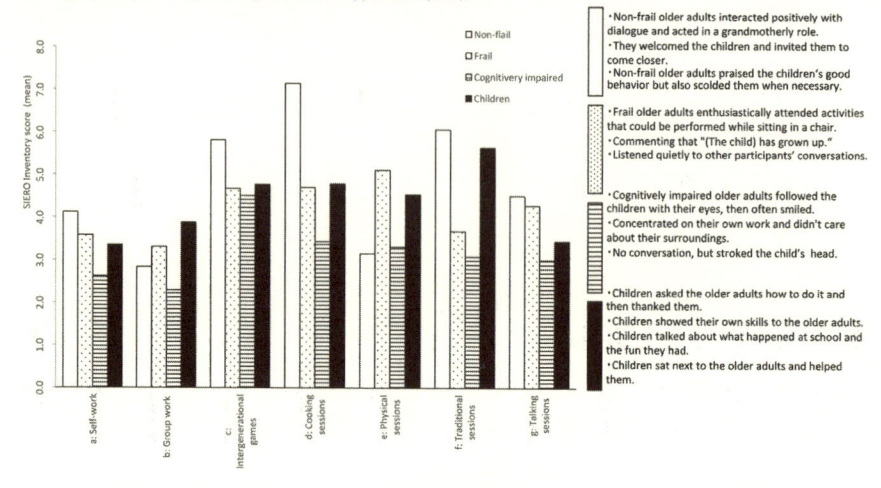

図12-17　交流セッション別の世代間交流のジョイントディスプレイ例
(Kamei et al., 2022)

図の縦軸はSIEROインベントリー尺度得点による交流量、横軸はセッション内容、棒グラフは参加者の特性別の交流量を示している。図の右側には、各参加者の特性別に主な交流の観察結果を示し、図の上部には、質的・量的統合からわかったメタ推論を示している。

は、すぐ隣に子どもが来た時には、小学生を見て笑顔が生じ、時に自分に配られたおやつを小学生に差し出す様子があった。しかし、前の週の出来事と今をつなげての比較や発言はなく、"その瞬間"を楽しんでいる様子であった。一方、小学生の女児たちは、単世代で固まって自分たちで楽しんでいることが多いものの、風船バレーなどゲームの場面では自然に高齢者を応援したり声をかけたりする様子や、小学生が勝負のアイデアを出して皆で競う様子が観察された。

　世代間交流の「量」では一般高齢者群と小学生に多く生じ、虚弱高齢者、認知機能の低下を伴う高齢者では虚弱高齢者の方に交流量は多い。交流の「質」では、参加者の特性によって能動的交流と受動的交流に大別されることが理解できた。聖路加和みの会においての世代間交流とは、高齢者と小学生が都会の中でお互いについて知り、相互に刺激を受け合い、自身を率直に表現できる場として「意味ある居場所」を作るものであった。

　以上から、聖路加和みの会は両世代間のコミュニケーションと、仲間意識による連帯を中心とした互恵的な交流をもたらし、各世代にとって意味ある居場所となり、小学生にとっては高齢者観の育成、高齢者にとっては世代継承性を発揮し

てメンタルヘルスに良い影響を与える場となる可能性があることがメタ推論された。

3-5 おわりに

混合研究法による評価を通して、質的データと量的データの収斂から、参加者の交流の仕方は皆異なり、それは異世代から受け取る本人のキャパシティの違いによるものであると理解することができた。都市部の大学内で行う世代間交流プログラムは、異世代間の相互交流や異世代間のコミュニケーションを促進する場となり、相互の互恵的連帯をもたらす「意味ある居場所」となりうる。両世代の相互交流を促進することで高齢者のライフレビューを促進し、笑顔が生じるなど心の健康へのアプローチとなること、子どもの高齢者観の醸成が可能となること、またとりもなおさず支援する看護職自身も両世代から心理的に肯定的なエネルギーを得ており、三方にとって互恵的である。ヘルスヒューマニティーズのアプローチとして、世代間交流支援によってすべての世代の人びとのための地域共生社会が醸成されることを期待したい。

注

［1］各因子の α 係数は、「異世代と歩調を合わせる」0.78、「世代継承性」0.70、「異世代との対話」0.68）、「交流活動を楽しむ」0.57 であった。モデルの適合度は、GFI＝0.958、AGFI＝0.938、RMSEA＝0.051、全体 α 係数＝0.82、因子間相関＝0.1〜0.4 であった。

文献

Atchley, R. C.： *Social Forces and Aging, An Introduction to Social Gerontology*, 9 [th] Ed., Wadsworth, 2000.

Butler, N. B. & Lewis, M. I.： *Ageing and Mental Health*, 2 [nd] Ed, Mosby, 1977.

Creswell, J. W.： *A Concise Introduction to Mixed Methods Research*, 2 [n] Ed., Sage.

Dewey, J.： *Experience and Education*. Macmillan, 1938.

エリクソン, E. H.：西平直・中島由恵（訳）, アイデンティティとライフサイクル, 誠信書房, 2021.

George, D., Whitehouse, C., & Whitehouse, P.： A model of intergenerativity: How the intergenerational school is bringing the generations together to foster collective wisdom and community health, *Journal of Intergenerational Relationships* 9(4), 389-404, 2011. DOI: 10.1080/15350770.2011.619922

Kamei, T., Itoi, W., Kajii, F., Kawakami, C., Hasegawa, M., & Sugimoto, T.： Six month outcomes of an innovative weekly intergenerational day program with older adults and school-aged children in a Japanese urban community. *JJNS* 8, 95-107, 2011. doi:10.11 1 1/1.1742-7924.2010.00164.x

Kamei, T., Takahashi, K., Omori, J., Arimori, N., Hishinuma, M., Asahara, K., Shimpuku Y., Ohashi, K., & Tashiro, J.： Toward advanced nursing practice along with people centered care partnership model for sustainable universal health coverage and universal access to health. *Revista Latino-*

Americana de Enfermagem, 30, 25: e2839. 2017. doi: 10.1590/1518-8345.1657.2839. PMID: 28146179; PMCID: PMC5288865

Kamei, T., Meguro, S., Yamamoto, Y., & Kanamori, T.：St. Luke's Intergenerational Day Program: Nagomi-no-kai (Harmonized Program), *Journal of Intergenerational Relationships*, 18(1), 106-112, 2020. DOI: 10.1080/15350770.2020.1709952

Kamei, T., Yamamoto, Y., Kanamori, T., & Tomioka, S.：A prospective longitudinal mixed methods study of program evaluation in an intergenerational program: Intergenerational interactions and program satisfactions involving non-frail, frail, cognitively impaired older adults, and school aged-children, *Journal of Intergenerational Relationships*, 20(1), 60-80, 2022. DOI: 10.1080/15350770.2020.1853650

亀井智子・糸井和佳・梶井文子・川上千春・長谷川真澄・杉本知子：都市部多世代交流型デイプログラム参加者の 12 か月間の効果に関する縦断的検証 —— Mixed Methods による高齢者の心の健康と世代間交流の変化に焦点を当てて, 老年看護学, 14(1), 16-24, 2010.

亀井智子・山本由子・梶井文子：聖路加式世代間交流観察（SIERO）インベントリーの開発と信頼性・妥当性の検討, 聖路加看護学会誌, 17(1), 9-18, 2013.

河田萌生・亀井智子・川上千春・江藤祥恵・富岡斎実：認知症高齢者を含む世代間交流プログラム評価のための改訂版聖路加式世代間交流観察（SIERO-R）インベントリーの作成, 木村看護教育振興財団看護研究集録, 30, 1-15, 2023.

文部科学省：長寿社会における生涯学習の在り方について, 2012. URL: https://www.mext.go.jp/a_menu/ikusei/koureisha/1316016.htm

Newman, S., Ward, C. R., Smith, T. B., et al.：*Intergenerational Programs: Past, present, and future*, Taylor & Francis, 3-19, 55-79, 1997.

Rosenmayr, L.：Achievements, doubts, and prospects of the sociology of aging. *Human Development*, 23(1), 46-62, 1980. https://doi.org/10.1159/000272537

聖路加看護大学：聖路加看護大学 21 世紀COEプログラム市民主導型の健康生成をめざす看護形成拠点研究成果最終報告書, 聖路加看護大学 21 世紀COEプログラム, 2008.

杉啓以子：よみがえる笑顔 —— 老人と子どもふれあいの記録, 静山社, 2012.

総務省：令和 3 年度高齢者の日常生活・地域社会への参加に関する調査結果, 2021. https://www8.cao.go.jp/kourei/ishiki/r03/gaiyo/pdf_indexg.html

高橋恵子・亀井智子・大森純子・有森直子・麻原きよみ・菱沼典子・新福洋子・田代順子・大橋久美子・朝澤恭子：市民と保健医療従事者とのパートナーシップに基づく「People-Centered Care」の概念の再構築, 聖路加国際大学紀要, 4, 9-17, 2018.

The Intergenerational School：2023. URL: https://www.igschools.org/

Vygotsky, L. S.：*Thought and Lauguage*, The MIT Press, 1934.

あとがき

　散る桜　残る桜も　散る桜

　この句は良寛が詠んだものとして広く知られているが、筆者が遠い昔にこの句に接したとき、とてもしっくり来たことを覚えている。まったくその通りだな、と。長じて今に至っても、当時感じたことはほぼ変わっていない。この句に触れ筆者が思うところは、「生あるものの限りある命」と「人の一生における浮き沈み」とである。前者はおそらくご批判は免れると思うのだが、後者は拡大解釈とのご指摘を受けるかもしれない。これは、解釈というよりも、筆者の生業や経験からくる感覚的なものというのが正直なところである。桜をどのようにとらえるかということでもある。一輪の花としてなのか、幹も枝も葉もある樹木としてなのか ・・・。美しく咲き誇る桜も散り行くという紛れもない事実は、それゆえにさらに桜の美しさを際立たせるであろうし、また一方で儚さや諦観にもつながるだろう。ただ、筆者は、人を桜になぞらえるのであれば、一輪の花にではなく樹木に、ということを知らず知らずのうちに行っているようだ。咲いては消える花としてではなく再び咲くものとして捉えることのほうがはるかに多いということであるし、葉の生い茂った青々とした状態もつぼみの状態もそれはそれでいいではないかということでもある。

　そのようなわけであるので、冒頭の句は桜の季節には必ずと言っていいほど思い起こされるし、そうでなければ、身近な人の不幸に接したときや何等か困難を抱える人と時間を共にしたときに我知らずよぎることになる。ただ、この春はいつもとは様相が大きく異なる。本書の出版を間近に控えたところで、編者の一人である木下康仁が帰らぬ人となった。何度も打ち合わせを重ね、また近いうちにも顔合わせが予定されていた中、残りの編者にとって急逝ともいえるものであった。

　社会学の世界に身を置きつつ、立教大学で永年教鞭をとり、その後、聖路加国際大学で看護社会学の特命教授を務めた木下は、何をおいてもM-GTA（修正版グラウンデッド・セオリー・アプローチ：Modified Grounded Theory Approach）の開発者として知られていることであろう。質的研究法の一つであるM-GTAが社会福祉、看護・保健、心理臨床、学校教育など対人支援に関わる幅広い領域で用いられていることは周知のとおりである。また、自身も質的研究法を用いて高齢者のケアに関する社会学的研究を多数行っており、本書についても企画段階か

ら中心的な役割を担ってきた。

　ところで、編者の一人についてこのように紙幅を割いて記すのは、この場を借りて故人の冥福を祈ろうとするためだけではない。実は、このあとがきは、木下の構想として、担当の明示のないままタイトルが添えられていた。自ら執筆するつもりであったのか、そのタイトルの下誰かに依頼するつもりであったのか、判然としないままであったが、全執筆者の原稿が揃い校正作業の最中に唐突に木下から筆者へと執筆の打診があった。タイトルはなしに思うまま1、2ページで、ということであった。木下が実際にどのようなつもりであったかは、もはや確かめる術もないが、いずれにせよ、以上の経緯はここに書き記しておくべきではないかと考えた。なお、タイトルは「相互回復のメカニズム ── 乱気流の中を水平飛行するソフトサイエンスへ」というものである。

　上記のタイトルの下、あとがきを書き連ねることはとてもかなわないが、「相互回復」という語をキーにしてもう少し続けたい。

　相互回復は本書全体に関わる重要な概念である。言うまでもなく人は様々な関係性の中で生きている。家族、恋人、友人、教師と生徒、医者と患者、これらはみな人間の築く関係である。一方で、ケアする者とされる者も間違いなく人間の築く関係であろう。そしてこの関係性は、既に築かれている家族や友人との関係を基盤として新たに築かれる場合もあれば、ケアすることを専門としている者とケアを必要としている者との間に一から築かれる場合もある。

　いずれの場合であっても、ケアを提供する側とケアを受け取る側とが存在するが、実はケアの授受は一方通行ではない。相互回復という概念は、ケアを受け取る側とされる人々も何らかのケアを提供しうる存在であること、さらに言えば私たち人間は互いにケアしケアされる存在であることを表している。現実の社会に目を向けてみれば、社会の変化が加速している一方で主要な社会制度の変革が追いつかないような状況があるが、そのような状況でも人はケアを必要とする。換言すれば、社会制度において提供者とされる人々だけがケアを提供すればよい、という考え方では行き詰る未来が見え始めている。相互回復という概念はこうした未来を乗り越えさせる可能性を秘めている。もっとも、相互回復に該当する現象自体は従来から存在しているものであり、対人支援の現場に依拠して永年研究を行ってきた木下には、ヘルスヒューマニティーズの概念によって現場の実践を再解釈し、この概念に沿って実践を活性化させる未来が見えていたのではないだろうか。

　最後ではあるが、本書制作に当たってさまざまにお力をお寄せいただいた方々

に言及させていただきたい。まず、新曜社の塩浦暲氏。提示いただいた工程をなかなか守れず、最終盤にはまさかの事態に見舞われる中、完成までどこまでも丁寧に寄り添ってくださった。次に、ご執筆をいただいた方々。すでに各分野でご活躍されている中、ヘルスヒューマニティーズという馴染みのない枠組みで文章をお寄せいただくことには時に難しい面もあったのではないだろうか。そして、何をおいても執筆者それぞれの実践・教育・研究に —— たとえ名は記されていなくても —— 何らかの形で関わってくださった方々。

　以上の皆様に重ね重ね御礼申し上げたい。

2024年春

糟谷知香江

人名索引

事項索引

編者・執筆者紹介

編者

木下康仁[†]（きのした　やすひと）【はじめに、第4章、第8章】

聖路加国際大学大学院看護学研究科特命教授（看護社会学）、立教大学名誉教授。カリフォルニア大学（サンフランシスコ校）人間発達・エイジング研究科博士課程修了。PH.D.主な研究領域は社会学、社会老年学、福祉社会論、質的研究法。主な著作：『ケアラー支援の実践モデル』（編著, ハーベスト社, 2015）、『グラウンデッド・セオリー・アプローチの実践 —— 質的研究への誘い』（弘文堂, 2003）、『定本M-GTA —— 実践の理論化をめざす質的研究方法論』（医学書院, 2020）など。

井上麻未（いのうえ　まみ）【第1章、第3章（共著）、第10章、第12章-1（翻訳）】

聖路加国際大学教授。津田塾大学文学研究科博士後期課程、名古屋大学大学院国際言語文化研究科博士後期課程単位取得満期退学。英エディンバラ大学、ノッティンガム大学大学院留学。主な研究領域は英文学。主な著作："Chado and Kado: Traditional Japanese Arts and Durative Well-Being"（*Palgrave Encyclopedia of the Health Humanities*, 2024）、「Health Humanities とは」（『看護研究』55(6), 2022）など。

糟谷知香江（かすや　ちかえ）【第3章（共著）、第11章-3、あとがき】

聖路加国際大学大学院看護学研究科教授。東北大学大学院文学研究科博士課程修了。博士（文学）。主な研究領域は社会心理学、教育心理学。主な著作：「『人生紙芝居』を介したグリーフケア —— ナラティブ・アプローチの考え方をもとにした実践例として」（『看護研究』55(6), 2022）、「自閉スペクトラム症のある子どもの保護者は絵本『ふしぎなともだち』をどう受け止めるか —— 障害に理解のある集団づくりのために」（共著,『聖路加国際大学紀要』7巻, 2021）など。

執筆者（執筆順）

Jeffrey Huffman（ジェフリー　ハフマン）【第2章】

聖路加国際大学准教授。テンプル大学博士課程修了。博士（教育学）。主な研究領域は応用言語学。主な著作：「Health humanities の教育と実践におけるグローバルトレンド」（共著,『看護研究』55(6), 2022）、"Establishing, Promoting, and Growing the Health Humanities in Japan: A review and a vision for the future"（共著, *The Routledge Companion to Health Humanities*, 2020）など。

菊地彩花（きくち　あやか）【第3章-3】

聖路加国際大学大学院看護学研究科博士前期課程修了。修士（看護学）。主な研究領域は看護社会学。主な著作：「救急外来のタッチを用いた看護ケアの様相」（修士学位論文, 2020）、「観察とインタビューの相補性とズレ —— 救急外来での看護師によるタッチ」（『N：ナラティヴとケア』13, 2022）など。

田中　純（たなか　じゅん）【第5章】

東京大学名誉教授。東京大学大学院総合文化研究科博士課程中退、博士（学術）。主な研究領域は芸術論・思想史。主な著作：『歴史の地震計 —— アビ・ヴァールブルク「ムネモシュネ・アトラス」論』（東京大学出版会, 2017）、『イメージの記憶 —— 危機のしるし』（東京大学出版会, 2022）、『デヴィッド・ボウイ —— 無を歌った男』（岩波書店, 2021）など。

---

† 木下先生は, 2024年3月逝去されました。

伊藤高章（いとう　たかあき）【第6章】
上智大学グリーフケア研究所客員所員。国際基督教大学大学院比較文化研究科博士後期課程単位取得退学（文学修士）。The Church Divinity School of the Pacific 修了（M. Div.）。主な研究領域は医療人文学、グリーフケア、臨床スピリチュアルケア。主な著作：「吸うスピリチュアリティ Spirituality Inhale と吐くスピリチュアリティ Spirituality Exhale」（『グリーフケア』第10号、2021）、*Spirituality As a Way: The Wisdom of Japan*（共著, Trans Pacific Press, 2021）、「スピリチュアリティの定義」をめぐって ── スピリチュアルケア理論構築に向けての序説」（『死生学年報』第17巻, 2021）など。

中山裕之（なかやま　ひろゆき）【第7章】
東京大学大学院農学生命科学研究科（農学部）名誉教授。東京大学大学院農学系研究科獣医学専攻修士課程修了。獣医師、農学博士（東京大学）。主な研究領域は獣医病理学。主な著作：『東大ハチ公物語』（共著, 東京大学出版会, 2015）、『獣医学を学ぶ君たちへ ── 人と動物の健康を守る』（東京大学出版会, 2019）、『獣医師を目指す君たちへ ── ワンヘルスを実現するキャリアパス』（東京大学出版会, 2022）など。

森　合音（もり　あいね）【第9章-1】
四国こどもとおとなの医療センターアートディレクター／NPOアーツプロジェクト理事長。大阪芸術大学写真学科卒（芸術学士）。主な研究領域は医療現場における芸術活動。主な著作：『太陽とかべとかげ』（写真集, 清流出版, 2006）、*Creative Complex Systems*（論文集, 共著, Springer, 2021）、『痛みを希望に変えるコミュニティデザイン』（共著, 筑摩書房, 2023）など。

保坂健二朗（ほさか　けんじろう）【第9章-2】
滋賀県立美術館ディレクター。慶應義塾大学大学院文学研究科哲学専攻美学美術史学分野修士課程修了。ハウス・コンストルクティヴ美術館など国外での企画も行う。主な著作：『アール・ブリュットアート 日本』（監修, 平凡社, 2013）など。

茂呂雄二（もろ　ゆうじ）【第9章-3】
東京成徳大学応用心理学部教授。筑波大学名誉教授。筑波大学心理学研究科単位取得中退。博士（教育学、東京大学）。主な研究領域は言語・学習・発達、パフォーマンス心理学。主な著作：「社会－技術的アレンジメントの再構築としての人工物のデザイン」（共著,『認知科学』21(1), 2014）、「この場で発達を作る ── パフォーマンス心理学による社会療法」（『臨床心理学, 特集「発達的視点を活かす」』18(2), 2018）、『パフォーマンス心理学入門 ── 共生と発達のアート』（共編著, 新曜社, 2019）など。

木内マミ（きうち　まみ）【第9章-4】
聖路加国際病院音楽療法士。Witten/Herdecke大学医学部音楽療法科修士課程修了。主な研究領域は緩和ケア、小児科の音楽療法。主な著作：「緩和ケア病棟入院患者に対する初回音楽療法による患者のストレスの変化とセッション中の語りについての質的分析 ── パイロットスタディ」（共著,『日本音楽療法学会誌』13, 2013）、『がん性疼痛ケア完全ガイド』（共著, 照林社, 2010）、"The Music Therapist's Role in the Spiritual Treatment of Metastatic Breast Cancer"（第15回世界音楽療法大会発表, 2017）など。

布施葉子（ふせ　ようこ）【第9章-5】
音楽療法士。桐朋学園大学ピアノ専攻卒。桜美林大学博士前期課程修了。老年学修士。日本音楽療法学会認定音楽療法士。ピアノ演奏家を経て、入居介護事業会社に正社員として勤務し、高齢者を対象とした音楽療法を実施。2017年よりフリーの音楽療法士として有料老人ホームをはじめ精神科デイケア、障がい者施設などの領域で活動。

射場典子（いば　のりこ）【第11章-1、共著】
聖路加国際大学PCC開発・地域連携室准教授。聖路加看護大学大学院博士前期課程修了、看護学修士。主な研究領域はPeople-Centered Care、当事者の経験を対象とした研究。主な著作：『緩和ケア──尊厳ある生と死，大切な生活をつなぐ技と心』（共編著，改訂第2版，南江堂，2018）、『患者の語りと医療者教育──“映像と言葉”が伝える当事者の経験』（共著，日本看護協会出版会，2019）など。

佐藤（佐久間）りか（さとう（さくま）　りか）【第11章-1、共著】
認定NPO法人健康と病いの語りディペックス・ジャパン事務局長。プリンストン大学大学院社会学研究科博士課程単位取得後退学。修士（Master of Arts）。主な研究領域はジェンダーの社会学。主な著作：*Millenium Girls: Today's Girls Around the World*（共著, Rowman & Littlefield, 1998）、『女と男の時空──日本女性史再考9・鬩ぎあう女と男－近代【上】』（共著，藤原書店，2000）、『偏見というまなざし──近代日本の感性』（共著，青弓社，2001）など。

栗原幸江（くりはら　ゆきえ）【第11章-2】
上智大学グリーフケア研究所特任教授、認定NPO法人マギーズ東京理事、がん・感染症センター都立駒込病院緩和ケア科心理療法士。コロンビア大学大学院修士課程修了。ソーシャルワーク（修士）。主な研究領域は緩和／エンドオブライフケア、グリーフケア、ナラティブ・メディスン。主な著作：『人生の終わりに学ぶ観想の智恵──死の床で目覚めよという声を聞く』（共訳，北大路書房，2020）、『心理臨床実践──身体科医療を中心とした心理職のためのガイドブック』（共著，誠信書房，2017）、*Oxford Textbook of Palliative Social Work*（共著、Oxford University Press, 2011）。

Lizzie Burns（リジー　バーンズ）【第12章-1】
サイエンス・ベースト・アーティスト。オックスフォード大学生理学・解剖学・遺伝学部客員研究員。オックスフォード大学博士課程修了。博士（細胞生物学）。Anti-Boredom Campaign（ABC）の創設者。ロンドン大学病院（UCLH）等で折り紙を使った創作セッションを行っている。主な著作：Transforming the everyday into something beautiful: How origami can help encourage self-care（*British Medical Journal*, 2020）など。

小川敬之（おがわ　のりゆき）【第12章-2（前半）】
京都橘大学健康科学部作業療法学科教授。宮崎大学大学院医学系研究科博士課程修了。医学博士。主な研究領域は認知症の作業療法、高齢者の就労的活動、地域共生社会に向けた地域づくり。主な著作：『認知症の作業療法1・2版』（共編，医歯薬出版，2009, 2016）、『認知症ハンドブック1・2版』（共著，医学書院，2013, 2020）、『認知症予防専門士テキストブック改訂版』（共著，メディア・ケアプラス，2017）など。

佐川佳南枝（さがわ　かなえ）【第12章-2（後半）】
京都橘大学健康科学部教授。立教大学大学院社会学研究科博士課程後期課程修了。博士（社会学）。主な研究領域は、社会学、作業療法学、質的研究法。主な著作：『記憶と感情のエスノグラフィー──認知症とコルサコフ症候群のフィールドワークから』（ハーベスト社，2017）、『ケアラー支援の実践モデル』（共著，ハーベスト社，2015）、『分野別実践編グラウンデッド・セオリー・アプローチ』（共著，弘文堂，2005）など。

亀井智子（かめい　ともこ）【第12章-3】
聖路加国際大学看護学部長・大学院看護学研究科教授。昭和大学医学部公衆衛生学教室特別研究生修了。博士（医学）。主な研究領域は、老年看護学、世代間交流支援、高齢者の転倒予防、テレナーシング開発など。主な著作：『テレナーシングその理論と実践』（編著，照林社，2024）、『根拠と事故防止からみた老年看護技術第3版』（編著，医学書院，2020）、『混合研究法への誘い』（共著，遠見書房，2016）など。

ヘルスヒューマニティーズ
相互回復の実践・教育・研究

初版第 1 刷発行　2024年 9 月 2 日

編著者	木下康仁
	井上麻未
	糟谷知香江
発行者	塩浦　暲
発行所	株式会社　新曜社

〒101-0051　東京都千代田区神田神保町 3−9
電話 (03)3264−4973(代)・FAX (03)3239−2958
e-mail : info@shin-yo-sha.co.jp
URL : https://www.shin-yo-sha.co.jp/

組版所	Katzen House
印　刷	新日本印刷
製　本	積信堂